医学影像与临床实践应用

YIXUE YINGXIANG YU LINCHUANG SHIJIAN YINGYONG

张雪松 耿 航 陶乙宣 主编

中国纺织出版社有限公司

内 容 提 要

本书详细介绍了临床常用的医学影像技术及疾病诊断应用，以临床医学影像的基础理论为切入点，重点介绍了医学影像所涉及常见疾病的病因病理、检查诊断方法及相关操作技术等，详细研究了各项诊断方法及临床应用，力求将影像技术与临床疾病诊断相结合，直观地展示影像诊断的方法与技巧。

图书在版编目（CIP）数据

医学影像与临床实践应用 / 张雪松，耿航，陶乙宣主编 . -- 北京：中国纺织出版社有限公司，2023.4
ISBN 978-7-5229-0511-2

Ⅰ . ①医… Ⅱ . ①张… ②耿… ③陶… Ⅲ . ①影像诊断 Ⅳ . ① R445

中国国家版本馆 CIP 数据核字（2023）第 066403 号

责任编辑：樊雅莉 高文雅 责任校对：高 涵
责任印制：王艳丽

中国纺织出版社有限公司出版发行
地址：北京市朝阳区百子湾东里 A407 号楼 邮政编码：100124
销售电话：010—67004422 传真：010—87155801
http://www.c-textilep.com
中国纺织出版社天猫旗舰店
官方微博 http://weibo.com/2119887771
三河市宏盛印务有限公司印刷 各地新华书店经销
2023 年 4 月第 1 版第 1 次印刷
开本：787×1092 1/16 印张：14
字数：248 千字 定价：88.00 元

Preface
前言 ——————————————————————

　　医学影像学在临床上应用非常广泛，为疾病的诊断提供了科学和直观的依据，可以更好地配合临床的症状、实验室检查等，为最终准确诊断病情起到不可替代的作用。近年来随着影像学的不断发展，影像检查技术和方法也在不断地创新，影像诊断已从单一依靠形态变化进行诊断发展为集形态、功能、代谢改变为一体的综合诊断体系，是现代医学临床工作不可缺少的助手。

　　本书主要研究的是医学影像与临床实践应用，首先，从现代医学影像学的发展简史和应用范畴入手，介绍了现代医学影像学的临床应用价值、现代医学影像学的学习和运用，帮助读者理解现代医学影像学的基础知识；其次，重点探讨了现代医学影像物理学，主要包括 X 射线物理、超声波物理、磁共振物理、核医学物理，以及现代医学影像技术：X 线普通摄影技术、CT 检查技术、MRI 检查技术；再次，剖析了各系统的 X 线临床诊断，如呼吸系统疾病的 X 线诊断、循环系统疾病的 X 线诊断、消化系统疾病的 X 线诊断、泌尿系统疾病的 X 线诊断、骨骼与关节疾病的 X 线诊断等；最后，阐述了循环系统疾病的 CT 诊断与消化系统疾病的 CT 诊断，以及纵隔疾病的 MRI 诊断、胸部疾病的 MRI 诊断、腹部疾病的 MRI 诊断等内容。

　　医学影像学依靠各种成像设备方便了无创或微创手术，从清晰的图像及功能代谢等方面为疾病诊断提供可靠的影像学依据，在临床诊疗过程中发挥着巨大的作用，被称为临床医生的"又一双眼睛"。进入数字化时代后，影像技术得到快速发展，检查技术和方法也不断更新，技术队伍也迅速扩大，使疾病诊断更加准确、方便。同时，医疗工作者也需要不断提高自身的医学影像学知识，以适应社会的发展。

　　本书是在参考大量文献的基础上，结合多年的研究经验撰写而成的。在本书的撰写过程中，得到了许多专家学者的帮助，在这里深表感谢。另外，由于作者的水平有限，书中难免存在不足，恳请广大读者指正。

编　者

2023 年 3 月

Contents
目录 ——————————————————————————

第一章

现代医学影像学概述

第一节　现代医学影像学的发展简史和应用范畴

一、影像诊断学

1895 年，德国物理学教授伦琴（Wilhelm Conrad Röntgen）发现了 X 射线，随后，X 射线很快被运用于人体疾病检查，于是便产生了放射诊断学（diagnostic radiology），从而揭开了医学影像诊断的序幕。从 20 世纪 40 年代开始，超声成像用于人体疾病诊断，于是便产生了医学超声影像学。20 世纪 70 年代至 80 年代，又相继出现了一些新的成像技术，如 X 射线计算机体层成像（X-ray computed tomography，X-ray CT，CT）、磁共振成像（magnetic resonance imaging，MRI）等。一般的 X 射线成像经过不断的发展，到现在可归纳为三大类：①计算机 X 射线成像（computed radiography，CR）；②数字 X 射线成像（digital radiography，DR）；③数字减影血管造影（digital subtraction angiography，DSA）。这些成像技术的发展将原有放射诊断学的研究和应用领域扩宽很多，形成了包括 X 射线诊断（其又可以分为 CR、DR、DSA 诊断）、超声诊断、CT 诊断和 MRI 诊断在内的影像诊断学体系。

尽管各种成像技术有着不一样的原理和检查方法，对不同系统和部位疾病的诊断有着不同的价值和限度，但主要都是通过影像学检查所获取的不同影像来显示人体内部组织器官的形态和生理功能状况，以及疾病所造成的病理性形态改变与功能变化，进而达到诊断疾病的目的。需要注意的是，随着医学影像技术的快速发展，影像诊断技术也发生了变化，从之前单纯依赖形态学变化进行疾病诊断，发展为通过集形态、功能和代谢改变于一体的综合诊断体系进行疾病诊断。

近年来，影像诊断技术发展得十分迅速，一些更加先进的高性能影像检查设备，如高端多排螺旋 CT、高场强 MR 机、立体成像彩色超声诊断仪及各种专用机，如数字胃肠机、数字乳腺机、肢体 MR 机和复合手术室专用 MR 机等，先后在临床上被应用，检查技术也在不断创新。例如：CT 能谱成像（spectral CT imaging）、磁敏感加权成像（susceptibility weighted imaging，SWI）和超声弹性成像（US elastography）等成像技术，MRI 肝细胞特异性对比剂、声学造影对比剂等新型成像对比剂，先后在临床上应用，各种图像后处理软件也不断推出。所有这些影像设备和检查技术的不断创新，不但进一步提高了影像诊断学的成像性能和图像质量，也使原来难以发现的组织结构和器官的形态、功能及代谢异常，特别是一些微小病理改变得以清晰显示，从而显著提高了影像诊断水平，拓宽了应用领域。

CR、DR、DSA、CT、MRI 和 US 等，这些都属于数字化成像。数字化成像改变了传统 X 射线成像的显示、保存、传输与利用模式。应用数字信息的影响存储与传输系统（picture archiving and communication system，PACS），不仅给图像资料的保存、调取和传输带来了方便，也给患者就医带来了方便，而且推动了远程放射学（teleradiology）的发展，实现了实时远程会诊。同时，数字化成像还使得计算机辅助检测和计算机辅助诊断（computer aided diagnosis）得以成为现实。近年来，随着影像大数据时代的到来，放射组学（或称影像组学，radioomics）应运而生，并已成为医学影像学研究的热点。随着人工智能的不断发展，更先进、更准确的人工智能影像诊断系统或设备陆续尝试进入临床应用，作为某些特定疾病的筛查和辅助诊断手段。

在我国，以放射科为代表的医学影像学始于 20 世纪中叶，初期仅有少数大城市的医疗单位配备有小型甚或手提式 X 射线机，且从业人员少，资质大多较低。中华人民共和国成立以来，影像诊断学科随着人民卫生保健事业的发展而获得了长足的进步；培养了一大批从事影像检查与诊断的技师和医师；各医疗单位均逐步设立放射科、超声科等医学影像学科并配备相应的成像设备；发行出版了多种不同层次的专业期刊和参考书；成立了中华医学会所属的"中华放射学分会""中华超声医学分会"和中国医师协会所属的"中国放射医师分会""中国介入医师分会"等学术团体，及其下设的各省、市放射学分会和超声医学分会等，为影像学科医师的培养和学术交流搭建了重要平台。特别是改革开放以来，随着国家经济腾飞，医学影像学科的发展进一步提升，不仅大中城市的二、三级医院拥有了新型 CR、DR、DSA、CT、MRI 和彩色超声诊断仪等影像检查设备，而且在县、乡（镇）级医院也不同程度地配备了这些先进的成像设备。影像学科医师和技师的临床、科研及教学水平也得到迅速提升，并与临床其他学科一样，越来越多地承担国家级各项重大科研项目或课题，在国内、外重要期刊及国内、国际专业学术大会上发表高水平学术论文。

二、介入放射学

国际上，20 世纪 40 年代开始运用介入放射技术。最初为采用穿刺或切开股动脉的方法进行诊断性心血管造影，但由于操作比较复杂，风险也比较高，并没有在临床上广泛运用。20 世纪 50 年代初期，瑞典学者首创在心血管造影中应用套管针、导丝和导管交换、经皮股动脉穿刺并插管的方法，即 Seldinger 技术，简化了操作并显著提高了安全性。此后，这一技术也逐步用于非血管腔道造影检查，如经皮经肝胆管造影和肾盂输尿管造影等。Seldinger 技术已成为介入放射发展史上的重要里程碑。美国放射科医师查尔斯·西奥多·多特（Charles Theodore Dotter）被誉为介入放射学之父，他在诊断性血管造影的同时采用同轴扩张导管，创造性地首次开展了下肢动脉硬化闭塞患者的非外科治疗技术，即经皮腔内血管成形术，从而成为介入放射学发展的又一个重要里程碑，也为介入放射学的发展开创了新纪元。此后，相继出现了一系列介入治疗新技术，如经导管动脉化疗栓塞术、经导管局部溶栓术、经皮经肝胆道穿刺引流术和经导管胃肠道出血栓塞术等，都获得良好的治疗效果。在这些非外科治疗技术的产生和发展基础上，介入放射学于 1967 年被国际提出，并且学术界对此广泛认可。自 20 世纪 80 年代以后，随着具有实时显像功能的血管造影设备，特别是数字减影血管造影（DSA）设备的应用，以及近年来具有介入路径图和 CT 功能的平板探测器血管机的推出，各种介入治疗的新器材、新材料，如不同用途的导管、导丝、管腔内支架、栓塞材料、溶栓药物和化疗药物等的不断创新、优化和完善，介入放疗技术获得了迅猛发展，应用领域在不断扩大，治疗效果也获得进一步提高。例如：对实体性肿瘤的治疗、对肝硬化门静脉高压消化道出血的肝内分流术治疗、动脉导管未闭的封堵器治疗、胸及腹主动脉瘤的覆膜支架治疗、胃肠道狭窄的支架治疗及胃肠道出血的栓塞治疗等，均获得了较佳的治疗效果。随着介入放疗技术的快速发展，国际上相继创建、出版了多种学术期刊，如《心血管介入放射学杂志》《血管介入放射学杂志》等，并相继成立了国际性介入放射学专业学术团体，如亚太心血管介入放射学大会（APCCVIR）、中国介入放射学学术大会（CSIR）等。

我国的介入治疗技术开始得比较晚，但发展很快。在 20 世纪 70 年代末和 80 年代初，国内几位介入放射学先驱，相继开展了肝动脉化疗栓塞术、经皮肾动脉狭窄扩张术等介入治疗研究，并连续举办了多次介入放疗技术学习班，初步培养了一批介入放射学医师。20 世纪 90 年代初期，原卫生部颁布了相关文件，确立了介入放射学在临床治疗中的重要地位。同时，中华放射学分会成立了介入放射学学组，并创办了相应专业期刊，这就为国内介入放射学医师交流临床经验和科研成果提供了重要平台，并使介入治疗技术逐步普及许多省、市及部分县级医院。随着介入治疗技术的发展，许多省、市和自治区也相继在医学会的名下创建了介入放射学学组或介入医学分会。全国性和各省（市、自治区）定期召开的介入放射学学术大会不但有力促进了临床经验交流，也极大地推动了介入治疗新技术的开展和介入放射医师的队伍建设。目前，国内介入放射学的发展已日臻完善、规范，并逐步与国际接轨，各级介入放射学医师经常在国际学术大会上和国际专业期刊上发表高水平的学术论文，显著提升了我国在国际介入放射学领域中的地位。

第二节　现代医学影像学的临床应用价值

一、影像诊断学的临床应用价值

随着医学影像设备和检查技术的不断创新与发展，影像学检查在临床疾病诊断中的作用越发重要。其应用价值主要体现在以下几个方面：①临床上仅据患者的临床表现及实验室检查，难以明确诊断时（如急性脑血管疾病、胸痛三联征等），经常需要借助影像学检查，以明确病变的性质和类型，这对于患者尤其是急诊患者是否能够获得及时有效的治疗至关重要；②临床上疑似或须除外某些疾病时（如创伤后的骨折、肺癌的脑转移等），也常依赖影像学检查；③临床已确诊的疾病（如经实验室检查诊断的急性胰腺炎、经支气管镜活检诊断的中心型肺癌等），影像学检查可以进一步明确病变的范围、类型和分期，以利于制订合理的治疗方案及评估预后；④某些疾病（如骨折、胃癌等）在治疗中或治疗后，影像学检查对于评估疗效、判断肿瘤有无复发和转移，具有重要价值；⑤对于易发某些疾病的高危人群（如肝硬化患者、重度吸烟者、遗传性肾癌综合征的家族成员等），定期影像学检查有助于疾病（如肝细胞癌、肺癌、肾细胞癌等）的早期发现和早期治疗；⑥影像学检查也常用于健康体检，能够早期发现病变尤其是某些恶性肿瘤（如早期肾细胞癌、早期乳腺癌），这对于疾病的及时治疗、改善预后均具有重要的临床意义；⑦影像学检查时，偶可意外发现未曾怀疑且具有重要临床意义的病变（如冠状动脉 CTA 检查时，意外发现周围型肺癌）。

综上所述，影像学诊断具有很高的临床应用价值，然而，还存在一些局限性：①影像学诊断的主要依据是图像上的异常表现，而这些异常表现大多反映的是病变的大体形态改变，并非组织病理学所见，往往缺乏特异性，致使某些疾病（如孤立性肺结节）的诊断和鉴别诊断常发生困难；②一些疾病的发生、发展至产生异常影像学表现，需要一定的时间（如急性骨髓炎），从而使这部分疾病的早期检出和诊断受到限制；③影像学检查并非适用于所有疾病诊断，某些疾病并不具有确切的异常影像表现（如急性肾小球肾炎）；④影像学检查的应用还有一定的禁忌证。例如，孕妇和儿童应慎用或禁用 X 射线和 CT 检查，肾功能严重受损者则禁用含碘对比剂检查。随着影像技术和检查方法的不断创新，上述的一些局限性正在不断被克服。例如，MRI 的扩散加权成像对超急性期脑梗死的诊断、磁敏感加权成像对脑内小静脉发育畸形的检出、磁共振波谱对前列腺癌的诊断、超声弹性成像对乳腺病变的鉴别诊断等，进一步扩大了影像诊断学的应用范围，显著提升了其临床应用价值。

二、介入放射学的临床应用价值

近年来，介入放射学作为微创诊疗的主要方法，以其创伤小、并发症少、适应证广泛、疗效确切等优势，迅速发展成继内、外科之后的第三大临床治疗手段，并且在肿瘤及血管与非血管腔道疾病的诊断及治疗中发挥着越来越重要的作用。其主要临床应用价值为：①对于一些已不适合进行手术治疗的疾病或患者（如中晚期肿瘤、患有某些疾病的高龄体弱者等），介入治疗依然可以发挥较好的治疗作用；②对于某些不愿意或不宜接受手术治疗的患者（如某些主动脉夹层、腹主动脉瘤、颈腰椎间盘脱出、子宫肌瘤等），介入治疗可作为一种损伤小、疗效确切的有益选择；③某些暂时不适合外科手术治疗的疾病（如中晚期肝癌等），经介入治疗后可为二期外科手术治疗创造良好的条件；④临床应用证实，某些疾病的介入治疗效果已经等同或优于其他治疗方法，如巴德—基亚里综合征、动脉硬化闭塞症、某些脑动脉瘤、颈内动脉海绵窦瘘等，介入治疗已成为这些疾病的首选治疗手段；⑤对于某些急性疾病，如深静脉血栓形成合并肺栓塞、支气管扩张咯血、化脓性胆囊炎 / 胆管炎等，介入治疗也已经成为首选治疗；⑥穿刺活检作为介入诊断学的重要组成部分，可为一些临床上难以确定病变性质的病理诊断提供确切的组织病理学标本，这对于最终明确诊断和选择治疗方案具有重要意义。

综上可知，介入诊疗与内、外科治疗已经成为三足鼎立的临床重要手段，明显扩大了临床治疗的适应证范围，并显示出很大的临床应用价值。然而，介入放射学作为一门新兴学科，依然存在许多亟待完善和解决的问题，特别是某些疾病介入治疗的中远期疗效尚有一定的限度：①恶性肿瘤的介入治疗（如原发性肝细胞癌），尽管有许多介入治疗新技术相继用于临床，并收到良好的近期临床效果，但都因存在治疗的不彻底性而于治疗后出现不同程度的复发或转移，因此，需要进行反复多次重复治疗；②某些狭窄、闭塞性血管疾病的介入治疗，尽管可以收到立竿见影的效果，但因存在一定程度的"治疗后管腔再狭窄"问题而影响中远期疗效；③对于某些恶性肿瘤（如食道癌和胆管癌等），以往的一些介入治疗技术仅仅是改善患者症状的姑息疗法，而对疾病本身无治疗作用。

第三节　现代医学影像学的学习和运用

就临床医师培养而言，认真学习并正确掌握和运用医学影像学对于实现培养目标具有十分重要的意义。

一、影像诊断学的学习和运用

与培养从事影像诊断专业的医师不同，在临床医师培养中，学习影像诊断学应有如下侧重点：①熟悉各种成像技术的基本原理及检查方法，明确其各自的优势和不足，以便在临床工作中进行合理的选用；②掌握各种成像技术和检查方法的图像特点，这是识别图像，即明确其属于何种成像技术和检查方法的基础；③熟悉不同成像技术和检查方法所获取图像上的正常所见和异常表现，这是进行影像诊断的主要依据，也是临床医师依据影像诊断报告在图像上进行比对的关键；④重点掌握各系统部位的一些常见病和多发病的影像诊断要点，不但有利于理解影像诊断报告的内容，而且可依据图像上的表现评估疾病的严重程度和预后治疗，以便及时与患者及其家属进行沟通。

申请影像学检查时，选择成像技术和检查方法是临床医师运用影像诊断学的首要环节，合理地选择，无疑能为临床医师及时提供重要的诊断资料，且可获得最佳经济/诊断效能比，反之亦然。而这种合理选择，就需要全面掌握各种成像技术和检查方法的适用范围及限度。如何正确对待影像诊断报告是临床医师运用影像诊断学的另一重要环节，影像诊断报告的结果可与临床最初拟诊的疾病相同或者相左，甚至不能作出诊断。这就需要临床医师结合患者临床具体情况参考这一诊断结果，必要时应及时与影像诊断专业医师进行沟通，以便在疾病后续临床处理中最大限度地发挥影像诊断的作用。

二、介入放射学的学习和运用

对于临床医师而言，学习介入放射学应该把重点放在介入放射学所包含的各种诊疗技术的基本概念与基本原理、适应证与禁忌证、常见并发症与临床疗效，以及与其他临床治疗方法相比的优势与特点上，进行全面了解和熟悉，从而可以在临床工作中根据不同疾病及其不同病期，科学合理地选择适宜的介入诊疗方法，提出并确定最优治疗方案，使患者获得最佳的治疗效果。

第二章

现代医学影像物理学研究

第一节　X 射线物理

一、X 射线的产生

（一）X 射线的基本特性

X 射线是一种电磁波，并且波长比较短，晶体中各原子以一定的规则进行排列就可以使 X 射线发生衍射。X 射线具有波动性，X 射线的波动性主要表现为：以特定波长、特定频率在空间中进行传播，是一种横向波，其在真空中的传播速度等于光速，并且可以用诸如波长和频率之类的物理量进行描述，同时伴随着一些其他的现象，如反射、干涉、衍射等。但是，当 X 射线与物质相互作用时，其粒子特性就会显得很突出。因此，X 射线具有波粒二象性。

X 射线的波长短，能量高，被物质吸收的能力弱，因此，具有很强的穿透性。经过 X 射线照射后，大多数材料会变成全透明的或半透明的。影响 X 射线穿透性的因素为：X 射线的能量、透射材料的结构及其原子性特性。相同的 X 射线具有很强的穿透能力，可以穿透由低原子序数元素组成的物体，如空气、纸张、木材、水和肌肉组织等。铝、铜、骨头等的渗透率相对较低。因此，X 射线对人体不同组织有不同的穿透性，这是 X 射线医学成像的基础。

某些材料被 X 射线照射后可以发出荧光，具有此种光学性质的物质叫作荧光物质，如铂氰化钡、钨酸钙、银激活的硫化锌镉等。当这些荧光材料暴露于 X 射线时，材料的原子被激发或离子化，当被激发的原子恢复到基态时，发出荧光。此特性被应用在医学的很多方面，如荧光屏、增感屏、输入屏、输出屏、闪烁晶体及荧光玻璃等。

X射线尽管不带电，但拥有高能量的X射线能够将物质原子中的电子撞击而出，使电子从原子中逸出并引起初始电离。拥有高能量的电子从原子中逸出，又作用于其他原子，发生二次电离。利用这种原理可以制成很多种用于测量X射线仪器的探头。电离也是X射线损伤及治疗的基础。

X射线被物质吸收，其中大部分最终变成热能，从而增加了物体的温度。基于此原理，开发了用于测量X射线吸收剂量的量热法。

X射线会使胶片乳剂感光，并可能导致许多物质发生光化学反应，因此可将各种感光及分辨性质不同的胶片用于不同的X射线照相。另外，X射线对一些物质进行长时间照射后，其结晶体的水分就会慢慢减少，颜色也慢慢发生变化，这一过程称为着色作用或脱水作用。

X射线还会在体内引起电离和激发作用，即生物体发生生物作用。生物细胞，尤其是高度增殖的细胞，在经过一定量的X射线照射后可能会发生抑制、损坏，甚至坏死。人体组织吸收一定量的X射线后，会根据其敏感性发生各种反应，此特性完全适用于肿瘤放疗，这是放疗的基础。当然，X射线也会损坏正常的人体组织，因此，必须对不被检查的即不是治疗的区域进行保护，同时从事放射线工作的人员也应注意自身的防护。

（二）X射线管

以很快速度运行的带电粒子，受到阻碍而突然减速时能够产生X射线。当前在医学成像中使用的X射线辐射源，是通过使用快速电子撞击目标材料而生成的。由此可以看出，只有同时满足三个基本条件，才能产生X射线：第一，必须有一个电子源，能够在需要时提供足够数量的电子；第二，必须能够获得高速的电子流（同时需要两个条件：①高压产生强电场，以使电子获得较大的动能；②高真空度的空间，电子不被快速运动的气体分子所阻挡而使能量减少，还可以保护灯丝不因氧化而损坏）；第三，承受高速电子轰击而产生X射线管中的靶。X射线管对于上述所有条件都能够满足。

1. 阴极

阴极是X射线管的负极，其由灯丝、聚焦罩两部分构成。用高熔点钨丝（熔点3410℃）经过缠绕制成灯丝。在钨丝中添加微量元素钍，旨在增加电子的发射率和延长灯丝的寿命。但是，最终金属钨还是会蒸发，并沉积在X射线管的内壁上。上述情况一旦发生，将导致X射线管发生故障。当灯丝两端加上电压，通过电流后，灯丝表面温度逐渐升高，待达到白炽后发射电子，灯丝发射电子的数目与温度有关。灯丝电路控制着灯丝电流的大小，所得电流从几安培到几十安培不等。

灯丝发出的电子被高压加速并与靶碰撞，这时在两个电极之间施加的加速电压称为管电压，电子被加速后形成的束流称为管电流，其电流变化从几毫安培到几百毫安培不等。在电子从阴极转移到阳极的过程中，电子之间的排斥会增加束斑的大小。为了减小束流的斑点大小，需要一个聚焦电极对电流束斑的大小、电子发射的方向进行调节，并且由于这种聚焦电流的电极具有凹槽形状，故称为聚焦罩。灯丝埋在聚焦罩里，灯丝的尺寸是决定束流斑点大小的主要因素，一般的 X 射线管都有 2 个或 3 个不同尺寸的灯丝。

灯丝电流和管电流虽是分开的，但又是相关联的，"空间电荷"是它们间的关联因素之一。在管电压较低时，从灯丝逸出的电子数比加速奔向靶的电子数多很多，这样就会在灯丝周围聚集成电子云，即所谓的"空间电荷"。电子云阻止了灯丝中其他电子的发射。任意给定一个灯丝电流，X 射线管电流与管电压呈正相关，并达到其最大值。这个时候进一步增加管电压，将不会使管电流增大。当超过饱和电压时，只有通过提高灯丝的温度才能增加管电流。只有选取的灯丝电流较大、管电压合适（40 ~ 140 kV），才能得到较大的管电流，X 射线的能量是有用的。

2. 阳极

阳极为 X 射线管的正极，如今有固定阳极、旋转阳极这两种类型的阳极。固定阳极 X 射线管适用于牙科 X 射线成像系统、某些移动成像系统以及不需要大电流、大功率的其他专用系统。旋转阳极通常用于普通 X 射线管中，因为它们需要能够在短时间内产生高强度 X 射线束。在 X 射线管中，阳极具有三个功能：①阳极是一种导体，它可以接收从阴极发射的电子，将其引导到与 X 射线管相连的电缆上，然后返回高压发生器；②阳极为 X 射线靶提供机械支撑；③阳极是一个极好的热量辐射体。从阴极发射出的电子与阳极发生作用时，它们的动能大约有 99% 都转换成热量。在这些热量对阳极造成损伤前，必须很快地将其传导出去。特别是对大容量 X 射线管来说，如何恰当地将热量散去，是大部分工程师都需要克服的困难。

靶是阳极中受电子撞击的部分。在阳极固定的 X 射线管中，靶就是嵌入铜阳极中的钨合金。而在旋转阳极的 X 射线管中，靶就是整个旋转的圆盘。在钨中加入其他金属（通常为铼）能够增加它的机械强度，从而可以承受高速旋转的应力。在普通的摄影中，用钨作为靶材料具有以下三个原因：第一，钨具有较高的序数原子（$Z = 74$），使其能够产生高效率、高能量的 X 射线；第二，钨具有与铜基本完全相同的热传导性，是一种散热性良好的金属；第三，钨的熔点比较高（相比较而言，铜的熔点为 1100 ℃）。因此，在大量的管电流下，钨仍能承受而不会出现伤痕或气泡。

用于乳腺摄影的专用 X 射线管的阳极靶是用钼或铑制成的，这主要是因为它们具有较低的原子序数及由此产生的低能量的 K 系特征 X 射线。

3. X 射线管的焦点

灯丝发射的电子在聚焦和加速后到达阳极靶的面积叫作实际聚焦，这是实际的 X 射线源。X 射线管的实际焦点的投影称为有效焦点。

有效测量焦点仅指实际焦点在 X 射线束中心轴方向上投影的区域。一般情况下，X 射线管的焦点标称值就是指这个时候的有效焦点，而不是指其他方向的有效焦点，更不是实际焦点。

靶表面和 X 射线输出方向所成的夹角称为靶倾角 θ。其中，实际焦点的长度为 A，宽度为 B。投影后，有效焦点的宽度 b 与实际焦点的宽度依旧相等，而有效焦点的长度 a 则为 $A\sin\theta$，短于实际的焦点长度。可以看出，靶倾角 θ 越小，有效焦点的长度越短，有效焦点的面积也就越小。

实际焦点的大小，对 X 射线管的散热及影像的清晰度能够产生直接的影响。面积越大，散热效果越好。但是，实际焦点越大，有效焦点区域就越大，这必然会对在胶片上形成图像的清晰度产生一定的影响。当通过减少灯丝的长度或减小靶倾斜角度来降低有效焦点时，单位面积的电子密度必然会增加，实际焦点的温度会迅速升高，而阳极将无法承受更大的功率。因此，两种情况都要考虑全面。大多数诊断 X 射线管靶倾斜度在 6°~17° 变化。

在阳极上设计出两种靶倾角，即双角度靶面，能够产生两种尺寸的焦点。将双角度靶面和不同长度的灯丝结合起来就可以产生非常灵活的摄影条件。

通常一个圆形的有效焦点是比较理想的。但是，实际上它的形状特征为双香蕉状的。焦点上 X 射线强度的差别主要由灯丝、聚焦罩和加在聚焦罩上的电压来决定。

有效焦点的大小用针孔相机测量。具体方法是将针孔相机放在 X 射线管和胶片之间，让 X 射线通过一个很小的针孔后对针孔成像，当针孔的尺寸小到一定程度时（一般为 75 μm 左右），由于光的衍射，对物体的分辨率不能再提高。根据胶片上影像的尺寸及针孔的位置，就可以将 X 射线管有效焦点的大小计算出来。

对大多数 X 射线管来说，焦点的大小不是一个固定的值，会随着管电流和管电压的变化而变化。

（三）X射线的产生机制

1. 电子与物质的相互作用

X射线是由与物质相互作用的快速移动的电子产生的。在X射线管中，从阴极发射出来的电子被阴极和阳极之间的电场加速，并且电子的速度已经很高。例如：在100 kV的管电压下，当电子到达靶时，速度可以达到0.55 c（c是光速）。当这些电子与X射线管中的靶原子碰撞时，它们的动能被转移到靶原子上。这些相互作用不会在靶表面的深处发生。当发生相互作用时，发射的电子减速并最终完全停止。事实上，这些相互作用十分复杂。通常，电子在失去所有能量之前必须与靶原子进行多次碰撞，而能量损失有碰撞损失和辐射损失两种类型。

碰撞损失仅包括原子外层的电子。当快速运行的电子与原子外层的电子相互作用时，可以激发或电离原子。如果入射电子的能量大于外层电子的结合能，则靶原子被电离，并且外层电子与靶原子分离并具有动能。如果入射电子无法将足够的能量转移到外层电子，它们就无法被电离。反之，外层电子只是上升到激发态之上的能级上。此后，随着红外线的发射，外层电子会立即返回到各自的正常能级上。正是外层电子的连续激发和再复原，在X射线管的阳极上产生了大量的热量。只要是由于电子与原子外层电子的相互作用而损失的能量全都称为碰撞损失。

辐射损耗仅与原子的内层电子和原子核有关。快速运行的电子除了与原子外层的电子碰撞而损失能量之外，它们还可以使原子内部的电子电离并将能量转换为特征辐射。此外，快速运行的电子可以与靶原子核相互作用并将能量转换为韧致辐射。将由于电子与原子的内层电子或原子核的作用而损失的能量全部称为辐射损失。

上述某种作用形式的概率由高速电子的能量和靶物质的原子序数决定。通过计算知道：

$$\frac{\text{碰撞损失}}{\text{辐射损伤}} \approx \frac{816\text{MeV}}{E_k \cdot Z} \tag{2-1}$$

式（2-1）中，E_k 表示快速运行的电子的动能（其单位为 MeV），Z 代表靶物质的原子序数。例如，在管电压为100 kV的情况下，电子与钨靶相撞，这将导致99.1%的能量损失，而仅剩下0.9%的能量产生X射线。由此可知，不管X射线管有多先进，它的效率总是非常低的。阳极产生的热量与X射线管电流的增加成正比。管电流的大小对X射线的效率没有任何影响。因此，无论选择的管电流有多大，X射线的效率均是不变的。

2. 连续 X 射线

根据典型的电磁学理论可知：当带电体在外电场的作用下速度发生变化时，带电体将向外辐射出电磁波。当快速运行的电子通过靶原子时，如果它能够完全躲开轨道电子，就有极其靠近原子核的机会，电子并对其产生一定的影响。快速运行的电子越接近原子核，原子核的电场就对其产生越大的影响。由于原子核中含有很多质子，质子与快速运行电子间相隔得又很近，因此，这个电场的强度很大。当快速运行的电子穿过原子核时，它会减速并改变之前的轨道。按照上述理论，电子将电磁波辐射到外部并损失能量 ΔE，由 $\Delta E = h\nu$ 确定电磁波的频率。电子的这种能量辐射称为轫致辐射，由该辐射产生的能量为 $h\nu$ 的电磁波称为 X 射线光子。轫致辐射是快速运行的电子与靶原子核相互作用的结果，轫致辐射的能谱是不间断的。

由于任何一个快速运行的电子在与靶原子发生相互作用时具有不一样的相对位置，因此，对应于每个相互作用的辐射损耗也不一样，并且发射出的 X 射线光子也具有不一样的能量。当快速运行的电子几乎不受原子核影响的时候，则会产生相对低能量的 X 射线，此时电子仍将具有较大的动能，并将持续与靶中的其他原子发生相互作用。当快速运行的电子与原子核直接撞击时，电子所具有的全部动能都将失去，并且产生的 X 射线的能量与入射电子的动能相同。通常情况下，产生能量为这两个值之间的轫致 X 射线可能性较大。许多 X 射线光子组成了具有连续频率的 X 射线发射谱。

波长与 X 射线的强度呈倒 "U" 形曲线。不同电压条件下形成的曲线都有一个最大值；在波长不断增大的方向上，曲线都是无限延展的，但其强度越来越弱；在波长不断减小的方向上，每条曲线都有一个最短波长，称为短波极限（λ_{min}）。

光子能量的最大极限（$h\nu_{max}$）可以用入射电子在 X 射线管加速电场中所获得的能量 eU 来计算，也就是：

$$h\nu_{max} = eU \tag{2-2}$$

最大光子能量的光子最短波长的计算公式为：

$$\lambda_{min} = \frac{hc}{eU} \tag{2-3}$$

式中，h 表示普朗克常数，c 表示光速，e 表示电子的电量，将这些常数值代入式（2-3）得出：

$$\lambda_{min} = \frac{1.24}{U} \ (nm) \tag{2-4}$$

式中，U 表示管电压，单位为 "kV"。显然，连续 X 射线的短波极限只与一个因素有关，即管电压。

3. 特征 X 射线

如果快速运行的电子和靶原子的外层电子没有相互作用，而是与其内层电子相互作用，由此会产生特征辐射，而特征辐射的谱是线状的。连续 X 射线产生的过程中，当加速电子的能量 U 比内层电子的结合能大的时候，就会有产生特征 X 射线的可能性。高速电子将 K 层电子撞击出，K 层电子就会脱离原子的束缚而成为自由电子，那么 K 层就会产生一个暂时的电子空位。对靶原子而言，此时所处的状态很不稳定。为了使其稳定，外层的电子就会把这个 K 层的空缺位置填充上。当轨道电子从外层移动到内层时，它们必须发出多余的能量，这些能量以 X 射线辐射的形式表示。此时，X 射线的能量等于电子处于这两个轨道的结合能的差。除 K 层外，当靶原子中的其他层电子被击出时，相似的特征 X 射线就会产生。

综上所述，轨道电子从外层向内层的跃迁产生了特征 X 射线。由于不同原子的电子结合能不同，其产生的特征 X 射线的能量也千差万别。之所以将该种类的 X 射线的辐射称为特征辐射，那是因为靶原子的特征它都具备。特征 X 射线能量与靶原子的原子序数呈正相关的关系。

通过对上述的讨论可知，只有在入射电子的动能比靶原子的某一壳层电子的结合能大的情况下，特征 X 射线才能产生。而管电压决定着入射电子的动能。所以，管电压 U必须达到的条件为：

$$eU \geqslant W_i \qquad (2\text{-}5)$$

式中，W_i 表示第 i 层的结合能。当 $eU = W_i$ 时，$U = \dfrac{W_i}{e}$ 表示最低管电压，称为特征 X 射线的激发电压。

4. 影响 X 射线发射谱的因素

在 X 射线阳极靶内不同深度产生的 X 射线，首先经历 X 射线靶自身的吸收。然后，在到达患者之前，还要经历 X 射线管的玻璃壁、绝缘油层和管套上的出射窗口的衰减，这些衰减材料统称为 X 射线管的固有滤过，与之相对应，在 X 射线管出口下面所加的衰减材料称为附加滤过。在 100 kV 管电压下，经靶自身的吸收、固有滤过和附加滤过后的发射谱，称为钨靶的 X 射线发射谱。之所以会出现这样的 X 射线能谱，主要与以下四个因素有关：①并非所有从阴极加速到阳极的电子都具有峰值动能，这与整流和高压发生器的类型有关，当与靶原子碰撞时，许多电子可能具有非常低的能量，这些电子只能产生低能量的 X 射线；②用于诊断的 X 射线的管靶都比较厚一些，因此，许多轫致辐射都是快速运行的电子和靶原子多次相互作用后才形成的，而每一次的相互作用，电子的能量都会损失一部分；③能量低的 X 射线被靶原子吸收起来更容易一些；④外部滤过几乎总是加在 X 射线管组件上，这些附加滤过会选择性地从线束中滤掉低能 X 射线。

二、X 射线的空间分布

（一）X 射线管的输出

在医用 X 射线诊断的实际工作中，连续 X 射线的输出量（I_c）与管电压（U）、电流（i）、靶原子序数（Z）的关系可用式（2-6）表示：

$$I_c = k_1 i Z U^n \tag{2-6}$$

式中，常数 $k_1 = 1.1 \times 10^{-9} \sim 1.4 \times 10^{-9}$，对诊断 X 射线 $n = 2$。

在 X 射线管中产生的 X 射线，若将占比极少的特征 X 射线忽略不计，则 X 射线的产生效率就等于 X 射线的输出与高速电子流的功率之比，即：

$$\eta = \frac{k_1 i Z U^2}{iU} = k_1 Z U \tag{2-7}$$

例如，在 100 kV 管电压下，电子撞击在钨靶上，X 射线的产生线率不足 1%，其余的输入能量约 99% 表现为热能，这与用式（2-1）计算的结果一样。

为了方便起见，用 X 射线强度（X-ray intensity）来描述 X 射线管的输出。空间中特定点的 X 射线强度等于单位时间内通过垂直于 X 射线传播方向上的单位面积上的光子数量等于能量。可以看出，X 射线的强度由光子数和光子能量两个因素决定。

假设单位时间内通过单位横截面积上的 X 射线光子的数量为 N，每个光子的能量为 hv，则单个能量 X 射线的强度 I 表达式为：

$$I = N \cdot hv \tag{2-8}$$

由此可知，单能 X 射线的强度 I 与光子数目 N 成正比。

对于能量不同的、但能量完全确定的有限光子组成的线状谱，其强度为：

$$I = \sum N_i \cdot hv_i \tag{2-9}$$

式中，hv_1，hv_2，$\cdots$，hv_n 表示单位时间内通过单位横截面面积上的 X 射线光子能量，N_1，N_2，$\cdots$，N_n 表示各单能 X 射线光子对应的数目。

对于连续的 X 射线能谱，其强度为：

$$I = \int_0^{E_{max}} E \cdot N(E) \mathrm{d}E \qquad (2\text{-}10)$$

式中，$N(E)$ 为每秒内通过单位面积的能量为 E 的 X 射线光子数，可根据有关模型计算得到。

影响 X 射线强度的因素很多，也很复杂。构成靶物质的原子序数越高，原子核电场越强，连续辐射的概率就越大。靶原子序数不仅影响 X 射线光子的数量，还影响 X 射线光子的能量。随着原子序数的提高，高能 X 射线数量的增加值远大于低能 X 射线数量的增加值。随着原子序数的增加，其相应的电子结合能也提高，直接产生能量更高的特征辐射。管电流的大小对 X 射线的能量没有任何影响，管电流越大，单位时间内就会有越多的电子撞击阳极靶面，由此生成 X 射线的强度也就越大。随着管电压的增大，从灯丝发射的电子数量不会改变，但是每个电子获得的能量都会增加，因而产生高能 X 射线的成分增多，且数量增大。只有管电压大于激发电压时才能产生特征 X 射线，而特征 X 射线的能量与管电压无关。附加滤过的总体结果就是随着 X 射线量的减少，X 射线束的平均能量出现提高。不过，特征 X 射线和 X 射线的最大能量并没有受影响。

（二）X 射线的空间分布

由 X 射线管的焦点产生的 X 射线，在空间的所有方向上不均匀地分布，也就意味着不同方位有着不同强度的辐射。这种不均匀的分布称为辐射强度的空间分布或辐射场的角度分布。实验显示，X 射线辐射强度在空间中的分布非常复杂，并且主要由入射电子的能量、靶物质和靶的厚度所决定。

1. 薄靶周围 X 射线的空间分布

当工作电压约为 100 kV 时，X 射线的强度在所有方向上基本相同。随着管电压的增大，X 射线最大强度在电子束入射方向分布所占的比重越来越大，其他方向的强度分布所占比重越来越小，X 射线的强度分布越来越集中。高能 X 射线强度的这种空间分布与电子加速器的实验结果大致相同。

根据薄靶产生的 X 射线的空间分布特性，在低管电压下使用反射靶在技术上是有利的；使用超高压 X 射线管时，管电压如果太大，鉴于能量分配的影响，必须使用穿透式靶。对于透射靶，电子从靶的一侧射入，而 X 射线从另一侧射出。加速器产生的高能 X 射线使用的就是穿透式靶。

2. 厚靶周围 X 射线的空间分布

医疗诊断中使用的 X 射线管由于具有较厚的阳极靶，因此称为厚靶 X 射线管。当能量高的电子对靶面进行撞击时，由于原子具有"空虚性"的结构，入射的快速运行的电子作用于靶原子，不仅会产生辐射 X 射线，还会在靶物质内部渗透一定的深度，与靶原子不断重复地相互作用，一直到电子能量耗尽为止。因此，除了靶表面之外，在靶的深层也辐射 X 射线。X 射线与阳极越靠近，其辐射强度损失得就越多；靶倾角 θ 越小，其辐射强度损失得也越多。这种离阳极越近，X 射线的辐射强度损失就会越多的情况，就称为"足跟效应"（heel effect），也称为阳极效应（anode effect）。由于诊断 X 射线管的靶倾角比较小且具有较低的能量，所以就具有十分明显的足跟效应。

从 X 射线管窗口射出的有用 X 射线束，经实验测量，其强度分布是不均匀的，普遍存在阳极效应现象。若规定有用 X 射线束中心线（0°）的强度为 100%，从其他不同角度和方向上的强度分布情况看，阳极效应非常显著。

在放射学研究中，当要成像的解剖结构的厚度或密度有较大的差别时，阳极效应显得十分重要。一般而言，较厚和较密的部分位于阴极侧，因此影像检测器（如用于普通摄影的胶片）的辐射就会更均匀，并且可以得到良好的影像。此外，应该尽可能地在中心线附近使用均匀的 X 射线束进行摄影。例如：在一次摄影中使用的焦片距 a 较小，投照部位横跨中心线左右各 20°，其两端的强度差为 95%–31% ＝ 64%。如此大的差别，将使这张照片的阳极效应十分明显。若把焦片距拉大到 6，则投照部位仅横跨中心线左右各 8°，其两端的强度差为 104%- 85% ＝ 19%，显然这张照片的阳极效应就可达到被忽略的程度。

阳极效应的另一个重要的后果就是改变了有效焦点的大小和形状，在 X 射线照射野中靠近阳极侧的有效焦点比靠近阴极侧的要少一些。某些乳腺 X 射线摄影设备制造厂家正是利用了这一特性，调整 X 射线管的倾角从而沿着胸壁产生更小的焦点。

第二节　超声波物理

一、超声波

超声（ultrasonic，US）是一种高频机械波。它的声源振动频率超过 20000 Hz，最高

可达 10^{15} Hz。而人耳的听觉范围是在 20 ~ 20000 Hz，因此，人耳感觉不到超声波。诊断用超声波的频率在 1 MHz（10^6 Hz）至 100 MHz。超声波具有频率高、波长短、方向性强、能量大、危害小等特点。

（一）超声波的分类

超声波按振动形式分类，可以分为纵波和横波。在固体中，声振动可以通过纵波的形式传播，也可以通过横波的形式传播。在气体和液体中，由于介质没有切变弹性，声波只能以纵波的形式传播。

超声波在临床按频率分类，可分为低频超声，频率在 1 ~ 2.75 MHz；中频超声（常规用），频率在 3 ~ 10 MHz；高频超声，频率在 12 ~ 20 MHz；超高频超声，频率在 20 MHz 以上。

超声波按发射方式分类，可分为连续波与脉冲波。连续波一般为正弦等幅波。从声源发射的超声频率和振幅都稳定不变。其输出电功率（未转换为超声声功率的电功率）为：

$$W = \frac{U_e^2}{R} \qquad （2-11）$$

式中，U_e 表示示波器上显示电压峰值的 0.707 倍，称为有效电压；R 表示声源的负载阻抗。这些电功率的 10% 左右转变成声功率。

脉冲波一般为阻尼衰减振荡波，一般有下列几个特征量。

1.脉冲宽度 τ

脉冲宽度 τ 表示振动持续时间，指每个脉冲所占据的时间，通常在 1.5 ~ 5 μm。

2.脉冲重复周期 T

脉冲重复周期 T 表示两个相邻脉冲前沿相隔的时间。

3.脉冲重复频率

脉冲重复频率表示每秒内脉冲重复出现的次数，即脉冲重复周期的倒数。一般在 50 ~ 2000 Hz。

4.间歇期 T_r

间歇期 T_r 表示声波发射相邻脉冲之间的间歇时间，又称为静止期。由此可知，间歇期＋脉冲宽度＝重复周期。

5.占空因子 S

占空因子 S 表示脉冲周期中脉冲宽度与间歇期之比，其值在 0.0075% ~ 1%。

6. 峰值功率

峰值功率表示的是脉冲发射期间的最大输出功。

7. 平均功率

平均功率表示单位时间内输出的功，它约等于脉冲占空因子与峰值功率的乘积。

（二）超声波的产生机制

产生超声波必须同时具备两个条件：其一，要有高频声源；其二，要有传播超声的介质。超声波产生的方法有多种，如机械法、电声转换法和激光法等。医学中常用电声转换法中的压电式换能法，即通过压电换能器将高频电磁振动能量转换为机械振动（超声波）的能量，作为发射超声波的声源；同时也可以把超声波振动的能量转换为电磁能量，通过信号处理，可完成超声波的接收。实现超声波发射和接收的器件称为超声探头。

1. 电致伸缩效应

由于电场的作用，造成材料内部正负电荷中心的相对位移，在材料中产生应力并引起宏观几何变形。将这种电能转换为机械能的现象叫作电致伸缩效应。它产生的机制是陶瓷内部存在自发极化，具有与铁磁体的磁畴相类似的电畴，这些电畴在压电陶瓷中自发存在并形成一种分子集团，自发极化能产生一定的电场，并且沿电场方向压电陶瓷的长度与其他方向的长度不一样。因此，对这种材料施加外电场时，电畴就会发生转动，转动的方向是使其本身的电场与外电场方向一致。若外加电场增强，就会有越多的电畴以更为完全的方式移到外加电场上，以改变沿外电场方向的长度。由于这种长度变化随外加电场方向而变，因此，当外加一定频率的电场后，压电陶瓷将发生振动，即电致伸缩。当强电场使陶瓷极化后，压电陶瓷中的电畴与极化电场取向基本一致，当极化场被去除之后，它类似于永磁体的剩磁，并且电畴形成强的剩磁极化，基本上不变。在极化之后，只要施加小的交流电场，压电陶瓷的长度就会改变，并且改变的频率与施加的交流电场的频率一致。超声发射换能器就是利用电致伸缩效应将电压转变为声压，向人体发射超声波。

2. 压电效应

某些各向异性的材料会在外部张力或压力的作用下，使重叠在材料内的原始正负电荷中心发生相对移动，从而在相应表面上产生电性相反的表面电荷，也就是在机械力的作用下产生电场。将机械能转换为电能的现象称为压电效应。超声波接收换能器利用压电效应将来自人体的反射（散射）超声波经过一系列的变化，转换成电压。

3.压电材料的选择

压电陶瓷是一种多晶材料，如果温度发生变化，晶体内部结构也会发生变化。当温度高于某一临界值时，电畴结构完全解体，压电效应也会自行消失，物理上称这一临界温度为材料的居里点。例如：锆钛酸铅（PZT）在 300 ~ 388 ℃，而钛酸钡仅为 120 ℃左右。

二、超声场

超声波在介质中传播的空间范围，即介质受到超声振动能作用的区域称为超声场。用声压分布或声强分布来描述，以物理光学的分析方法来分析。

（一）圆形单晶片声源的超声场

任何形状大小的换能器，都可以看作许多微小面积声源的叠加，每个微小声源在空间辐射的超声场形状可用惠更斯原理来计算，对于单阵元换能器的超声场，换能器在空间任意点任意时刻的超声场，可以以点源 dS 发出的超声波传播到该点的声场对整个换能器上所有点源积分求得，即：

$$p = \int_s \mathrm{d}p = \int p_0 \frac{1}{r} \cos(\omega t - kr) \mathrm{d}S \qquad （2-12）$$

式中，r 表示任意点至点源的距离，dS 表示点源面积，ω 表示角频率，k 表示波数，p_0 表示点源初始声压。

1.超声场轴线上声压分布

对于圆形晶片换能器，从式（2-12）积分可求出声压随时间的变化。经过计算，沿圆形晶片中心轴线上的声压为：

$$p = \left\{ \left\{ 2p_0 \sin\left[\frac{\pi}{\lambda}\left(\sqrt{\frac{D^2}{4} + x^2} - x \right) \right] \right\} \right\} \sin\left(\omega t - \frac{\pi}{\lambda}D \right) \qquad （2-13）$$

大括号项表示声压的幅值分布，即：

$$p_{\mathrm{m}} = 2p_0 \sin\left[\frac{\pi}{\lambda}\left(\sqrt{\frac{D^2}{4} + x^2} - x \right) \right] \qquad （2-14）$$

p_0 为圆形晶片表面的声压幅值，D 表示晶片直径，λ 表示超声波长，x 表示声程。

（1）近场区（near field region）内声压分布。由式（2-14）可以看出，声场中心轴线上声压幅值是不定值，随声程 x 的变化而变化，范围是 0 ~ 2 p_0。由此可以求出声场中心轴线上声压极大值及极小值的位置，近场内声压分布趋向经过更深层次的分析，就可以看出来。

1）声压极小值。

当：

$$\sin\left[\frac{\pi}{\lambda}\left(\sqrt{\frac{D^2}{4}+x^2}-x\right)\right]=\sin n\pi \qquad (2-15)$$

对应 $p_m=0$，这个时候 x 的位置即为声压极小值的位置。若要使等式成立，必须使：

$$\frac{\pi}{\lambda}\left(\sqrt{\frac{D^2}{4}+x^2}-x\right)=n\pi \qquad (2-16)$$

于是有：

$$x=x_{\min}=\frac{D^2-(2n\lambda)^2}{8n\lambda} \qquad (2-17)$$

由于 x 不能为负，当晶片辐射声能时，晶片表面声压幅值不可能为零，故要求：

$$D^2-(2n\lambda)^2>0$$
$$n<\frac{D}{2\lambda} \qquad (2-18)$$

n 取小于 $\dfrac{D}{2\lambda}$ 的正整数。式（2-18）中所表示的物理意义是：把 D 作为直径的圆形晶片，如果向弹性介质中辐射波长为 λ 的超声波时，近场中，声压的极小值有 n 个。

2）声压极大值。

当：

$$\sin\left[\frac{\pi}{\lambda}\left(\sqrt{\frac{D^2}{4}+x^2}-x\right)\right]=\sin\left[\left(\frac{2m+1}{2}\right)\pi\right] \qquad (2-19)$$

$m=0$，1，2，3，… 时，对应的是 $p_m=2p_0$，由此得到 x 值所确定的位置为声压极大值。要使上面等式成立，必须使：

$$\frac{\pi}{\lambda}\left(\sqrt{\frac{D^2}{4}+x^2}-x\right)=\left(\frac{2m+1}{2}\right)\pi$$
$$x=x_{\max}=\frac{D^2-(2m+1)^2\lambda^2}{4(2m+1)\lambda} \qquad (2-20)$$

式中，x 不能为负，且不能等于零，所以必须使：

$$D^2 - (2m+1)2\lambda^2 > 0$$

$$m < \frac{D-\lambda}{2\lambda} \qquad\qquad (2\text{-}21)$$

由于 $m=0$ 时，公式（2-21）仍有意义，故 m 可取包含在 0 内的小于 $\dfrac{D-\lambda}{2\lambda}$ 的正整数。式（2-21）所表示的物理意义是：以 D 为直径的圆形活塞声源，如果向弹性介质中辐射波长为 λ 的超声波时，近场中有包含 0 在内的 $m+1$ 个极大值。

从式（2-19）和式（2-21）可以看出，若晶体直径 D 越大，波长越短，即辐射的频率越高，则 n 和 m 的值取得越多。显示近场内声压的起伏越大，声压分布的不均匀性越明显。这个区域的长度用 $m=0$ 时声压所处极大值的位置来表示。由式（2-20）可知：

$$x_{max}(0) = \frac{D^2 - \lambda^2}{4\lambda} \qquad\qquad (2\text{-}22)$$

一般状况下 $D^2 \geqslant \lambda^2$。这时：

$$x_{max}(0) = \frac{D^2}{4\lambda} = \frac{a^2}{\lambda} = L \qquad\qquad (2\text{-}23)$$

因此近场长度用 L 表示，其大小为：

$$L = \frac{a^2}{\lambda} \qquad\qquad (2\text{-}24)$$

式中，a 表示晶片的半径。由式（2-24）可以看出，圆形单晶片辐射器的半径越大，超声频率越高，则近场长度 L 也就越长。

（2）远场区（far field region）内声压分布。虽然在近场内声压在中心轴上有很大的起伏，但在远场区内，即声程 x 大于近场长度 L 的区域内，声压却呈单值变化。由式（2-14）可知，声压幅值的另一种表达方式是：

$$p_m = 2p_0 \sin\left[\frac{\pi}{\lambda}\left(x\sqrt{1+\frac{D^2}{4x^2}} - x\right)\right]$$

当 x 增大时，将 $\left(1+\dfrac{D^2}{4x_2}\right)^{\frac{1}{2}}$ 专用泰勒（Taylor）级数展开并取前两项得：

$$\left(1+\frac{D^2}{4x_2}\right)^{\frac{1}{2}} = 1 + \frac{1}{2}\cdot\frac{D^2}{4x_2}$$

代入上式的相位中有：

$$\frac{\pi}{\lambda}\left(x\sqrt{1+\frac{D^2}{4x_2}}-x\right)=\frac{\pi}{\lambda}\left[x\left(1+\frac{1}{2}\cdot\frac{D^2}{4x_2}\right)-x\right]=\frac{D^2}{8x}\frac{\pi}{\lambda}=\frac{A}{2}\frac{1}{\lambda x}$$

其中，A 表示圆形晶片的面积。这时声压幅值公式为：

$$p_m=2p_0\sin\left(\frac{A}{2}\cdot\frac{1}{\lambda x}\right) \tag{2-25}$$

当 θ 很小时，$\sin\theta\approx\theta$，对于一般远场都能满足，因此式（2-25）可进一步化简为：

$$p_m=2p_0\frac{A}{2}\frac{1}{\lambda x}=p_0\frac{A}{\lambda}\frac{1}{x} \tag{2-26}$$

可以看出，声压 p 随声程距离 x 作单值变化。对于给定探头和周围弹性介质，p_0、A 和 λ 都是常数，所以在远场区内，声压 p 与距离 x 是按反比例减弱的。必须指出的是，式（2-26）是对晶片中心轴上声压公式用牛顿二项式进行了展开而做的近似计算。详细计算指出，p 与 x 的反比关系，只有在 $x>5L$ 时，才表现较明显。

2. 超声场角分布

圆形活塞辐射器的声压除了在中心轴上的分布不均匀以外，在中心轴以外的声压分布也是不均匀的。其特点是在中心部分出现一主瓣，在主瓣旁边出现许多旁瓣，这种现象叫做换能器的指向性（directionality），即声束的集中程度。这显示声场中的声压不但随距离而变，还随方向角 θ 的变化而变。当 $\theta=0^\circ$ 时，声场的声压为最大，表现为主瓣或主声束，在其他角度 θ 时，称为副瓣或副声束。

理论证明，声压的空间角分布可表示为：

$$p(r,\theta)=p_0\frac{A}{\lambda r}\left[\frac{2J_1(ka\sin\theta)}{ka\sin\theta}\right] \tag{2-27}$$

其中，r 表示圆片中心到场点的距离，θ 表示 r 与轴线之间的夹角，J_1 表示第一类贝塞尔函数，与式（2-26）相比，式（2-27）前面幅值项正是轴线上远场的声压分布，所以式（2-27）可表示为：

$$D_c=\frac{p(r,\theta)}{p(r,0)_0}=\frac{2J_1(ka\sin\theta)}{ka\sin\theta} \tag{2-28}$$

式中，D_c 为指向性因数。式（2-28）表明，指向性因数 D_c 也可以定义为距晶片中心距离为 r，并与声场的中轴线成 θ 角处的声压与中心轴线上同样距离 r 处的声压之比。

由 D_c 物理意义可知，D_c^2 应该代表超声强度角分布的相对值。在式（2-28）中，当 $ka\sin\theta=3.83$、7.02、10.17 等时，一阶贝塞尔函数 J_1 等于零，D_c 也等于零。表示声能限制在由此决定的各个区域内，即这些数值相应的 θ 角方向上没有辐射波。

对于 $D_c = 0$ 的第一点，即贝塞尔函数第一个根 $y = ka\sin\theta = 3.83$ 时，相应的角度 θ 称为半扩散角（half angle of spread），其值由下式给出：

$$\theta = \sin^{-1}\frac{3.83}{ka} = \sin^{-1}\left[3.83\left(\frac{2\pi a}{\lambda}\right)^{-1}\right] = \sin^{-1}0.61\frac{\lambda}{a} \qquad （2\text{--}29）$$

或：

$$\theta = \sin^{-1}1.22\frac{\lambda}{D} \qquad （2\text{--}30）$$

式中，D 表示圆形晶片直径。式（2–30）称为主瓣指向角的 Franhofer 公式，常用来求主声束半扩散角。

若 ka 非常小，以至于 D_c 对于所有的 θ 值几乎都为 1，则圆形晶片就变成了点声源。对于方形晶片，理论计算证明，其半扩散角为：

$$\theta = \sin^{-1}\frac{\lambda}{d} \qquad （2\text{--}31）$$

式中，d 表示方形晶片的边长。d^2 表示方形晶片的面积，而 $\dfrac{\pi D^2}{4}$ 表示圆形晶片的面积，所以与方形晶片相当的圆形晶片的直径为 $D = \dfrac{2d}{\sqrt{\pi}}$。

关于近场和远场的简略结论：由公式（2–24）和式（2–30）可以明显看出，超声振动频率 f 越高，即波长 λ 越小，晶片半径 a 越大，则近场长度 L 越大，同时扩散角 θ 越小。这表示超声的成束性好，方向性显著。

当被检查组织或脏器位于近场范围内时，由于近场内的超声束平行度最高，反射界面与晶片的垂直性最好，因此，反射的声强较高，失真度小，但在近场的近晶片端，由于发射干扰等可能存在盲区。探查对象是否位于近场范围内，可根据上述计算方法大致进行判断。远场因有声束的扩散，超声束不平行，反射的声强较弱，失真度高，故在医学诊断上，要求超声束扩散角 θ 应在 $\pm 3.5°$ 以下，否则超声束截面面积太大，使超声的横向分辨率降低。

（二）声束的聚焦

超声诊断中，探头辐射的声束宽度是限制横向分辨率的主要原因。为了减小声束宽度，常采用的方法之一是使用声聚焦探头。在超声治疗中，聚焦声束在聚焦区域有最大的强度，以集中治疗肿瘤等组织，而不损坏正常组织。

1. 超声聚焦原理

从声学观点出发来讨论聚焦声场。在声程 x 大于晶片半径 O 和焦距 f 大于晶片半径 a 的情况下（即 $x>a$，$f>a$），聚焦声束（focused beam）轴上声压幅值可以近似地表示为：

$$p = 2p_0 \sin\left[\frac{\pi}{2} B \frac{f}{x}\left(1 - \frac{x}{f}\right)\right] \div \left(1 - \frac{x}{f}\right) \tag{2-32}$$

其中 B 为一常数，其值为：

$$B = \frac{a^2}{\lambda f}$$

由 $L = \dfrac{a^2}{\lambda}$，有：

$$B = \frac{L}{f}$$

f 表示的是焦距，L 表示的是近场长度。

式（2-32）中，当 $x \to f$ 时，可求得：

$$P = P_0 \pi B \tag{2-33}$$

该式表示了声压在焦点处声压增加 πB 倍。由 $B = \dfrac{L}{f}$ 看出，聚焦距离越短，声压上升幅度越大，聚焦效果越好。但焦距 f 不能比近场长度 L 小得太多（一般 f 在 L 附近），否则焦点后面声束会迅速扩散，无法用来探测信息。

对于没有球差的理想球面透镜，可以近似地利用声场理论求得焦点直径 d 的大小与声波波长 λ 和焦距 f 的关系，即：

$$d = 1.2 \frac{\lambda f}{a} \tag{2-34}$$

式中 a 表示探头晶片的半径。

实际应用时，希望焦点直径 d 小些，而焦距 f 应大些，但式（2-34）则指出这是矛盾的。因此，为了获得既细又长的聚焦声束，必须对晶片半径 a、波长 λ 和焦距 f 做综合考虑。d 的大小不仅影响超声诊断的横向分辨率，而且对强度必须格外注意。不应使焦点处的超声强度超过安全的允许值，一般认为，超声功率小于 200 W/m^2 时，对机体无损害。

2. 声聚焦方法

目前常用的声聚焦方法有以下几种。

（1）声透镜聚焦：超声束可以像光束一样，使用透镜对其进行聚焦。由于在透镜材料（固体）中，声速比透镜外液体或人体组织中的声速要高一些，因此，需要使用凹透镜进行聚焦。

（2）曲面换能器：把压电晶片本身制成凹面形，由它辐射出聚焦式超声波，这种探头称为聚焦晶片型探头或自聚焦发射器。其聚焦原理与声透镜聚焦类似。

（3）电子聚焦：多晶片电子聚焦换能器把晶片排列成线型阵列，激励脉冲电压在电子开关控制下按一定的延迟时序激励压电晶片。两边延迟时间最小并对称，然后逐渐变大，处于中央位置的具有最长的延迟时间。因此，处于两端的压电晶片首先振动，其余的按照时序进行振动，处于中央位置的晶片放在最后一位振动，圆形波阵面由此生成，聚焦点为其圆心。另外，改变各晶片之间激励脉冲相对延迟时间，能改变声束的方向。如果对各晶片依次加上线性递变延迟激励脉冲，使超声束方向偏转某一个角度，这个角度持续变化，扇形扫描的超声束由此生成，这就是相控扇形扫描。为了使横向的分辨率有所提高，往往将聚焦与控制声束方向相结合，利用不同的超声换能器可以实现线性扫描成像、扇形扫描成像及各种复合扫描成像。电子聚焦换能器是目前 B 超诊断仪中广泛采用的一种换能器。

第三节　磁共振物理

原子核是磁共振研究的对象，并且要求原子核具有一定的磁性。

一、原子核的磁性

在 MRI 中，人体被放到磁体内，并且人体的核必须具有一定的磁性才能参与磁共振。原子核为何有磁性以及一切原子核是否都有磁性等问题是本节所要讲述的内容。

（一）原子核的自旋

在宏观世界中，运动的物体都具有一定的动量，而以某一点为圆心或以某一条线段为轴进行圆周运动的物体具有一定的角动量，其值为转动惯量与角速度的乘积。角动量是矢量，其方向由右手螺旋法则确定，指向转轴方向。

在微观世界中，微观粒子（如电子、质子、中子、原子核等）除具有大小、电荷、质量等特性外，还具有自旋角动量这种固有的特性。微观粒子的自旋角动量是由它们的自旋运动产生的。为了理解起来更容易一些，可以将微观粒子的自旋运动简单地视为微观粒子的自转，虽说事实不是这样的。微观粒子除具有自旋角动量外，还具有轨道角动量，其原因可以理解为电子绕核圆周运动。

原子核由质子和中子组成。质子和中子都同时具有自旋角动量和轨道角动量。原子核的总角动量为质子的自旋角动量、质子的轨道角动量、中子的自旋角动量、中子的轨道角动量之和，习惯上又称为原子核自旋（nuclear spin）。原子核自旋可以整体地视为原子核绕自转轴旋转的角动量。

在宏观世界中，物理量的取值都是连续的，如温度、速度、动量、角动量、位移等；而在微观世界中，物理量的取值都是离散且不连续的，即量子化的。原子核的自旋 $\vec{L}_1$ 也是离散且不连续的，它只能取一些离散的、不连续的值。

$$\vec{L} = \sqrt{I(I+1)} \cdot \hbar \tag{2-35}$$

式中，I 表示原子核的自旋量子的数目（spin quantum number），只能取整数和半整数；$\hbar = h / 2\pi$，h 为普朗克常数。$\vec{L}_1$ 的大小由 I 值决定，原子核不同，其 I 值也就不同。由于原子核的角动量大小仅取决于它的自旋量子数，故常用自旋量子数表示自旋，如质子的自旋为 1/2，$_{92}^{235}\mathrm{U}$ 的自旋为 5/2。

原子核的自旋量子数 I 的取值取决于原子核内部质子和中子的数目。实验表明：①如果一个原子核，其质子数为偶数，中子数也为偶数，其自旋量子数 I 就为 0，如 $^{16}\mathrm{O}$、$^{12}\mathrm{C}$、$^{32}\mathrm{S}$ 的 $I = 0$；②如果一个原子核，其质子数为奇数，中子数也为奇数，其自旋量子数 I 就为整数，如 $_7^{14}\mathrm{N}$ 的 $I = 0$；③如果一个原子核，其质子数为偶数、中子数为奇数，或者是质子数为奇数、中子数为偶数，其自旋量子数 I 就为半整数，如 $_{15}^{31}\mathrm{P}$ 的 $I = 1/2$，$_{29}^{63}\mathrm{Cu}$ 的 $I = 2/5$，$_{92}^{235}\mathrm{U}$ 的 $I = 5/2$。

原子核的自旋是矢量，自旋的方向与原子核旋转方向的平面垂直。由于静磁场中的原子核的自旋方向也是离散且不连续的，并且具有空间量子化的特性，也就是 $\vec{L}_1$ 在静磁场方向只能取几个特定的方向，取向的数量由 I 值的大小决定，计算公式为种。由于原子核的自旋在静磁场中有 $2I+1$ 种取向，所以 L 在静磁场方向（z 方向）的投影 $2I+1$ 值 L_z 有 $2I+1$ 个不同的值。

$$L_z = m_1 \hbar, m_1 = I, I-1, I-2, \cdots, -I \tag{2-36}$$

式中，m_1 表示核自旋磁量子数。

（二）原子核的磁矩

可以将原子核视为质量和体积恒定的均匀带电球体，并且可以将原子核的自旋运动视为球体的旋转，从而产生围绕核旋转的环形电流。环形电流在其周围的空间中产生磁场，因此，运动的原子核（自旋核）具有一定的磁性，自旋核可以视为一个小型旋转磁体。

引入物理量磁矩 $\bar{\mu}$ 来解释自旋核在周围空间中的磁性。磁矩可以简单地理解为描述小磁体磁性大小和其所激发磁场方向的物理量。它反映小磁体两个方面的特性：①在空间产生的磁场；②其在磁场中受到的力矩作用。

原子核由于自旋运动，引起自旋核有了磁矩 $\bar{\mu}_I$ 和自旋 $\bar{L}_I$，它们之间的关系如下所示：

$$\bar{\mu}_I = r \cdot \bar{L}_I \qquad (2-37)$$

式中，$r = \dfrac{g_I e}{2m_p}$ 表示比例系数，称为磁旋比；g 为一个无量纲的数，其值由原子核的类型决定，叫作朗德因子或 g 因子；e 代表一个电子的电量；m_p 表示质子的质量。由式（2-35）和式（2-37）可得到核磁矩为：

$$\mu_I = g_I \frac{e\hbar}{2m_p} \sqrt{I(I+1)} = g_I \mu_N \sqrt{I(I+1)} \qquad (2-38)$$

式中，$\mu_N = \dfrac{e\hbar}{2m_p}$ 称为核磁子。

原子核的磁矩 $\bar{\mu}_I$ 方向与自旋 $\bar{L}_I$ 方向在同一条直线上，有相同的方向，也有相反的方向。例如，氢原子核（质子）的磁矩为 $2.793\mu_N$，核磁矩的方向和自旋的方向是相同的；中子对外是不显电性的，但其内部是带有电荷的，中心是带正电的电荷，四周是带负电的电荷，因为正电荷和负电荷所带的电量是相等的，所以中子仍具有一定的磁矩，为 $-1.913\mu_N$，负号代表的是中子磁矩的方向不同于中子的自旋方向。

如同原子核的自旋，原子核的磁矩 $\bar{\mu}_I$ 在静磁场中的方向有 $2I+1$ 种可能性，所以该核磁矩 $\bar{\mu}_I$ 在静磁场方向（z 方向）上的投影值 μ_z 就不同，有 $2I+1$ 个，即：

$$\mu_z = m_I g \mu_N, m_I = I, I-1, I-2, \cdots, -I \qquad (2-39)$$

二、静磁场中的磁性核

在 MRI 中，当人体被放到磁体内时，静磁场就对其内部的磁性核产生一定的影响，其运动状态就会发生变化。

（一）微观描述

1. 取向和磁势能

在磁体中建立固定的坐标系（x，y，z），以说明人体被放入磁体内其内部磁性核的运动。在人体没有进入磁体的时候，磁性核的磁矩 $\vec{\mu}_I$ 选择的方向（即取向）是无序的，并且磁矩 $\vec{\mu}_I$ 沿空间的所有方向均等地分布。如果磁性核处于静磁场中，在静磁场的影响下，就不是以相等的概率分布在空间的所有方向上，而是仅在空间中的特定方向上分布，这称为空间量化。磁性核的具体方向是由其自旋 I 决定的，取向共有 $2I+1$ 种，氢核（$^1\mathrm{H}$）的自旋 $I=1/2$，在磁场中仅有两种取向：①沿着磁场方向，具有的能量越来越低，能量表达式为 $E_0 - \dfrac{1}{2}g_I\mu_N B_0$；②逆着磁场方向，具有的能量越来越高，能量表达式为 $E_0 + \dfrac{1}{2}g_I\mu_N B_0$，两者之间的能量差 ΔE 为：

$$\Delta E = g_I\mu_N B_0 = r \cdot B_0 \hbar = \frac{rB_0}{2\pi}h \qquad （2\text{-}40）$$

式中，B_0 代表的是静磁场强度，E_0 代表的是在 B_0 为 0 时氢核的能量。

2. 旋进

旋进也称为进动，是一种特殊的转动现象。在质点平动时，外力可以改变质点的速度大小和方向。在匀速圆周运动中，外力方向始终和速度方向垂直，外力只改变速度方向，而不改变速度大小，质点的动量方向做周期性的变化。与此类似，旋转的物体若所受力矩方向始终垂直于角动量方向时，旋转体角动量大小不变而方向不断改变的现象，称为旋进。

在静磁场 $\overrightarrow{B_0}$ 的作用下，由于核磁矩 $\vec{\mu}_I$ 和静磁场 $\overrightarrow{B_0}$ 所成的夹角 θ（$\neq 0$）是特定的，这就类似于陀螺的自旋轴与重力之间所成的倾角；静磁场 $\overrightarrow{B_0}$ 和核磁矩 $\vec{\mu}_I$ 之间通过相互作用还会产生一个施加到核磁矩 $\vec{\mu}_I$ 上的力矩，此力矩使得原子核的磁矩 $\vec{\mu}_I$ 以夹角 θ 在以静磁场 $\overrightarrow{B_0}$ 为轴（z 方向）的圆锥面上以固定的角速度旋进（precession）。原子核的这种旋进叫作拉摩尔旋进，旋进的角速度 ω_0 为：

$$\omega_0 = 2\pi \cdot f = \gamma B_0 \qquad （2\text{-}41）$$

式中，f_0 表示磁矩的拉摩尔旋进频率，γ 表示磁旋比，B_0 表示静磁场的强度。以氢核为例进行详细说明，$\gamma = 2.67 \times 10^8$ 弧度 /（s·T），所以在 $B_0 = 1\mathrm{T}$ 的情况下，

$\omega_0 = 2.67 \times 10^8$ 弧度·s^{-1}，$f_0 = \dfrac{\omega_0}{2\pi} = 42.58\text{MHz}$，这也就是说，氢核的磁矩在一秒内要绕 $\overrightarrow{B_0}$ 旋进 42.58×10^6 圈。

需要特别注意的是，自旋核的进动只是自转轴方向的改变，原子核并非整体做圆周运动。

（二）宏观描述

在人体组织中，磁性核并不是以单独的形式存在的，而是存在于许多磁性核的群体中，且没有办法检测到单个磁性核的行为，只能检测到样品中许多同种磁性核的群体行为，或者说检测的是它们的宏观特性。引入磁化强度矢量来解释磁性核在磁场中的运动所呈现的宏观特性。通常用字母 $\overrightarrow{M}$ 来表示磁化强度矢量，将此叫作样品单位体积内核磁矩 $\overrightarrow{\mu_i}$ 的矢量之和，即：

$$\overrightarrow{M} = \sum_{i=1}^{N} \overrightarrow{\mu_i} \tag{2-42}$$

式中，N 表示单位体积内核磁矩的总数量。

从 $\overrightarrow{M}$ 的定义可知，$\overrightarrow{M}$ 可以理解为若干小磁体合成为一个大磁体的磁矩，它与样品中单位体积内自旋核的数目或含量的比值，就是自旋核密度。现如今临床磁共振成像唯一可以使用的自旋核是氢核（质子），因此，自旋核的密度是指质子的密度。

第四节　核医学物理

核医学成像在医学影像诊断中，是一种十分重要的技术手段。随着原子核物理学理论和技术的发展，利用原子核的放射性对某些疾病进行诊断和治疗的技术已经逐渐普及，从而为现代医学的发展开辟了一条新的路径。原子核物理学与医学及现代计算机技术相结合构成了今天的核医学物理（nuclear medical physics）。

无论是原子核之间的引力还是质量与能量的变化都有其固有的性质。放射性核素通过自发地放出射线（或粒子），由此变成另一种核素，这个过程称为原子核衰变，简称为核衰变。放射性核素衰变的形式有很多，可以分为 α 衰变、β 衰变、γ 衰变三种。核衰变过程会遵守一定的守恒规律，如质量守恒、动量守恒、核子数守恒、能量守恒、电荷守恒。

一、核力的特性

（一）原子质量

原子由原子核和核外电子构成，所以原子的质量即为原子核的质量与核外电子质量之和，然后减去电子所有结合能的值，通常原子中电子的结合能是很小的，在此可以忽略。因此，原子质量减去核外电子的质量，即为原子核的质量。

质子和中子的质量分别记作 m_p 和 m_n。由于微观粒子（如质子、中子和原子核）的质量都很小，用千克（kg）或克（g）作为质量单位来量度很不方便，因此，在原子核物理学中，往往使用原子质量单位（atomic mass unit）对其进行计算，符号为"u"。SI（国际单位制）规定：以一个原子的质量为单位，其值为 $^{12}_{6}C$ 原子质量的 $\frac{1}{12}$，即：

$$1u = 1.660538782(83) \times 10^{-27} kg \tag{2-43}$$

$$m_p = 1.007276u; \quad m_n = 1.008665u \tag{2-44}$$

（二）核力

将质子和中子结合在一起的既不是万有引力，也不是电磁力（因为中子不带电），而是一种被称为核力（nuclear force）的特殊力。核力的重要特征：①核力与电荷无关，原子核内质子与质子、质子与中子、中子与中子之间的引力是相等的，与核子是否带电无关；②核力是短程强吸引力。它只在距离为 $10^{-5}m$ 的数量级内发生作用；核力是强相互作用力，核力大约是库仑力的 100 倍；③核力具有饱和性，一个核子只同附近的几个核子有作用力，核子不能无限靠近，在 $6 \times 10^{-6}m$ 的极短程内存在斥力。

二、原子核的稳定性

（一）质量亏损

原子核是由核子紧密结合在一起组成的。原子核质量减去构成它的所有核子质量总和，称为质量亏损，用 ΔM 表示。例如，$^{2}_{1}H$ 核是由 1 个中子和 1 个质子组成，因此，它们的质量和应该为 $m_n + m_p$：1.008665u+1.007276u=2.015941u。但是，测量表明：1 个 $^{2}_{1}H$ 核（不是 $^{2}_{1}H$ 原子）质量仅为 2.013553u，由此，两者质量相差（质量亏损）为：

$$\Delta M = 2.01594u - 2.13553u = 0.002388u \tag{2-45}$$

如下所示的是爱因斯坦的质能关系方程：

$$\Delta E = \Delta Mc^2 \tag{2-46}$$

式中，原子核的质量亏损 ΔM 对应原子核合成时放出的能量 ΔMc^2。而且按照功能原理，若将原子核拆成单个核子需要从外界提供能量；反之，如果将单个核子组成原子核，则一定要放出能量。

（二）平均结合能

由核子经过结合形成原子核，这一过程会放出一部分能量，将放出的能量称为原子核的结合能。设原子核的结合能为 ΔE，核子数（即质量数）为 A，则 $\Delta\varepsilon = \dfrac{\Delta E}{A}$ 称为平均结合能。任一个原子核 ${}_Z^A X$ 的平均结合能 $\Delta\varepsilon$ 定义为：

$$\Delta\varepsilon = \frac{\Delta E}{A} = \frac{\Delta Mc^2}{A} = \frac{\left(Zm_{\mathrm{p}} + Nm_{\mathrm{n}} - m_A\right)c^2}{A} \tag{2-47}$$

式中，Z 表示质子数，N 表示中子数，m_{p}、m_{n}、m_A 分别表示质子、中子和原子核的质量。等式右端括号内就是 Z 个质子和 N 个中子结合成原子核时的质量亏损，即：

$$\Delta M = Zm_{\mathrm{p}} + Nm_{\mathrm{n}} - m_A \tag{2-48}$$

（三）原子核的稳定性

在原子核物理学中，原子核的稳定性通常用平均结合能来表示。因为平均结合能的大小代表的是原子核结合的松紧程度，原子核具有越大的平均结合能，就需要越大的能量将其分解成单个核子，原子核的稳定性就越强。中等质量的原子核，其平均结合能比轻核和重核都大，因此，中等质量的核比较稳定。在重核区（核子数 > 209）时，随着核子数的增多，静电斥力以很快的速度增大，平均结合能降低，原子核的稳定性也就减弱了。因此，天然放射性核素基本上都是具有较大原子序数的重核，它们能够自发地发生衰变而使射线被放出。

当原子核内中子的数目与质子的数目相差很大（中子数远多于质子数或质子数远多于中子数），原子核的稳定性也可能会很差。与原子核的稳定性有关的因素，还有核内质子数的奇偶性、中子数的奇偶性，如果原子核内的质子数为偶数，中子数也为偶数时，原子核的稳定性是最强的。例如：氢核 ${}_1^2\mathrm{H}$ 的平均结合能较小，但当 2 个氢核 ${}_1^2\mathrm{H}$ 在一定的条件下聚合成平均结合能较大的氦核 ${}_2^4\mathrm{He}$ 时，则可以放出大量的结合能。

三、α 衰变

不稳定的放射性核素通过将 α 粒子释放出去，衰变成另一种核素，这一衰变过程称为 α 衰变。α 粒子是一个氢原子，由两个质子和两个中子组成，用符号 $_2^4\text{He}$ 表示。由于衰变前和衰变后，其质量数 A、电荷数 Z 都遵循守恒定律，因而子核的质量数比母核（衰变前的原子核）的质量数少 4，子核的电荷数比母核的电荷数少 2。因此，在元素周期表中，要将子核（衰变后的原子核）的位置向前移动两个位置，这种规律称为 α 衰变的位移定则。用 $_Z^A\text{X}$ 代表母核，$_{Z-2}^{A-4}\text{Y}$ 代表子核，则 α 衰变反应式为：

$$_Z^A\text{X} \rightarrow {_{Z-2}^{A-4}}\text{Y} + {_2^4}\text{He} + Q \tag{2-49}$$

式中，Q 表示母核衰变成子核时所放出的能量，称为衰变能。它为子核和 α 粒子所共有，由于子核的质量比 α 粒子的质量大得多，因此，衰变能的绝大部分为 α 粒子所有。α 衰变多发生在 A 值超过 209 的重核。α 粒子以很高的速度从母核中飞出，受物质所阻而失去动能，俘获 2 个电子而变成一个中性氢原子。实验显示，在核素发生 α 衰变的过程中，可以放射出单能的 α 粒子的核素所占的比例是很小的，能够放射出能量不同的几种 α 粒子的核素所占的比例是很大的，经过衰变后的子核位于激发态或基态。因此，α 射线的能量谱图是一个不连续的线状谱图，并且通常伴有 γ 射线。

四、β 衰变

不稳定的放射性核素释放出电子或正电子的衰变过程称为 β 衰变。经过 B 衰变形成的子核与其母核是相邻的同量异位素。β 衰变有三种形式：$β^-$ 衰变、$β^+$ 衰变及电子俘获。

（一）$β^-$ 衰变

把核内放出 $β^-$ 粒子（负电子 $_{-1}^0\text{e}$）的衰变过程称为 $β^-$ 衰变。发生 $β^-$ 衰变时，母核 X 将一个负电子释放出来，变成子核 Y，与母核的电荷数相比，子核的电荷数多 1。因此，质量数保持守恒，在元素周期表中，子核的位置比母核后移一位，这是 $β^-$ 衰变的位移定则。其一般过程为：

$$_Z^A\text{X} \rightarrow {_{Z+1}^A}\text{Y} + {_{-1}^0}\text{e} + \bar{\nu}_e + Q \tag{2-50}$$

式中，$\bar{\nu}_e$ 是反中微子，对外不显电性，静止时，其质量几乎为零。其子核和母核是相邻的同量异位素。例如，$_{15}^{32}\text{P} \rightarrow {_{16}^{32}}\text{S} + {_{-1}^0}e + \bar{\nu}_e + Q$。$β^-$ 衰变实际上是母核中的一个中

子（${}_{0}^{1}n$）释放出一个电子和反中微子后转变为一个质子（${}_{1}^{1}p$）的过程。反中微子与其他粒子之间的相互作用是很微弱的，相互作用过程中，几乎没有能量的损失。核素发生 β^- 衰变，有的释放出来的粒子只有 β^- 粒子，有的释放出来的粒子既有 β^- 粒子，也有 γ 光子。

（二） β^+ 衰变

把核内放出 β^+ 粒子（正电子 ${}_{+1}^{0}e$）的衰变过程称为 β^+ 衰变。发生 β^+ 衰变时，母核 X 将一个正电子释放出来，变成子核 Y，与母核的电荷数相比，子核的电荷数少 1，质量数保持守恒，在元素周期表中，子核的位置比母核向前移动一位，这是 β^+ 衰变的位移定则。其一般过程为：

$$
{}_{Z}^{A}X \rightarrow {}_{Z-1}^{A}Y + {}_{+1}^{0}e + \overline{\nu}_e + Q \tag{2-51}
$$

同样，子核和母核也是相邻的同量异位素。例如：${}_{7}^{13}N \rightarrow {}_{6}^{13}C + {}_{+1}^{0}e + \overline{\nu}_e + Q$。$\beta^+$ 粒子的性质极其不稳定，只能短时间存在。

（三）电子俘获

原子核发生 β 衰变俘获一个核外电子的同时将一个中微子释放出来，使核内一个质子变成中子，此过程称为电子俘获（electron capture，EC）。如果母核在 β 衰变的过程中俘获一个 K 层电子，称为 K 俘获。以此类推，母核在 β 衰变的过程中俘获一个 L 层电子，称为 L 俘获；母核在 β 衰变的过程中俘获一个 M 层电子，称为 M 俘获。由于 K 层距离原子核最近，所以发生 K 俘获的可能性是最大的。其过程为：

$$
{}_{-1}^{0}e + {}_{Z}^{A}X \rightarrow {}_{Z-1}^{A}Y + \overline{\nu}_e + Q \tag{2-52}
$$

原子核俘获一个内层电子后，以此造成的空缺，由原子核的外层电子很快填补，这个能量以 X 射线的形式释放出来，也可使另一外层电子发生电离，成为自由电子，这种被电离出的电子称为俄歇电子（Auger electron）。在实践中，确定是否发生电子俘获的途径有两个：①观察是否有 X 射线放出；②是否有俄歇电子放出。例如：${}_{-1}^{0}e + {}_{26}^{55}Fe \rightarrow {}_{25}^{55}Mn + \overline{\nu}_e + Q$。放射性核素发生 β 衰变后，母核和子核的质量数保持守恒，变化的只有电荷数。因此，母核与子核是同量异位素。

第三章

现代医学影像技术学研究

第一节　X线普通摄影技术

一、数字X射线检查技术

（一）检查步骤

现在，数字X射线摄影技术已在临床实践中广泛使用。不同的数字X射射线成像系统具有不同的数据收集方法、不同的操作原理，但都是使用直接或间接的电子技术将X射线信息转换为电子信息，检测器将其接收并转换为数字信号，再利用计算机将其进一步处理、显示、存储和传输，所以其操作步骤和程序基本上都一样。在实际工作中，应该根据每台机器的使用说明书正确使用机器。

（二）图像后处理

CR和DR成像系统具有后处理功能，可将X射线检测成像板（imaging plate，IP）和平板检测器（flat panel detector，FPD）与输出图像显示功能的激光打印机或显示器分开。曝光量不决定影像的亮度或密度，通过更改曝光量值，使用多个后处理参数来获取具有不同密度值的多张照片影像。不同型号的CR和DR尽管具有不同的后处理参数名称，但是它们的功能几乎一样。

1.CR的后处理

（1）谐调处理和空间频率处理。

1）谐调处理：又称为层次处理，影像的质量取决于谐调曲线（gradation type，GT）、旋转中心（gradation center，GC）、旋转量（gradation amount，GA）、移动量（gradation shift，GS）四个因素。

GT：谐调曲线是与屏—片组合相类似的一组特性曲线，其转换是非线性的，这个类别的曲线一共有 16 种，分别是：A 线（产生大宽容度的线性层次）；B–J 线（头、颈、胸、乳腺、腹部为其适用对象）；K–L 线（与屏—片系统相似的一种线，为血管数字减影设置的高对比度的曲线）；M 线（是一种黑白反转线性曲线）；N 线（针对胃肠造影而设置的非线性曲线）；O 线（主要是为了使骨骼优化的一种特性曲线）；P 线（主要用于优化在胸肺野中生成的小密度变化的影像）。

GC：表示旋转点附近 GA 的密度值，在 CR 系统中将其设置为 0.3 ~ 2.6。

GA：主要用于更改影像的对比度。在 FCR 系统中，GA 的值为 –4 ~ 4（不包括 0）。GA 与对比度成正相关。在实际应用中，GA 始终围绕 GC 进行调整。

GS：也称为灰度曲线移位，用于更改整个影像的密度。GS 的值为 –1.44 ~ 1.44。通过调整以获得最佳密度。向右移动曲线会使影像密度有所降低，向左移动曲线会使影像密度有所提高。

处理图像时，通常不会更改 GT，其他三个参数根据关注区域的密度和对比度进行调整或不进行调整。在调整过程中，首先将 GC 的值确定下来，然后对 GA 和 GS 进行调整。应用这四个参数可以得到用于诊断的影像对比度、总体光学密度、黑白反转的效果等。

2）空间频率处理：空间频率处理技术是一种边缘锐化技术，通过调整频率响应来显示组织边缘的清晰轮廓。在屏—片组合中，频率与频率响应成负相关，在 C 方法中，根据所需要的图像显示效果对频率响应进行控制。

在某些影像处理中，通常将谐调处理和空间频率处理结合起来使用，从而使正常组织或病变的结构显示得更清楚。

（2）动态范围控制与能量减影。

1）动态范围控制。目前，尽管有多种成像技术，但适用于肺和心脏病的最佳诊断技术仍是胸部 X 线摄影，由于胸片中的肺野密度与纵隔区域的密度相差太多，尽管为了补偿在吸收差异上采取了很多的措施，但胸片的信息诊断范围始终不能处于一个理想的水平。应用 CR 或 DR 的动态压缩可以解决此问题。

CR 动态范围压缩在谐调和空间频率处理的初始阶段自动执行。这是一种新的处理算法，可以在显示单个影像时在较大的诊断范围内增强影像。对对比度高的胸部显示出特殊的价值。

2）能量减法。常规的减法包括时间减影、能量减影两种。能量减法在组织减影中用得比较多，因为 CR 收集图像信息的速度较慢且时间分辨率不高。能量减影有一次曝光法和两次曝光法。能量减影的一种具体实现是将影像中的骨骼或软组织信息有选择性地去除，在同一部位同一次曝光中获得的两幅能量高低不等的影像，由于这两幅影像中的骨骼与软组织的信号强度各不一样，使用计算机加权减影来实现这两幅图像的减影，从而可以消除一种组织的影像。比如，与骨骼相一致的信号被消除，从而获得软组织影像；类似地，对应于软组织的信号被去除，以获得骨骼组织的影像。

2. DR 的后处理

DR 的图像后处理功能主要采用窗口技术调整图像，用于调整影像水平和图像对比度，从而能够达到疾病临床诊断的条件。对于特殊摄影部位或临床有特殊要求的，有时需要运用组织均衡处理、动态范围压缩处理、影像增强处理等。曝光后的图像自动调用内置的图像处理参数组合进行处理。一般该内置参数值是由厂家工程技术人员预先设定的，与实际情况及要求会有一定差距，应按照实际的要求进行调整和修改，从而获得理想的处理效果。

一些系统图像后处理的参数包括边缘增强（edge）、对比度（contrast）、亮度（brightness）、组织均衡（tissue equalization，TE）。通过调整边缘增强，能够使图像的边缘更加锐利，轮廓更加清晰。使用合适的亮度和对比度（窗宽 / 窗位）能够使图像的层次感更好、信息更丰富。组织均衡能够调节组织密度高低的区域及强度平衡的区域，这将重新显示曝光不足或曝光过度的图像信息，并解决由成像区域中组织之间的密度或厚度差异而导致的图像信息不足的问题。调整各种参数后，每个曝光的图像都可以具有预设的显示效果，通过选择不同检查部位的处理曲线，如对数曲线、指数曲线等来进行处理。DR 影像处理中还有降噪处理，确定兴趣区（region of interest，ROI），标记与测量组织（病灶）的长度、角度、面积等功能。

DR 图像具有动态调节的优越性，但其动态调节也有一定的范围，如果摄影条件过大或过小，超过一定的范围，都会使后处理技术的调整范围缩小，出现噪声甚至斑点及对比度下降，使图像质量下降。

动态范围是指平板探测器所能检出的最强信号和最弱信号之间的范围，动态范围越大，表明探测器所能检出的信息越多。当曝光条件过大时，所得图像曲线就会变窄，图像偏黑并且失去层次感，即使调节也不能获得满意图像；当曝光条件过小时，图像颗粒感强，噪声大，病变部位不能清晰显示。基于较宽的动态范围（0.5 ~ 13000p.R），许多公司开发出全新的 TE 技术，通过图像后处理，使不同强度的信号（如鼻骨信号和软组织信号）能在同一幅图像中同时显示，为临床诊断提供了便利。

（1）双能量减影技术：双能量减影技术是使用不同的 X 射线管输出能量（kVp）在短时间间隔内使用两次不同的曝光，获取两个图像或数据，减影图像或分离整合数据，就会形成三种类型的图像，即软组织密度像、骨密度像、普通 DR 胸片。这种双曝光方法可以克服单曝光方法的能量分离不理想的缺点。

另外，由于相减后的图像的信噪比低，因此，能量分离充分，图像的信噪比高。由于使用了高速数字化平板探测器，两次曝光的时间间隔可缩短到 250 ms，被检者一次屏气就可以很轻松地完成检查，使错误编码被大大减少。由于其具有高效率的量子检测，高能量分离效率和高耐受性允许在不牺牲图像质量的情况下相应降低电子管输出能量。低能 X 射线输出量为 60 ~ 80 kVp，高能 X 射线输出量为 110 ~ 150 kVp。

（2）融合断层技术：融合断层技术也称为三维断层容积成像技术，是 DR 新的成像技术，该功能通过一次扫描可以获得检查区域内任意深度层面的多层面高清晰度的断层图像。

融合断层的成像原理是在传统几何体层摄影的基础上，基于 DR 动态平板与图像后处理软件相结合的一种 DR 体层摄影技术。DR 的融合断层可以实现站立位和卧位的两种摄影方式。首先，进行被检者成像区域的定位，预选曝光参数（X 射线管组件的直线运动角度），曝光条件（管电压、管电流量等）。然后进行第一次曝光，获得初始图像，也称为定位像。

有的断层机器在曝光期间，机械推动器驱动 X 射线管组件和检测器在特定角度范围内做同步反向移动。在 X 射线管组件运动期间，X 射线管组件的自动跟踪技术可确保中心线始终指向检测器的中心，并且许多预设的脉冲曝光程序将在 X 射线管组件运动期间相继曝光。由于 DR 探测器对图像信息的快速采集能力，可获取若干幅不同角度的、连续独立的数字化图像数据。某些断层设备在曝光期间，机械运动装置通过倾斜 X 射线管组件进行连续曝光，并且探测器的平板放置在 X 射线管上一个不随着 X 射线管组件的运动而固定的位置。预设的连续曝光程序会在运动过程中按照次序相继曝光。探测器对图像的快速连续采集，获取上百幅不同角度的、连续的、独立的数字化图像数据。整个曝光过程只需要 10 s 就可以全部完成，剂量只有 0.012 mSv，只相当于 CT1/420 的剂量（5 mSv）。

该计算机对多个图像使用位移叠加算法，序列图像正确移动后，将它们叠加并融合，人工创建不同体点度的聚焦层面图像。可以手动调整每个图像的厚度，选择适当高度的起始层和结束层，调整层的厚度和重叠率，并且可以调整层间距（与 CT 容积成像后处理方法相似），从而可以创建出深度各不一样的层面图像。

（3）多阶图像对比度放大：多阶图像对比度放大处理是一种非线性的图像处理方法，其原理是先将待处理图像进行多尺度分解，得到代表不同大小物体的多幅影像，对各尺度的影像分别施以独立的非线性处理，然后按顺序将各尺度的图像拼合为 1 幅。应用这种技术可以分别增强图像中各种尺寸的目标，使最后的图像中各种目标均能得到很好显示。

（三）适宜曝光量

适当地曝光 CR 和 DR 是一个引起国内外放射技术关注的研究课题，并且是确保 CR 和 DR 输出图像质量的重要问题之一。

通过屏—片组合形成的影像，其密度值由曝光量确定，对于特定的曝光只能获得一个密度值。曝光方法是手动调整曝光参数，包括管电压、管电流和曝光时间三个参数，或管电压和管电流两个参数，按照各部位设置的曝光条件参考表及疾病的情况适当增加或减少。

然而，CR 和 DR 输出影像的密度值不取决于曝光值。大部分 DR 设备都已经采用了自动曝光控制（automatic exposure control，AEC）技术，当设置好相应的探测范围后，探测板会根据预曝光时的探测值自动改变曝光参数——管电流量，以确保稳定的图像质量，使检测时间减少很多。此外，有学者认为 IP 特性曲线和 FPD 特性曲线的线性非常好，CR 和 DR 曝光量不如屏—片组合重要。但是，实际上，可以看到 CR 和 DR 在图像处理过程中增加了输出图像的对比度，并增加了组织图像边缘的锐利度。同时，图像中噪声的对比度和锐利度也增加了，这明显增加了噪声，尤其是曝光值小的时候，输出图像中的噪声会增加，后处理会增加噪声的显示，从而降低图像质量。

还要注意，与屏—片相比，CR 和 DR 具有更多的图像噪声因子。例如：CR 影像的噪声来源于 X 射线量子噪声、读出电路噪声、IP 的结构噪声、显示噪声等，对输出影像噪声有所影响的因素更多。

要获得适宜曝光量，以什么为参考是极其重要的，因此，针对某部位摄影的适宜曝光量为屏—片组合的 1/8 ~ 1/4，或将其减少 45% ~ 90% 等，这样的说法都是不具体的。关于 CR 和 DR 系统的适宜曝光量，有学者专门进行过研究，其摄影条件参数相同，仅变化管电流量，以相对感度为 200 左右的屏—片组合为参照，以使屏—片组合密度 $D = 1.0$ 的曝光量为相对标准值，测得照片上噪声的威纳频谱（Wiener spectrum，WS）值，然后分别用该屏—片组合的曝光量的 1/3、1/2、1.0、1.3、2.0、2.5、4 倍对 CR 的 IP 和 DR 的 FPD 曝光，并测得其输出照片的总 WS 值，测试结果显示：获得与屏—片组合相同的 WS 值时，CR 和 DR 的曝光量是屏—片组合的 1.3 ~ 1.5 倍，当曝光量比小于 1.0 时，照片噪声就增加。这一测试结果说明以屏—片组合相对感度 200 为标准，CR 和 DR 若想获得与该屏—片组合相同的影像质量，其曝光量比不应小于 1.3 ~ 1.5 倍。若 CR 和 DR 曝光量比该系统的曝光量少，影像噪声就变严重。

二、X 射线造影检查技术

普通 X 射线检查的依据是人体各器官、各组织处有着不同的密度，导致吸收 X 射线的程度也就不一样，从而形成了不同黑白程度的影像。当人体某部位的组织器官的密度与其周围的组织器官或病变的密度相差很小甚至一样的时候，普通 X 射线影像就不能够将组织器官的轮廓及其内部结构显示出来，不能达到诊断目的。通过人工的方法，将高于或低于该组织器官的物质放入人体内部，从而将其形态和内部结构显示出来，称为造影检查。所采用的提高对比度的物质，称为对比剂。

（一）数字减影血管造影

1. 设备及器械

来自心脏和大血管的血液具有高容量、高压力和高流速。对比剂在每个解剖区域中流动的时间很短，并被血液迅速稀释。因此，需要特殊条件的设备，确保注射到人体内大量的对比剂能够进入需要检查的部位，同时进行连续且快速的摄影。

（1）大容量 X 射线设备：高速连续成像的设备电流范围为 500 ~ 1000 mA，电压高于 100 kV。但用于外围血管造影的 200 mA X 射线设备就能够达到上述的条件。

（2）压力注射器：其主要用于心血管造影。必须在短时间内注射大量的造影剂，以使造影剂快速通过细导管并聚集在心腔和大血管中，以产生良好的对比度。

（3）穿刺针：用于造影的穿刺针是由套针和针芯组成的金属套管针。套管针顶端的尖锐面，一种位于针芯，露出于套针之外，而套针顶端平钝；另一种套针尖锐，而针芯较钝，不超出套针。

（4）导引钢丝：导引钢丝由不锈钢直形内芯和细钢丝组成的弹簧状外层构成。它的尖端更细、更柔软、更柔韧，更易于插入血管，并避免了对血管的内膜损伤。标准导引钢丝为 50 ~ 140 cm，最大长度为 260 cm。导引钢丝应比心导管长 20 cm，以便于操作。

（5）扩张器：扩张器由四氟乙烯制成，是一个细而硬的圆形管，具有狭细的锥形尖端。它沿导引钢丝插入血管，扩张沿导引钢丝周围的皮下组织，刺穿血管壁，并有助于将导管插入血管。

（6）心导管：心导管通常由聚氯乙烯、聚四氟乙烯或聚氨酯等制成。根据导管顶端的开口位置，将其分为顶孔导管、侧孔导管和顶侧孔导管。长度不等，有 50 cm、100 cm、125 cm 等几种类型。成人常用的导管是 F7 或 F8 号，儿童用的是 F5 或 F6 号。应根据不同的造影需要，选择不同型号和形状的心导管。

2. 基本操作步骤

（1）术前准备：DSA 是一种损伤性检查，会给被检者带来一定的痛苦，且有时会发生一定的并发症，进行必要的术前准备可减少并发症的发生。

1）被检者准备。做碘过敏和麻醉药过敏试验；查血常规、心、肝功能及出凝血时间；穿刺部位备皮；开始手术之前的 4 h 内严禁吃、喝；为了让患者配合检查，需要提前对其做相关的解释，消除其疑虑和紧张；做该项检查的原因及该项检查带来的不良反应都要告知患者家属，家属同意后签字；对于那些重症患者需要建立静脉通道，为手术过程中注射药物及紧急抢救提供方便。

2）设备准备。手术前对 DSA 设备和高压注射器进行检查，以防止手术过程中发生故障；准备相应的导管、导丝、穿刺针及氧气、除颤器、吸痰器、插管器械等必要的救援设备。

3）药品准备。对比剂，最好选用非离子型对比剂；局部麻醉药、肝素及生理盐水；手术前和手术过程中的用药；各种用于复苏心、肺的急救药物。

（2）被检者资料输入：在采集 DSA 图像之前，应将被检者姓名、性别、年龄、住院 ID 号、检查号等相关信息在计算机内输入，为检查后进行查询提供方便，也为拷贝图像和打印照片激光留下一些文字记录。这样，有利于对图像进行分析，作为患者复查的依据，并为相关研究提供一些数据。另外，也提供有关 PACS 图像格式（DICOM3.0）的信息。

（3）被检者体位选择：DSA 检查应将非血管影对此造成的干扰最大限度地减少，选择合适体位的方法如下。

1）根据解剖设计体位。标准体位从解剖上来说是最易于发现和显示病变的体位，所以要熟悉并熟练掌握标准体位，当然也可以参考前人对此总结的参数。

2）根据实际摆正体位。对于非标准体位，要转动被检者或者移动 C 形臂，选择出一个合适的体位和角度，才能显示病变。

3）利用切线效应。在病变组织与正常组织相重时，可以利用切线向病变或正常组织的边缘投照，以充分显示病变。

4）使用特殊体位。有些部位常规体位难以显示，必须采用特殊体位，特别是心脏各腔、冠状动脉和肺动脉干等。

（4）穿刺插管技术：通过 Seldinger 技术插入导管，是目前临床中最常用的方法。具体的操作程序如下：穿刺部位进行常规性的消毒以及对皮肤进行局部麻醉；在穿刺部位的皮肤上切一个 2～3cm 的小切口；穿刺针通过切口刺入搏动的动脉，将针芯从血管腔内抽出的时候，可以看到搏动性血液从针尾处喷出，此时，立即插入长度为 20～30 cm 的导引钢丝，沿着导引钢丝拔出套针，将扩张器沿着导引钢丝的尾端插入血管腔内，对导引钢丝周围的皮肤、皮下组织及血管穿刺孔进行扩张；将扩张器退出来，将导管鞘沿着导引钢丝插入血管；将导引钢丝抽出来，再沿着导管鞘将导管插入，将导管的尾部与针筒相连，为了避免导管内的血液发生凝固，需要将肝素生理盐水以缓慢连续的或间断的方式注射；将导管头端插入造影部位的时候，应先注入少量的对比剂，透视检查可以确认导管的尖端位置正确，随后，可以通过注射对比剂进行造影检查。检查后，将导管退出来，局部加压 15 min 以止血，伤口用纱布包扎，并嘱咐患者卧床休息。

（5）对比剂及注射参数：用于血管造影的对比剂为碘海醇、碘帕醇、碘普罗胺、碘佛醇、碘曲仑等。

1）注射流速。注射流速指的是沿着导管单位时间内注入对比剂的量，其单位为 mL/s。选择流速的原则，应与导管尖端所在部位的血管速度相适应，还要考虑血管病变性质，如动脉夹层、脑出血等应采用较低的流速。

2）注射剂量。在实际应用中，必须根据造像的方法、造影的部位以及患者的病情仔细考虑对比剂的剂量。造影导管顶端处在不同的位置，对比剂的浓度和剂量就会不同。如果其他条件保持不变，导管顶端与兴趣区之间的距离越短，对比剂的浓度就会越大，成像效果就会越好，反之也是如此。判断导管顶端位置常用的方法有：解剖部位、心血管内压力值变化、试验性注药（俗称"冒烟"）。由于对比剂有不良反应，所以应控制注射总量，成人 3～4 mL/kg，儿童 4～5 mL/kg。

3）注射斜率。注射斜率是指注射的对比剂达到预选流速（即线性增加的注射流速）所用的时间。对比剂的注射速度达到稳态时的冲量时，就有越大的冲量，对比剂进入血管的速度越快，线性上升的流速越快，反之也是如此。必须针对不同的疾病、导管尖端的位置等来选择线性上升流的速度。

4）注射压力。对比剂进入血管内，需要一定的压力才能克服导管和血管的阻力，从而可以稳态流动。通常情况下，需要根据动脉血压、造影部位和病变来确定压力，也应与导管的型号相匹配。

（6）图像采集及后处理技术。

1）图像采集。图像采集时机的选择原则：被检部位的对比剂浓度为最大时为采集图像的最佳时机，具体采集时机要根据造影方法、导管到欲检查部位的距离及各部位的循环时间共同决定，可以采用试注对比剂的方法来确定。也可以根据事先设定好的程序来进行，通常在高压注射器工作前后进行采集，也就是采像延迟或注射延迟。采像延迟——首先注射造影剂，然后经过曝光后采集图像。注射延迟——首先经过曝光采集图像，然后注射对比剂。选择哪一种延迟与两个因素有关：其一，造影方法；其二，导管顶端与造影部位之间的距离。如果静脉法 DSA 或导管顶端与兴趣区之间有很大的距离，应该选择采像延迟；如果动脉法 DSA 尤其是选择性和超选择性动脉造影，应该选择注射延迟；如果选择的延迟时间不太合理，则在采集图像的过程中对比剂会先流走，造成图像上没有碘信号，或者碘信号不符合理想的图像要求。

采集帧率取决于 DSA 设备、病变的位置和特征。通常，对于固定部位的采集，最佳的帧率为 2 ~ 3 帧 / 秒；而在呼吸或心跳明显部位（如腹部和肺部）的采集，最佳的帧率大于或等于 6 帧 / 秒，对于不配合的患者，最佳的帧率为 12.5 帧 / 秒；心脏和冠状动脉部位的采集，要想确保采集到的影像是清晰的，最佳的帧率为 25 帧 / 秒。要根据插管动脉的选择程度、病变的位置及诊断要求才确定采集的帧率。临床上 DSA 设备都有设定程序控制延迟采集时间和帧率，只需要把减影方式和检查部位输入计算机，也可以手工输入或者是修改设定程序，还可以把合适的参数储存起来以便下次调用。

2）图像后处理技术。利用计算机系统的处理功能，可以对图像做各种后处理，以获得满意的影像，图像后处理技术主要有以下几种。第一，减影后的图像对比度很低，难以辨认，必须通过计算机的图像处理系统提高其对比度，要选择合适的窗宽和窗位来显示，即窗口显示技术简称窗技术。第二，空间滤过，常用来降低 DSA 图像的噪声。第三，界标和兴趣区处理，例如，兴趣区注释包括：左右方位标签、自定义文本、勾画图形等；图像的放大、反转、旋转、缩放、移动；不同百分比蒙片背景调节。感兴趣区血管的背景在减影序列中一般是看不见的。第四，减影像可以实时在电视监视屏上显示，也可以保存在计算机硬盘上，以便回放。经过后处理的减影像可以摄取在胶片上，也可以把整个造影过程的动态影像刻录在光盘上，减少归档空间，或交给被检者，方便其携带和会诊。

（7）术后操作。

1）被检者处理。介入手术结束拔管后，须立即按压股动脉以防出血。行全身麻醉的被检者，应麻醉复苏后可离开导管室。术后应密切观察被检者，预防并及时处理并发症。

2）图像处理：根据诊断要求，进行 DSA 影像处理，优化图像质量。进行血管测量、定量分析和三维重建等后处理，为介入治疗提供更多的信息。

3）图像的存储与记录：检查完成后，应及时刻录光盘（CD-R）备份资料；按照临床需求，打印激光照片。

（8）血管造影检查并发症及其预防和处理。

1）穿刺插管所致的并发症及其预防和处理。处理并发症的原则基本上是对症治疗。对于动脉痉挛，可以注射利多卡因或交感神经阻滞药。通常，局部血肿不用做特别处理，必要的时候需要局部湿热敷和抽吸血肿。假性动脉瘤可以手术治疗；动脉内异物或栓塞可以手术切除。

2）严重心律失常。主要表现为窦性心动过缓、窦房结暂停、房性或室性期前收缩、室上性或室性心动过速、房室阻滞、心室颤动和心脏停搏等。因此，在造影过程中需要专人做连续心电图监护，发现异常及早处理。注射对比剂采集成像结束后应立即嘱咐被检者用力咳嗽，使对比剂迅速从冠状动脉排出。对心动过缓者应立即注射阿托品，对频发室性期前收缩或短阵室速者及时应用利多卡因等药物，发生心室颤动者立即给电除颤。

3）心绞痛。应暂停手术，舌下含服硝酸异戊酯。

4）急性心肌梗死。一旦发生应终止操作进行抢救。

5）脑栓塞。症状突发，先短暂意识模糊，随后出现神经定位症状，甚至昏迷惊厥，危及生命。一旦出现应及时使用低分子右旋糖酐静脉加压滴注和抗凝治疗。

（二）消化系统造影检查

消化系统器官包括食管、胃、小肠、结肠及肝、脾、胰等脏器和胆道系统。它们均由肌肉、结缔组织、腺体等构成，密度大致相同，无良好的天然对比，通过引入对比剂后才能观察。以下介绍消化系统常用的几种造影检查。

1.食管造影

可以单独做食管透视，也可以在上消化道透视前检查。无绝对禁忌证，但静脉曲张大出血后做造影检查时应慎重。一般无须对被检者做任何准备。

（1）适应证：吞咽不适及吞咽困难；门静脉高压症；食管异物及炎症；食管肿瘤；

观察食管周围病变与食管的关系。

（2）对比剂：根据目的和要求以及患者吞咽的困难程度，可能需要调节不同浓度的钡餐。食管气管瘘的患者应选择碘油或碘水。

（3）造影检查方法：被检者站在诊断床的前面，口服钡剂，取正、侧两个部位对颈段食管进行检查，用左、右前斜位对胸腹段食管进行观察。在钡剂通过食管的过程中，转动患者以透视不同体位的患者，在病变显示最清楚的体位拍摄点片或左前斜位片及右前斜位片进行常规摄取。

2. 胃及十二指肠造影

胃及十二指肠造影是口服钡剂后，在透视下不断按摩上腹部以观察其黏膜的形态和充盈后的轮廓。如有异常，随时摄片。

（1）适应证：上腹部不适及胃肠道症状；疑似胰腺囊肿和胰头癌等。

（2）禁忌证：上消化道穿孔；胃肠道大出血后 1 周内；肠梗阻；由于对比造影需要注射抗胆碱药，所以青光眼患者及心律明显不齐者是禁止的。

（3）术前准备：检查前 6 ～ 12 h 禁饮食；胃有潴留者先抽出胃液；备好对比剂及辅助药物；对比剂：配制硫酸钡，选用浓度为 80% ～ 250% 的混悬液，倒 100 ～ 200 mL 的量，将少量胶粉加入其中做成混悬剂。

（4）造影方法：造影方法分为如下两种。

1）常规钡餐造影检查。在进行造影检查之前，先做胸腹透视，以确保消化道没有穿孔、肠道没有阻塞及阳性，没有结石；然后口服浓度为 250% 的硫酸钡以检查胃和十二指肠，主要对胃和十二指肠形态与黏膜进行观察，及时拍摄病变部位。常规钡餐造影图片如图 3–1 所示。

2）胃和十二指肠低张双对比造影。主要用于观察胃及十二指肠黏膜的细微变化。造影前肌内注射 654–2 10 ～ 20 mg，至被检者感到口干时口服 250% 浓度的钡剂 30 ～ 50 mL，口含产气剂 2.5 ～ 3.0 g，用 10 mL 温开水送下，即可产生 300 mL 以上的气体，形成气钡双对比。其他同胃及十二指肠常规造影。

3. 空肠、回肠造影

（1）适应证：该项检查适用于空肠、回肠、回盲发生病变的患者，对于肠梗阻的患者适用于小肠插管检查。

（2）禁忌证：消化道有穿孔、大出血及肠坏死；十二指肠球部溃疡的患者严禁做插管检查。

（3）术前准备：造影前禁饮食 6 ~ 12 h；制作硫酸钡制剂，将硫酸钡和水按照 1 ∶ 1 的比例进行混合，取少量阿拉伯胶加入其中，制成混悬液，取 200 ~ 1000 mL 给患者服用。

（4）造影方法：钡餐造影可作为全消化道钡餐造影的一部分。检查完上消化道之后，就可以看到空肠上段充满了钡剂，之后每隔半小时观察 1 次，一直到回盲部充满钡剂为止。

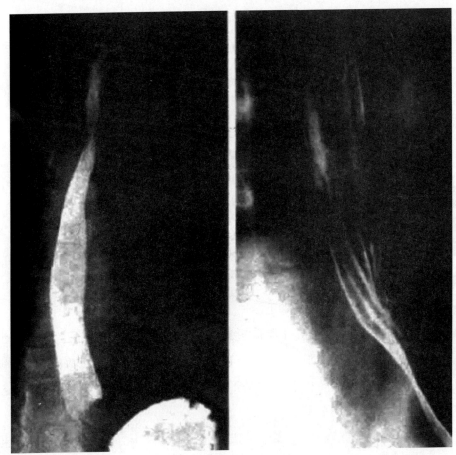

图 3-1　食管钡餐检查

4.结肠造影

造影检查方法：在摄影台上方 100 cm 左右的位置放置灌肠桶，患者采取侧卧的体位，用甘油使肛管滑润，然后将其插入肛门。然后告诉患者仰卧，透视下将 37 ℃的钡剂慢慢地注入其中。如果直肠为重点观察的部位，待直肠充盈钡剂后就可以对直肠的正、侧位进行拍摄。钡剂继续注入，逆行充盈乙状结肠、降结肠、结肠脾曲、横结肠、结肠肝曲和升结肠，直至充盈全部结肠回盲部。在对结肠进行关注的期间，患者应改变体位、深呼吸以及对相应部位进行扪压，以促进钡剂的通过。结肠充盈后摄充盈像，嘱被检者排便后再摄结肠黏膜像（图 3-2）。

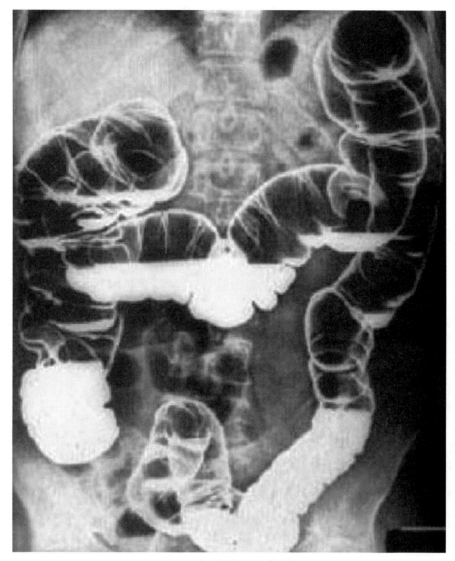

图 3-2　结肠气钡双重造影检查

5. T 形管胆管造影

造影检查方法：患者采取仰卧体位，低下头部大约 30°。对引流管进行严格消毒后，通过引流管抽取 10 mL 胆汁，与造影剂混合并稀释，并抽出胆管中的空气和胆汁以维持特定的负压，这对于填充胆道分支是有益的。接下来，缓慢注入造影剂，首先在左侧卧体位下注入 10 mL，以填充左肝管分支，然后在仰卧的体位下，立即注入剩余的 10 mL，并立即进行拍摄。血管造影必须在荧光透视下进行，观察胆管的填充情况，并注意造影剂是否已进入十二指肠。在冲洗胆管及注入造影剂的过程中，不要将空气带进去，以免气泡被误认为是阴性结石。拍摄完之后，要马上冲洗胶片。如果未满足诊断要求，需要再次重复 1 次造影；如果胆管已完全充满，在 15 min 后再摄影一次，并注意排空。不要以太快的速度注射造影剂，压力也不能太高。如果患者感觉肝脏区域已满，则必须停止注射。否则，造影剂将流入肠道，并且胆管将无法正确显示。通常，拍摄正体位就可以满足要求。

（三）泌尿生殖系统造影检查

1. 静脉肾盂造影

静脉肾盂造影又称为排泄性尿路造影，是利用对比剂在静脉注射后，几乎全部经肾小球滤过排入肾盏、肾盂而使之显影，不但可以观察整个泌尿系统的解剖结构，而且可以了解分泌功能及各种尿路病变。静脉肾盂造影简单易行，痛苦小，危险性小，因此，是临床上最常用的一种泌尿系 X 射线检查方法。

（1）术前准备：①碘过敏试验；②造影前的 2 ~ 3 d 尽量不要吃容易产生气体和多渣的食物，铋剂、碘剂、含钙或重金属的药物等务必禁止服用；③检查前一日下午服轻泻剂，如服蓖麻油 20 ~ 30 mL；④对于那些长时间卧床、经常性便秘的老人，可以提前 2 ~ 3 d 每天晚上服用缓泻剂；⑤检查前 12 h 内禁食、禁水；⑥检查前 1 ~ 2 h 对肠做清洁工作；⑦造影前拍摄一张腹部平片；⑧如果腹内的气体比较多，可注射垂体加压素 0.5 mL；⑨造影前要排空尿液，使膀胱处于空虚状态。

（2）对比剂：常用的对比剂有碘海醇或泛影葡胺（其浓度为 60% ~ 70%）。成人的常规用量为 20 mL。老年人由于肾血流量减少，可根据情况增大用量。儿童因不能压迫输尿管，故剂量可偏大，可按每公斤体重 0.5 ~ 1 mL。

（3）造影方法：被检者以仰卧的体位躺在检查床中央，在肚脐的两侧放两个椭圆形的压迫器，用与血压计相连的气袋盖在它的上面，然后将压迫带束紧，将两侧的输尿管通路压阻住，以充满气袋，气压升到 10.7 ~ 13.3 kPa，最大压力不得高于被检者的动脉压，否则造影时间过长被检者无法忍受，并有可能导致股动脉缺血。通常，它可用于压迫输尿管，使造影剂保留在肾盂和小腿中泌尿系统分泌性造影照片显示如图 3-3 所示。

2. 大剂量静脉滴注肾盂造影

（1）适应证：常规造影不清晰者；不能禁水和不能加腹压者；输尿管患有疾病者；不配合者，如儿童。

（2）禁忌证：碘过敏者；尿闭及多发性骨髓瘤被检者；肝功能严重受损者。

（3）对比剂：常用的对比剂有 60% ~ 70% 泛影葡胺或碘海醇，按 2 mL/kg 的剂量，再将等量的浓度为 5% 的葡萄糖注射液加入其中，或者用生理盐水做静脉滴注。

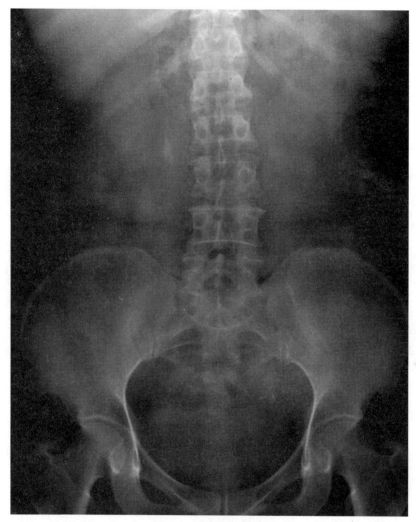

图 3-3　静脉尿路造影

3. 子宫输卵管造影

其为妇科目前常用的一种检查方法，能清楚显示子宫及两侧输卵管的位置、形态、大小和它的内部改变（图 3-4），对妇科疾患的诊断、预后及治疗处理均具有重要的价值。

造影方法：被检者采取仰卧体位躺在摄影床上，抬起腿并固定在托腿架上。对导管进行消毒后将其插入宫颈管内，并用橡皮塞将其顶紧，从而避免对比剂溢出。应当将造影剂加热至体温，以避免因注射后子宫输卵管痉挛引起的阻塞伪影。抽取对比剂的过程中，注意将气体排空，以免将气体注入子宫腔后假性充盈缺损。首先，在荧光检查下观察骨盆，然后缓慢注入造影剂。注射压力不应过高，以免引起子宫输卵管肿胀或破裂。通常，当输卵管充满或受试者肿胀时，停止注射，立即对子宫和输卵管进行拍摄。如果子宫充满后输卵管未显影，可能是由于痉挛，过一段时间再透视或摄片。常规子宫腔造影，常因宫口塞子深入宫颈过深，难以显示宫颈腔，致使许多病变被漏诊。为此，有学者对宫腔造影做了改进，使子宫显影的同时，宫颈也能清晰显示，称为宫颈腔造影。造影方法是当对比剂充满子宫腔后，即将宫口塞子缓慢退出，对比剂亦随之流出颈管，此时边拔塞边摄片。要求被检者双股紧紧内收，使子宫位置固定，宫颈钳仍保留原位。碘化油造影 24 h 后或泛影葡胺造影 10 ～ 20 min 后再摄片，观察输卵管是否通畅，对比剂是否进入腹腔。

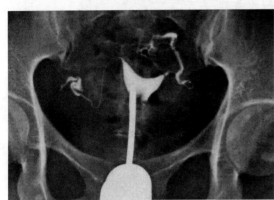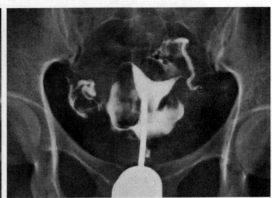

图 3-4　子宫输卵管造影

（四）其他造影

随着 CT、MRI 等新技术设备广泛应用于临床，以前具有创伤性的造影检查，如椎管造影、膝关节造影、脑室造影及支气管造影等已经被淘汰。但泪道造影、瘘管及窦道造影仍然在临床中应用。在此详细介绍泪道造影。

1. 适应证

患有慢性泪囊炎、泪囊瘘及泪道先天性发育异常、泪囊良性肿瘤者。

2. 禁忌证

泪道急性炎症患者及恶性肿瘤患者严禁使用。

3. 造影准备

（1）术前准备：术前挤压、冲洗泪道，清除分泌物。

（2）对比剂 :40% 碘化油，现常用 60% 的泛影葡胺或碘海醇。

（3）造影技术：造影技术有注入法和滴入法两种，前者操作简单常用，后者用于不能做注入法造影和有泪囊萎缩者。做注入法造影时，被检者取坐位或仰卧位，用浓度为

0.5% 的丁卡因滴到眼睑表面上进行麻醉，然后将泪道冲洗干净。用弯针插入下或上泪小管，深度大约为 0.5 cm，然后将 0.5 ~ 2.5 mL 对比剂缓慢地注入其中，直到另一个泪点溢出对比剂就可以停止。注射完成后，将溢出的对比剂擦去，就可以进行造影。滴入法造影就是将 0.5 mL 的水溶性有机碘剂滴到眼结膜囊内，5 ~ 15 min 后就可以进行造影。正常泪囊与鼻泪管 5 min 内即可排空，此造影方法泪道显影密度较低。

三、X 射线透视检查技术

影像增强透视图像目前已数字化，对图像的后处理，可以得到更多的信息，并且是目前最常用的透视方法。数字化透视的优点如下。①相比于胶片成像，X 射线透视显示图像的时间更短一些。被检者检查后就可以看到观察图像的结果，可以对不正当的拍摄体位进行纠正，从而无须再与被检查者进行预约以重新拍摄。这对于被检查者而言既方便又省时。②图像存储已被数字化，医生可以通过使用计算机硬盘存储或光盘刻录等方式保存图像来选择满意的影像。③可以将同一张数字化影像复印很多份，方便多名医生同时进行会诊，也可以使用远程医疗系统进行会诊，这样被检查者不用来回转运。④数字图像比简单胶片上投影的图像更清晰，可以捕获更多信息。数字系统的动态范围广，医生可以一次查看肺、心脏、骨骼和起搏器，可以连续拍摄多张图像并实时播放，可以密切观察胃肠道壁的运动以发现早期病变。使用胶片需要多次拍摄，这也增加了 X 射线剂量和检查成本。⑤可进行图像的后处理，原始数字影像用计算机处理后，能使医生看到通常看不到的信息，也可以选择性地放大数字影像，以便看到更小的病灶。⑥数字化影像省去了胶片冲洗过程，免去了胶片洗印药水对环境的污染。在人力、空间、维修和洗印药水上节省了大量费用。

透视的缺点：不能够将影像的细节清晰地显示出来。如果使用影像使透视增强，就不能永久记录，以及辐射剂量较大。

（一）胸部透视

透视的时候，有如下注意事项：①为了防止遗漏某些区域，必须按照解剖部位的顺序进行操作；②通过旋转被检查者的位置进行多方向检查；③一旦发现可疑结构，就让被检者做深吸气和呼气，使用胸壁和肺结构之间的关系确定可疑结构是在肺的内部还是在肺外部；④随着变换体位、变换呼吸对病变进行观察，观察大小、位置、形态、边缘等有何种变化。胸部透视也可用于检查心血管疾病，并且是一种重要的检查方法。

（二）腹部透视

腹部透视主要用于检查急腹症，观察胃肠道是否有穿孔和梗阻（如果腹内出现气腹或肠内有大量气体时，通过透视就会出现透亮的影像），腹部的钙化、结石、金属异物等情况的检查和确定（发生这种情况时，屏幕上会出现黑点）。胸腹联合一般以卧位或斜位进行透视。透视下腹部主要是检查节育器，观察节育器是否存在、位置是否发生变化及形态发生什么样的改变。如果需要进行透视检查，须将照射野缩小并使其与小腹紧密贴合。躺着比站起来更容易检测病变。

（三）四肢透视

四肢透视主要对骨折、关节脱位及异物进行观察。在透视下还可以对骨折进行固定、关节脱位进行复位及清除异物摘除等。

第二节　CT 检查技术

一、CT 普通扫描

CT 普通扫描是指不使用对比剂增强或造影的 CT 扫描，又称为 CT 平扫（图 3-5）。CT 检查一般先做平扫，根据扫描结果，必要时再做其他扫描方式。

（一）非螺旋 CT 扫描

非螺旋 CT 扫描通常称为轴位扫描或序列扫描。在扫描过程中，人在床上的位置不会改变，球管和探测器系统在曝光的时候围绕人体旋转一圈扫描一个层面，扫描完该层后，检查床载被检者将移至下一层继续进行扫描。球管围绕被检者旋转的运行轨迹呈一个个独立的圆形。

非螺旋 CT 扫描的管电压一般为 120 ~ 140 kV，管电流为 70 ~ 260 mA，扫描时间为 6 ~ 10 s，矩阵为 512×512，层厚为 5 ~ 10 mm，层距为 5 ~ 10 mm，连续扫描。标准算法和软组织算法都可以。非螺旋 CT 扫描对 CT 机没有特别要求，既可以在非螺旋 CT 机上，也可以在螺旋 CT 机上进行。

非螺旋 CT 扫描速度慢，不利于被检者制动，但是其数据没有螺旋 CT 数据的插值，图像信噪比高，质量好，因此，经常在某些无须快速扫描的检查部位使用。一般使用非螺旋扫描来进行颅脑、椎间盘部位的扫描。

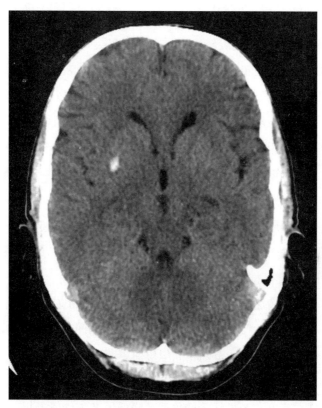

图 3-5　颅脑 CT

（二）螺旋 CT 扫描

螺旋 CT 分为两个类别：单层螺旋 CT 和多层螺旋 CT。螺旋 CT 扫描机使用滑环技术，在曝光过程中，球管和探测器系统围绕人体在一个方向上连续旋转，同时检查床载被检者沿一个方向连续移动，球管围绕被检者旋转的运行轨迹呈螺线形。螺旋 CT 采集到的数据不是同一个层面的，而是一个器官或一个部位在纵向上连续扫描到的数据，所以这种扫描方法又称为容积扫描。螺旋 CT 扫描的速度较非螺旋 CT 大幅度提高，一次屏气大多可完成规定区域的扫描任务，同时减少了呼吸伪影，避免了漏扫。对于连续容积扫描数据，可进行任意地重建、重组图像，无层间隔的大小及重组的次数，都使后处理技术中的多平面和三维成像图像的质量有所提高。

螺旋 CT 扫描一般管电压为 80 ~ 140 kV，管电流为 50 ~ 450 mA，扫描时间最长可连续曝光 100 s，层厚通常在 1 ~ 10 mm。

多层螺旋 CT 的多层 CT 图像（如双层、4 层、8 层、16 层、64 层、320 层等）可以一次性获得。

多层螺旋 CT 的特点有：①宽探测器结构，多层螺旋 CT（multisliecs helieal CT，MSCT）探测器排数为多排，球管旋转一周可完成更多层面的容积数据采集并重建出更多层面的图像；②具有先进的旋转方式，有电机皮带驱动、磁悬浮等；③使用大容量 X 射线球管；④X 射线束为锥形束，根据拟采集的层厚选择锥形束宽度，激发不同数目的探测器，实现一次采集获得多层图像；⑤采集层厚薄，MSCT 采集层厚可达亚毫米级，提高了后处理图像的质量；⑥使用大容量高速计算机处理数据，随着 MSCT 采集到的原始数据量大为增加，采用大容量计算机使处理速度相应加快，重建时间更短，图像后处理更快捷。

MSCT 的临床应用范围比单层螺旋 CT 有了进一步扩展，它除具有单层螺旋 CT 的优点外，还有以下优势：①同层厚时的扫描速度提高，有利于进行血管检查、胸腹部的检查和对急、重症被检者的检查；②检测效率提高，MSCT 将单层螺旋 CT 中纵向扫描层面两侧被浪费的 X 射线用来采集数据，提高了 X 射线的利用率，整个器官或一个部位一次屏息下的容积扫描，不会产生病灶的遗漏；③CT 图像质量提高，MSCT 扫描时获取的容积数据，具有较高的纵向分辨率，减少了容积效应和运动伪影；④图像后处理质量提高，MSCT 在相同扫描时间内可获得范围更长或范围相同但层面更薄的容积数据，并且可任意地、回顾性重建，获得更加清晰、直观、通真的后处理图像；⑤同层厚时 X 射线剂量减少，MSCT 对射线的利用率较高，减少了 X 射线管的负荷，降低了 X 射线管的损耗。

经过多年的发展，MSCT 无论从硬件技术，还是软件功能等方面均有了很大的提高，并在许多临床应用方面显示出优势，如心脏和冠状动脉成像、脑血管成像、CT 灌注成像、智能血管分析及骨关节容积重组等。

（三）双源 CT 扫描

双源 CT 是 2005 年发明的一种新型的 CT 扫描仪，它是在多层螺旋 CT 的基础上经过一定的改造而形成的，但对 X 射线球管和探测器系统进行了大胆的创新，使用双球管和双探测器系统代替之前的单球管、单组探测器系统，将检测器系统组更改为双管双检测器系统，并将这两个采集系统一起放置在扫描架中，并以 90° 角放置，两个球管可以同时使用或单独使用。对于心脏成像、双能减影和全身大范围扫描，可以同时使用两个球管，单组球管探测器系统用于常规的扫描。

双源 CT 进一步提高了扫描速度和时间分辨率，对心脏的 CT 检查具有明显的优势，减小了对心率的依赖。双源 CT 的两个球管设置不同的千伏值时，发射不同的能量，还可以进行双能量成像。

（四）薄层扫描

薄层扫描是指层厚≤ 5 mm 的扫描方法。目前应用非常广泛，一般采用 1 ~ 5 mm 的层厚。既可以在普通 CT 机上使用，也可以在螺旋 CT 机上使用；既可以用于平扫，也可以用于增强扫描。减少部分容积效应为其主要优点。薄层扫描主要用于：①针对鞍区、眼眶、颞骨乳突、椎间盘等较小的组织器官，通常使用薄层平扫；②针对小病灶（肝脏、肾脏等）和梗阻部位（如胆系和泌尿系等），可以基于普通扫描进行薄层扫描；③针对某些较大的病变，为了便于对病变的内部细节进行观察，可以在局部进行薄层扫描；④对于拟进行图像后处理者，薄层螺旋扫描是最佳选择，扫描层越薄，重建图像的质量越高。

薄层扫描因层面接受 X 射线光子减少，信噪比降低，图像质量有所下降。为保证符合诊断需要的图像质量，通常须增大扫描条件。目前最薄的扫描可达亚毫米扫描，即小于 1 mm 层厚的扫描。从诊断层面来看，薄层层面小于 1 mm 的信息主要用于重组图像后处理。

（五）连续扫描、重叠扫描和间隔扫描

根据层距和层厚的关系，CT 扫描分为连续扫描、重叠扫描和间隔扫描。若层距与层厚相等，则为连续扫描（也称为序列扫描），各层之间既无间隙，也无重叠；若层距大于层厚，则为间隔扫描，部分层面组织未被扫描；若层距小于层厚，则为重叠扫描，层面相邻部分重复扫描。CT 检查常规使用连续扫描，肺高分辨扫描通常使用间隔扫描，重叠扫描通常指非螺旋 CT 而言，现已少用。

（六）靶扫描

靶扫描是指对较小的感兴趣区进行扫描的方法，又称为放大扫描和目标扫描（图 3-6）。一般情况下，先对检查部位进行普通扫描，根据扫描图像将感兴趣区确定下来，扫描视野后再次扫描。靶扫描图像使感兴趣区的像素数目有所增加，空间分辨率有所提高。多层螺旋 CT 通常采用扫描后小视野、大矩阵重建的方式使像素尺寸减小，空间分辨

率提高。靶扫描主要用于显示小器官和小病灶，如垂体、内耳、肾上腺、肺内孤立结节的扫描。对 CT 机没有特殊要求，扫描条件与普通扫描相同。

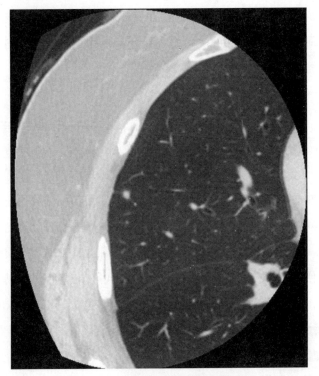

图 3-6　右肺中叶结节精准靶扫描

（七）高分辨率 CT 扫描

高分辨率 CT（HRCT）是指通过较高的 X 射线剂量进行薄层扫描，用大矩阵、骨算法进行图像的重建，从而使得到的 CT 图像具有很大的空间分辨率。有时还采用小视野重建图像。HRCT 扫描一般管电压为 120 ～ 140 kV，管电流为 120 ～ 220 mA，层厚为 1 ～ 2 mm，层距可视扫描范围大小决定，可无间隔或有间隔扫描，矩阵通常为 512×512，使用骨算法进行图像重建。良好的空间分辨率是其最大优点，主要用来检查小病灶、小器官和病变的细小结构，也可用于检查内耳、颞骨乳突、肾上腺等小器官。HRCT 扫描因层厚小，须使用高的曝光条件。

（八）定量 CT 扫描

定量 CT 扫描是指一种使用 CT 确定感兴趣组织内特定的化学成分含量的扫描方法。根据 X 射线的能级，可将其分为单能定量 CT、多能定量 CT。主要用来对骨矿物质的含量进行测定，对骨质疏松进行监测。在扫描过程中，将标准的密度校正体模放置在被检者的胸腰椎下方，体模内包含的几个不同溶液或固体参照物的密度是既定的。扫描后测量各感兴趣区的 CT 值，通过专用软件，与参照密度校正并计算出骨密度值。

（九）低剂量 CT 扫描

低剂量 CT 扫描是指在保证诊断要求的前提下，降低扫描 X 射线剂量进行 CT 扫描的方法，可以降低被检者 X 射线吸收剂量，并且减少球管损耗。随着多层螺旋 CT 技术的不断发展，低剂量 CT 在成人胸部健康体检、肺癌普查、肺小结节病变随访、眼眶、鼻窦及儿童颅脑中的应用越来越受到重视并发挥很大的作用。

（十）双能量成像

使用两种不同能源进行双源 CT 处理数据以减影和识别组织结构的 CT 技术称为 CT 双能量成像。双能量成像开辟了 CT 临床应用的新领域。双源 CT 的基本原理为：两个 X 射线球管发射出的能量不一样（也就是设置的电压如 140 kV、80 kV 不一样），能量不同，针对不同的组织具有不同的衰减值。双源 CT 可以使用两种不同的能量来进行血管扩张及对骨骼直接进行减影；可以特征性地识别某些组织，如肿瘤组织；可以识别人体的体液；可以鉴别人体内部不同成分的结石。此外，还在四肢韧带、肌腱和软骨的显示与疾病诊断方面展现出令人满意的效果。

（十一）CT 透视及 CT 导向穿刺活检

CT 在快速连续扫描期间，图像在高速重建及连续显示，实现了与 X 射线透视的实时观察图像类似的效果，这就是 CT 透视。以 CT 为导向的穿刺活检是 CT 透视的主要用途。该技术就是以 CT 为导向，把穿刺针刺入病灶内，对组织进行活检、抽吸、注入药物等诊断、治疗的一种手段。在常规 CT 扫描的基础上，确定出病灶位置，在病灶区对应的体表表面，贴上进针的体表标志，在此区域扫描数层，确定病灶中心层面所对应的体表标志的进针点、进针深度和角度。在 CT 透视扫描下，进针并监视调整进针的方向位置，位置满意后进行组织活检、抽吸、注入药物等临床操作。CT 透视能在 CT 扫描的同时看到针尖所处的位置与病灶之间的关系，操作者对于穿刺针的方向及深度可以实时、快速、准确地进行调整，与一般的 CT 引导穿刺相比，CT 透视明显提高了病灶穿刺活检的准确性，同时能及时发现和处理穿刺过程中的并发症。不足之处在于术者接收 X 射线辐射和被检者局部

X 射线照射量较大、穿刺针的金属伪影、重建伪影和图像显示延迟等问题有待进一步解决。

二、CT 增强扫描

将对比剂以静注的形式注射到体内后进行的扫描称为增强扫描。它的作用是使组织器官的对比度更加显著，其临床应用十分广泛。对比剂注射到体内后，血液中的碘浓度增加，血管中含碘量增加，含血量高的组织结构含碘量增加，含血量少的组织结构含碘量降低，使组织结构的密度有很大的差别，正常组织密度与病变组织密度的差别增大，这有助于显示、区别病变。

（一）增强扫描的方法

1. 常规增强扫描

常规增强扫描是指将对比剂以静脉的形式注射到体内后用一般的扫描方法进行的扫描。

2. 动态增强扫描

动态增强扫描是指将对比剂以静脉的形式注射到体内后，在很短的时间内对感兴趣区域进行的快速连续扫描。对比剂一般使用团注法以静脉注射方式注入。扫描方法如下：①进床式动态扫描，一般选用螺旋 CT，用于对一组层或整个器官进行一系列高速扫描；②同层动态扫描，选择病灶的最大层面或感兴趣层面进行连续的多次扫描动态。增强扫描可以在各个阶段（动脉早期、动脉期、静脉期、静脉晚期等）获取增强图像，还可以在多次扫描中测量同一病变的 CT 扫描，然后可以将其转换为时间密度曲线，从而对这一层面病变血供的动态变化特点进行研究，以进行诊断和鉴别诊断。

3. 延迟增强扫描

延迟增强扫描是一种在传统增强扫描后等待几分钟到几小时再对感兴趣区进行扫描的方法，它是增强扫描的一种补充。此方法着眼于不同时间的组织和病变密度差异，可用于检测小病灶（如肝脏）、识别肝癌与肝海绵状血管瘤、显示肾盂、膀胱的病变等。

4. 双期和多期增强扫描

双期和多期增强扫描是指，在一次以静脉注射的方式注射对比剂之后，在血液供应的不同期间对被检查器官进行两次或更多次扫描。其步骤如下所示：①基于平扫确定增强扫描的范围,并设置各个时间段的开始时间,扫描条件等同于平扫;②提取 80 ~ 100 mL 的对比剂、30 ~ 50 mL 的生理盐水,建立手背静脉通道,确定高压注射器的注射参数;③检查所有参数是否正确,将注射开始按钮和扫描按钮同时按下,CT 机根据设置的初始扫描时间至少扫描两次要检查的器官。该方法利用螺旋 CT 机的高扫描速度来准确显示组织、器官和病变在不同时间段内的血液供应特征,并提高病变检测率和定性能力以改善人体解剖结构。每个扫描周期的扫描开始时间与器官的血液循环时间有关,并且受年龄、体质、心肾功能、有无门静脉高压等影响。在操作过程中,针对不同的部位,有必要对各种因素综合考虑,扫描时机要灵活选定,从而获得最好的增强图像(图 3-7)。

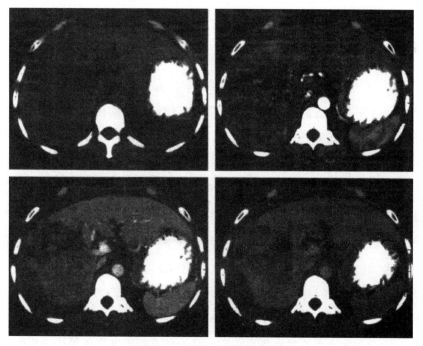

图 3-7　肝癌三期增强扫描

(二)增强扫描的应用

增强扫描增大了组织密度与病变密度之间的差别,能够将病变与周围组织之间的关系及病变的大小、形态、范围更清晰地显示出来,能够克服平扫中不显示病变或显示不清晰的弊端;不一样的病变呈现的增强特点也不一样,增强扫描可以动态观察对比剂在某些脏器或病变中的分布与排泄情况,并可以根据病变的特征确定病变的性质。例如,肝脏海绵状血管瘤和肝癌的增强扫描表现特点不同,原发性肝癌和肝脏转移性肿瘤的增强特点不同。增强扫描还可以帮助区分病变组织和水肿等激发改变;可以借以鉴别血管结构和淋巴结等其他结构；可观察血管结构及血管性病变。增强扫描得到了广泛应用，目前已成为大部分占位性病变的常规检查手段。

螺旋 CT 尤其是多层螺旋 CT 的广泛应用，提供了更快的扫描速度、更薄的扫描层面，保证了多期扫描的扫描时间更准确；提高了对比剂的利用率，对比剂用量相对减少；在心脏检查时，明显改善了冠状动脉及心脏形态学的显示；在脑、肺、肝及肾脏病变的 CT 灌注成像及功能分析方面也显示出很大的潜能。

三、实时增强监视

实时增强监视是指增强扫描期间通过监视某些解剖区域的 CT 值，并根据 CT 值的变化自动触发给定的扫描程序。实时增强监视并不是一种独立的检查方法，而是增强扫描，尤其是 CT 心脏、血管造影检查的一种辅助手段，它是通过软件来协助实施的，也称为团注追踪技术。首先平扫检查器官，然后为增强扫描设定好扫描程序，在靶血管内选择一个区域作为感兴趣区用于监测，并且设置 CT 值阈值，然后注射对比剂并延迟一定时间，随后可以快速连续地扫描这个区域，并对其 CT 值的变化进行监视，当对比剂到达该区域时，CT 值突然升高，并且当达到预定阈值时，将自动触发预定扫描程序。靶血管常选用主动脉根部或者颈内动脉，注射对比剂开始后延迟的时间常为 5 s 左右，CT 值阈值根据对比剂浓度、用量、注射速度、解剖部位不同而不同，通常在 80 ~ 100 HU。当感兴趣区放置不当等原因导致自动触发失败时，须根据情况立即手动启动扫描。

实时增强监视为增强扫描准确、掌握扫描时机奠定了基础。在采用增强扫描时，以静脉方式注射对比剂，对比剂到达不同器官动脉期的时间不同于到达静脉期的时间，且被检者的年龄、性别、体质、心排血量和心率、是否伴有门静脉高压等均会影响对比剂到达各个器官的时间，而根据经验确定开始扫描时间难免产生人为的误差，扫描时机不准确，导致图像诊断信息损失。而实时增强监视可有效地解决此问题，可将开始扫描的最佳时间准确地确定下来，使扫描时间与器官组织的增强同步，以获得高质量的增强图像。

四、PET-CT

（一）工作原理

正电子发射计算机断层显像（positron emission tomography-CT，PET-CT）扫描仪是正

电子发射体层摄影和 CT 有机组合的产物。它根据肿瘤组织和正常组织代谢之间的差异，并在正电子示踪剂的 PET-CT 成像中得到反映，在当今肿瘤诊断的技术中是一种有效的检测手段。此种检测方法具有没有疼痛、没有创伤的特点，并且能够早期诊断肿瘤，在临床应用中越来越受欢迎。当前，最常用的 PET 造影剂是放射性核素 ^{18}F-脱氧葡萄糖。它是一种正电子糖代谢显像剂，由回旋加速器产生，然后经过化学合成，其显像机制是恶性肿瘤细胞增殖活跃，对能量需求量大，显像剂在恶性肿瘤内浓聚。

检查前，一般须禁食 6 h，测量血糖 < 7.0 mmol/L，静脉注射显像剂，安静休息 60 min，排尿后进行检查。先进行 CT 扫描，然后进行 PET 2D 或 3D 扫描。扫描范围可为部分肢体、头颈躯干部或者全身，必要时可于 1 ~ 2.5 h 后行盆腔延迟显像。PET 图像可以反映病灶生化代谢功能的变化，但是图像空间分辨率低；CT 图像空间分辨率高，解剖结构显示精细；PET-CT 除了分别获得 PET 图像和 CT 图像外，还可以将二者图像融合，优势互补，大大提高了诊断价值。肿瘤的放射性摄取程度可通过图像观察，也可通过测量标准摄取值判断。

PET-CT 中的 CT 扫描主要有以下两个基本功能：①使用低辐射剂量技术 CT 扫描局部或全身，可准确识别检查部位的病变；②使用 X 射线来衰减校正 PET 图像，从而可以使 PET 图像的分辨率有所提高，缩短检查时间。

（二）临床应用

PET-CT 在临床上当前主要应用在三个方面：肿瘤、心血管系统疾病、神经系统疾病。

1 应用于肿瘤疾病

用于诊断与鉴别诊断肿瘤，尤其在恶性肿瘤早期发现、隐匿性转移和复发灶上有较高的临床价值；为恶性肿瘤提供准确的分期、分级，为治疗方案的制订提供了一种坚实的基础；对治疗后肿瘤的变化进行鉴别诊断，并评估肿瘤治疗的疗效；为肿瘤不知何原因发生转移查找原发病灶；为恶性肿瘤进行放疗提供精确的定位。

2.应用于心血管系统疾病

诊断、监测冠心病，测定心肌存活率，引导导管进行的介入手术，心肌病的一种辅助诊断手段等。在冠心病的诊断中，PET-CT 的 CT 技术专注于心脏冠状动脉成像、定量分析冠状动脉钙化、计算心功能，而 PET 成像专注于研究心肌血流灌注、心肌代谢、心室功能，结合这些信息，可以全面了解血管状况与心肌血流灌注两者之间的关系、心肌血流代谢灌注的心肌存活情况、心室功能等信息。

3. 应用于神经系统疾病

主要用于研究脑缺血和脑梗死时的一些参数，如局部脑血流、局部脑氧摄取分数、局部脑氧代谢率、局部脑血流容积等。

第三节　MRI 检查技术

MRI 检查方法是指为了达到某种理想的 MR 成像效果，使用某一或某些特殊技术配合进行 MR 成像的检查方法。在特定部位成像时借助这些方法可获得某种优良的图像效果。

一、流动现象及补偿技术

在常规的 MR 成像过程中，质子在吸收能量和释放 MR 信号时均处于同一空间位置，否则会因为质子的移动而产生运动伪影，血液和脑脊液的流动产生的伪影称为流动伪影。不过由于质子群的移动，影响 MR 信号，在与周围固定组织相比之下还可以出现流空效应、流入性增强等现象。

（一）流动状态

MRI 中的流动效应主要来自血液和脑脊液的流动。血液具有复杂的流动方式。

1. 层流

层流是指血流质点的运动方向平行于血管长轴，并以不同的速度持续地通过血管，流动的速度与质点的位置有关，与血管壁接触较近的质点的流速慢，越向中心流速越快。

2. 湍流

湍流也称为涡流，是指血流质点的运动不仅有平行于血管长轴的方，在其他方向上也进行着不规则的非轴向流动。

3. 平流

平流是指血流质点的运动方向都与血管长轴平行，且血管腔内不同质点的流速是相同的，不过这种流动方式是一种理想化状态，实际上在人体血管中并不存在。总之，血液的 MR 信号强度并不完全依赖于其质子密度、T_1 值和 T_2 值，而更多地依赖于其流动方式、断层面与血流方向的关系、流速及脉冲序列的选择应用等。流动可以导致血液信号的增加或降低。

导致血液信号降低的流动现象有两个。

（1）体素内失相位。同一体素内如果既有流动质子又有静止质子，或者只有流动质子并且其速度、方向不相同时，则体素内质子之间将存在相位差，从而使体素内质子失去相位，信号变弱，称为体素内失相位。由速度稳定的层流造成的体素内失相位可以补偿，但由湍流造成的体素内失相位就不能进行补偿。

（2）流空效应。当使用自旋回波序列时，如果血流在一个层面内接受了90° 脉冲而还没有接受180° 射频（radio frequency，RF）脉冲就流出层面，或者流入层面时没能接受90° 脉冲而只接受180° RF 脉冲，这时血液信号极低。流空效应的大小取决于流速、序列回波时间（echo time or time of echo，TE）和层面厚度，快血流、长 TE、薄层时流空效应明显。一般情况下，流空效应会使快速流动的血液失去信号，呈黑色；流空效应不会使缓慢流动的血液发生明显的变化，与周围实质性组织的信号类似；中等流速的血液其信号强度难以预料。流空效应是指在自旋回波序列图像上的现象，而在梯度回波序列图像上由于不存在复相脉冲，所以血管多显示为高信号。

（二）流动现象和伪影

由于流动现象，流动质子的信号相差很大，并可产生伪影直接影响图像，给诊断带来困难，特别对评估血管开放状态、有无血栓形成等造成困难。为克服流动现象带来的不利影响，常常利用流动补偿技术。

（三）流动现象的补偿

流动补偿技术一般是利用梯度脉冲来补偿沿某一梯度场方向流动或运动质子的体素内去相位。方法是在层面选择梯度和（或）频率编码梯度方向，施加与层面选择梯度和频率编码梯度的极性和幅度按一定关系变化的额外梯度脉冲，补偿与流动或运动速度及加速度有关的相位位移，以消除不同速度和加速度的质子的相位差异，从而消除流动和运动伪影。

流动补偿技术可以提高流动的血液和脑脊液的信号强度。在有运动组织成像的所有 T_2 加权像上几乎均可使用流动补偿技术，该技术特别适用于在脑部和脊柱成像中抑制脑脊液的搏动伪影。当流动补偿技术用于腹部成像时，运动器官（如肝脏）的信号得以提高，而伪影被降低。

流动补偿技术的缺点是与普通序列相比，提高了序列所允许的最小 TE、视野（field of view，FOV）和层厚，所以该技术不适宜高分辨率成像，如颞颌关节成像。对于某些被检者，流动补偿技术不能抑制脑脊液的搏动伪影，这时需要联合使用流动补偿技术和心电门控技术。

在需要血流和脑脊液表现为低信号的成像中，不应该使用流动补偿技术。同样，在脊柱成像的 T_1 加权像也不用流动补偿技术，因为该技术会提高脑脊液的信号，而降低脑脊液与脊髓之间的对比。

二、饱和成像技术

在 MRI 检查时，为了更好地显示目标组织，常采用一些特殊的方法使某种组织的信号减弱或消失。成像有很多常用的技术，饱和成像技术就是其中一种。

（一）局部饱和技术

局部饱和技术又称为预置饱和，是使用频率最多的一种饱和技术。

在射频脉冲激发之前，将非选择性预饱和射频脉冲应用于特定区域中的所有组织，以确保其纵向磁化完全饱和。在目标区域激发和数据采集之后，饱和区域中的组织就无法产生磁共振信号。该技术主要有以下两个方面的作用。

1. 消除伪影

消除由运动引起的伪影，这些运动包括血流脉动、脑脊液脉动、呼吸和吞咽。例如：在对腹部的截面进行成像时，将预饱和区设置在成像容积的上方和（或）下方，因此，来自上方的动脉血和来自下方的静脉血被饱和，不产生信号，并且不产生血管搏动伪影。

2. 协助诊断

MRA 可以使用预设的饱和带对特定方向的血流进行选择性成像。同样，在静脉血流的末端添加了预饱和，仅显示动脉图像。如果显示静脉，则动脉流的入端添加一个预饱和带。此外，可以通过预设的饱和区确定血管中的血流方向，这些为定性诊断提供重要信息。

（二）化学位移频率选择饱和技术

由于同一元素原子具有不同的化学结构，因此，在同等强度的磁场中其拉莫尔频率也会不相同，这种频率差异称为化学位移。

使用化学位移可以将脂肪和水的信号消除。水中氢质子与脂肪中氢质子的化学位移为 3.5 ppm，换言之，在 1.0 T 磁场中，与脂肪中氢质子的拉莫尔频率相比，水中氢质子的拉莫尔频率要快 148 Hz 左右，因此，可以使用特殊频率的射频脉冲对它们中的任何一方进行刺激，从而使其预饱和。脂肪预饱和是一种预饱和脉冲，首先将脂肪的频率施加到 FOV，从而反转 FOV 脂肪成分的纵向磁化强度。在脉冲序列开始后再次受到激励时，将发生饱和，而在达到完全饱和时不再产生信号，即脂肪信号从生成的图像中被清除。同样，水的预饱和是将 FOV 应用于水的进动频率的预饱和脉冲，因此，在脉冲序列开始后，水中的氢质子会完全饱和而不会产生信号，水信号从形成的图像中被清除。

（三）水—脂反相位饱和成像技术

由于水中氢质子与脂肪中氢质子存在化学位移，所以在横向磁化期间，水中的氢质子磁化矢量相位不断变化，脂肪中的氢质子磁化矢量相位也在不断变化。在 1.0T 磁场下，与脂肪氢质子相比，水中氢质子快一个周期，所需的时间为 $t = 1000 \text{ ms}/148 = 6.8 \text{ ms}$。当停止激发时，水中氢质子的横向磁化和脂肪中氢质子的横向磁化，每 6.8 s 就会出现相同的相位，也就是同相位。接下来，在停止激励后每 3.4 ms，横向磁化的相位就表现出相反的状态，也就是反相位。因此，当成像序列的回波时间 TE 设定为 $3.4 \times (2n-1)$ 时为反相位图像，TE 为 $3.4 \times 2n$ 时为同相位图像（n 为自然数）。由于横向磁化中水中氢质子与脂肪中氢质子的相位呈同相与反相交替出现，MR 信号幅度也呈波动状态，同相时两者信号相加，反相的时候，两个信号相减，低幅度的信号就会消失或者是下降。在反相位的图像上可以明显看到，水和脂肪相交的地方其信号有明显的下降，同时含有水和脂肪的区域其信号也明显下降。这种技术在梯度回波序列中通常用于测试肝脂肪浸润。

三、门控技术

门控技术是指每一次数据采集与生理运动周期 [心脏跳动和（或）呼吸] 同步，使用一个与生理运动直接有关的信号触发成像序列开始，使一个特定层面的信号在每一运动周期的一个固定时相被采集。

（一）心电门控技术

心电门控和外周（脉搏）门控技术是通过心电图触发 R 波来采集信号的，采集数据时，其周期要同步于心脏的运动周期，序列的 TR 值与心电图的 R-R 间期相同。用心电或脉搏门控方式采集的图像，特定层面的所有数据均在每个心电周期的同一时相获取，心跳或脉搏对该层面所有数据的影响基本相同，信号在几乎相同的运动位移或相位弥散状态下采集，使运动伪影得到较好的抑制。

安放心电图导联时，一般采用与心电轴一致的方法，心电轴一般与心脏的长轴一致，即从右、后、上指向左、前、下方。不同的 MRI 设备导联的连接方式可能不同，通常在胸骨右缘第 2 肋间、左锁骨中线第 5 肋及左腋前线第 6 肋间处依次安放三个导联。

心电触发及门控技术主要应用于心脏大血管、肺及纵隔 MR 成像。上述波触发信号采集的门控技术可以称为前瞻性心电门控，还有一种回顾性心电门控技术，也可称为伪门控。在心脏 MR 电影检查时，常应用回顾性心电门控技术。回顾性心电门控技术不用心电图 R 波触发，而是连续采集数据，TR 值与心电图的 R-R 间期不同，心电图的变化不会影响数据采集，但每次采集时相应的心电图位置被记录并储存，在采集完成后按心电图对应的数据分类重建不同时相的图像。该方法主要用于心脏动态和电影的显示。

外周门控技术可用于补偿小血管搏动产生的相位重影和脊髓成像中脑脊液搏动性流动产生的相位重影。方法是在被检者手指上使用一种光学传感器，检测毛细血管中血流的搏动。

（二）呼吸波触发及呼吸门控技术

呼吸波触发及呼吸门控技术类似于心电触发及门控技术。触发技术是借助于呼吸波的波峰，将触发扫描固定，在呼吸波的一定幅度位置固定触发扫描，从而达到同步采集，使受呼吸运动影响的成像层面的数据保持相对稳定状态，抑制呼吸运动干扰。

回顾性呼吸门控技术与回顾性心电门控技术相似，在整个呼吸过程中的采集对应的呼吸波被记录和储存，并将不同呼吸状态采集的信号进行分类和相位重排，将呼气末吸气初这段呼吸幅度最小的相对静止的状态的数据填入 K- 空间的中心部分，而将其他时间采集的数据填入 K- 空间边缘部分，这样可在不延长成像时间的情况下抑制呼吸运动伪影，该方法又称为呼吸补偿。

呼吸感应器用于感应呼吸状态产生呼吸运动幅度的波，放在呼吸幅度最大的地方；因为男性和女性有着不同的呼吸方式，所以应在男性的上腹部放置呼吸传感器，女性的下胸部放置呼吸传感器。感受器两端的被检者胸腹部的绑带紧度要适中，太紧、太松都会对感性信号产生一定的影响。呼吸波触发及呼吸门控技术对消除呼吸运动伪影十分有效，可以在许多部位的检查中使用。

四、磁化传递对比技术

生命有机体包含游离水质子和结合水质子（结合大分子，如蛋白质）。MR 信号大部分源自游离态的水质子，而结合态的水质子能够对 MR 信号产生一定的影响。游离水质子有着较大的 T_2 值且共振的频率范围相对较小，而结合态的水质子 T_2 值较短，其产生共振的频率范围较大。在磁化传递对比技术中，通常在常规激励脉冲之前预先使用一个低能量射频脉冲，该射频脉冲的频率偏离游离态水质子共振频率但没有超出结合态的水。

当前，磁化传递对比技术主要在以下四个领域应用：① MR 血管成像，能够使血管周围组织的信号降低，却对血管内血液的信号没有任何影响，从而使血管内血液和周围组织的对比度增大；② MR 增强检查，使肿瘤周围组织的信号降低，却对富含钆对比剂的肿瘤信号没有任何影响，从而使肿瘤和周围组织的对比度增大；③多发性硬化病变的检查，由于组织的物理、化学状态能够影响磁化传递的程度，能够将硬化斑的脱髓鞘程度显示出来；④增强透明软骨和关节内部滑液之间的对比。

五、MR 水成像技术

MR 水成像是用于体内的静态或缓慢流动流体的 MR 成像技术。MR 水成像使用重 T_2 加权技术，使实质器官及流动血液呈低信号，而长 T_2 静态液体显示出高信号。MR 水成像技术主要使用长 TE 和长 TR 序列，水成像要想成功，最重要的是长 TE 值。读取信号时，较长的 TE 值会导致横向磁化矢量的更大衰减，而具有较短 T_2 的组织信号非常低，接近于零。由于静态流体具有较长的 T_2 弛豫时间，横向磁化矢量的衰减会降低，因此，在 T_2 加权图像中，流动缓慢或相对静止的液体都表现出高信号，而具有较短 T_2 的实质器官和流动血液中都表现出低信号，从而使含有液体的器官成像。MR 水成像技术是一种安全、不需要造影剂、没有创伤的成像技术，可以提供有价值的诊断信息。

目前，MR 水成像的方法主要有两种：①采用重 T_2 加权的二维快速自旋回波（fast spin echo，FSE）序列或三维 FSE 序列，对于腹部要同时应用呼吸门控技术，扫描结束后用工作站行最大密度投影（MIP）重建形成图像；②采用半傅立叶采集单次激发快速自旋回波序列，一般只扫描一个层面，层面较厚，对于腹部要屏气快速扫描，扫描后直接成像，不需要重建。它包括磁共振胰胆管成像（MRCP）、磁共振泌尿系统成像（MRU）、磁共振脊髓成像（MRM）、磁共振内耳成像、磁共振涎腺管造影、磁共振泪道造影、磁共振脑室系统造影、磁共振输卵管造影等。

六、MRI 血管成像

MRI 血管成像（MRA）具有无创性，其成像时间短，可在三维空间显像。MRA 分两种，一种是无须对比剂；另一种是对比剂血管成像。无须对比剂的 MRA 成像方法主要有以下两种：一种是对组织磁化矢量的大小进行描述，最常见的是时间飞越法；另一种是对组织磁化矢量的方向或相位进行显示，最常见的是相位对比法。另外，随着技术的不断完善，不使用对比剂的血管成像技术也开始应用在胸腹部及四肢血管的成像。

（一）时间飞越法 MRA

1. 二维时间飞越法 MRA

二维时间飞跃法（2D-TOF）MRA 是依次收集一系列薄的单层二维层，每个 TR 周期仅收集一层，收集完一个层面后，位置会有轻微的变化，再收集另一个相邻层面。由于血流仅需要在 TR 之间移动很短的距离，即使血流缓慢也可以形成好的信号对比，血流也不太可能饱和。因此，2D-TOF 对慢血流有很大的影响，2D-TOF 主要用来显示慢血流。此外，由于 2D-TOF 饱和效应的可能性相对较小，所以可以用于血管的大范围成像。

为保证血管影像的分辨率，层厚最好用 1.0 ~ 2.0 mm，通过对这些层面进行叠加，可以使分辨率有所提高。通过将预饱和带平行于层面放置，最有效地设置一个"行走"的预饱和带，与采集表面保持固定距离，从而清除由相反流动方向引起的血管信号。

2. 多个层块的 3D-TOF MRA

2D-TOF 更容易对较慢的血流产生更显著的影响，血流与静态组织之间有更明显的对比度；3D-TOF 提供的分辨率和信噪比更好一些；将这两种方法相结合，可收集到很多个重叠的 3D 层块（slab），这就是多个重叠薄层块成像技术。

（二）相位对比法 MRA

1. 三维相位对比法 MRA

三维相位对比法（PC）是最基本的 PCA 方法，其优点是能用很小的体素采集结果，减少体素内失相位并提高对复杂流动和湍流的显示。另外，3D-PCA 可在多个视角对血管进行投影。

2. 2D-PC

这是对一个或多个单层面进行的成像，每次激发的层面只有一个。尽管 2D-PC 用很短的时间成像，但却有很低的空间分辨率，通常在 3D-PC 成像之前用于流速预测成像，定位血管。

3. 电影（cine）PC

电影 PC 基于 2D-PC，是在心动周期的不同时刻（时相）得到的图像，此类采集需要使用心电或脉搏门控。电影 PC 可用于搏动血流的评估和各种病理性流动状况。

（三）对比增强 MRA

TOF 法和 PC 法是以血液流动的增强效应及相位改变效应为基础，检查时间长，受血流方向、速度、类型和血管的形态等因素的影响。对比增强 MRA（CE-MRA），其原理与上述技术完全不同，它是一种已经广泛应用于临床的 MRA 方法，其有很短的成像时间、很广的适用范围、很强的实用性，特别适用于生理运动区的胸部血管、腹部血管及搏动性强的四肢血管，能够使其呈现出效果极好的图像。

CE-MRA 使用具有非常短的 TR（≤ 5 ms）和非常短的 TE（≤ 2 ms）的快速梯度回波序列。对于这样短的 TR 和 TE，各种组织的纵向磁化非常小，并且信号强度也非常小。当将磁共振顺磁性造影剂注入血管中时，血液的 T_1 弛豫时间会非常短，血液会显示出高信号，因为血管的 T_1 弛豫时间比其周围组织的 T_1 弛豫时间要短得多，由此形成的血管图具有十分强烈的对比度。

另外，根据对比剂到达各级血管的首过时间不同，可以设定最佳数据采集时间，有目的地选择动脉或静脉成像。

用于这种动态 CE-MRA 脉冲序列的扫描时间要求非常短，才能与各级血管的首过时间同步。扫描时间一般为 10 ～ 20 ms，对于胸、腹部应该行屏气扫描。

首先给被检者建立静脉通道，连接好高压注射器。应先采集一组给药前的数据作为蒙片，再进行透视扫描，进行团注，当造影剂到达指定血管时，立即切换到 CE-MRA 序列进行采集数据。此序列利用 K- 空间中心填充方式，确保对比剂浓度峰值与数据采集同步，从而形成最佳的血管效果。如果收集时间太早，血管中造影剂的浓度仍会迅速增加，这容易形成环状伪影。如果收集速度太慢，动脉中的信号强度会降低，静脉会显影，导致静脉污染。

血管的信号强度随着对比剂中钆浓度的增加而增加，MRA 通常使用浓度为 0.1 ～ 0.3 mmol/kg 的注射量，注射完药后以同样的速度注射一定剂量的生理盐水，以达到团注的效果。

（四）time-slip 血管成像技术

time-slip 技术是在不使用对比剂的情况下利用呼吸门控或心电门控对血管进行成像的新技术。它其实是一个 true-SSFP 序列，与常规无须对比剂的磁共振血管成像（TOF 法，PC 法）的主要区别是其使用一个有选择性的 IR 标记脉冲。选择性的 IR 标记脉冲的主要作用是在被选择区域内进行 IR 脉冲激励使此区域产生饱和效应，抑制此区域内的所有信号。当数据进行采集时被 IR 脉冲选择的区域呈低信号，未被 IR 脉冲选择的新鲜血液流入此区域呈高信号。

影响 time-slip 技术血管成像的主要因素有：黑血翻转时间（BBTI）值的选择、扫描时被检者的呼吸情况及扫描模块的放置。其中最主要的影响因素是 BBTI 值的选择，BBTI 值过小，背景能被很好地抑制，但是动脉血流入时间不足会使血管的分支不能被很好地显示；BBTI 值过大，背景信号慢慢地恢复，不能很好地抑制，周围组织信号的恢复导致血管无法很好地显示。

（五）MRA 的图像后处理

当使用以上方法获取血管图像后，仅仅是获取层面内的血管段图像，为了获取整个成像范围的血管图像，必须使用最大密度投影（MIP）重建技术。MIP 将三维空间中的高强度信号投射到平面上，以形成连续的立体血管图像。CEMRA 数据先和蒙片进行减影然后进行重建。

3D 空间中的数据投影可以从左到右、从前到后、从头到尾，多角度旋转投影（也就是说，首先选择一个特定的轴，然后设置投影平面并沿该轴旋转特定角度，最后进行投影）。还可以在电影模式下显示由多个视角投影生成的一系列图像，以区分空间中不同血管的不同位置。

（六）临床应用

1. TOF 法

（1）3D-TOF。主要有以下用途：评估 Willis 环；评估颅内脑动静脉畸形（AVM），用于呈现供血动脉和异常血管巢（团）；对颅内动脉瘤进行检测和评估，对 > 3 mm 的动脉瘤效果较好；对颈部血管进行检测和评估。

（2）2D-TOF。主要有以下用途：对颈动脉、颈动脉分支部的形态进行评估并观察是否有闭塞；对椎—基底动脉形态及是否有闭塞进行评估；对脑静脉解剖进行评估；对主动脉弓、周围血管等进行评估。

（3）多个重叠薄层块采集（MOTSA）和滑动间隔 ky 采集（SLINky）。主要有以下用途：对全脑范围动脉进行评估；对颈动脉及其分支部血管形态等进行评估。

2. PC 法

（1）2D-PCA。主要有以下用途：对 MRA 进行定位描定；显示颅内 AVM 和动脉瘤，并通过不同的流速编码可显颅内 AVM、动脉瘤中的快速血流和慢速血流；定量分析血流方向和流速；对门静脉和肝静脉状态等进行评估。

（2）3D-PCA。主要有以下用途：对颅内 AVM、动脉瘤进行评估；将颅内静脉畸形和静脉闭塞情况呈现出来；全脑大容积血管成像；对外伤后的颅内血管损伤情况进行评估；呈现肾动脉。

3. time-slip 技术

time-slip 技术应用于：①肝动脉血管成像；②门静脉血管成像；③肾动脉血管成像等。

第四章

X线临床诊断

第一节　呼吸系统疾病的X线诊断

一、弥漫性肺部病变

（一）亚急性或慢性血行播散型肺结核

1. 临床特点

多见于成年患者，在较长时间内由于多次少量的结核菌侵入引起亚急性或慢性血行播散型肺结核。患者可有低热、咳嗽、消瘦等症状。病理上病灶多以增殖为主。

2. X线表现

（1）病灶主要分布于两肺上中肺野；分布不均匀，锁骨下区病灶较多；有时以一侧上中肺野为主。

（2）病灶结节大小极不一致，粟粒样细结节、粗结节或腺泡样结节同时混合存在。

（3）结节密度不均匀，肺尖、锁骨下区结节密度高，边缘清楚，可有部分纤维化或钙化；其下方可见增殖性病灶或斑片状渗出性病灶。

（4）病变恶化时，结节融合扩大，溶解播散，形成空洞，发展成慢性纤维空洞型肺结核（图4-1）。

3. 鉴别诊断

亚急性或慢性血行播散型肺结核的特点是三不均匀（分布、大小、密度），多位于两肺上、中肺野，病灶结节大小不等，病灶可融合、干酪坏死、增殖、钙化、纤维化、空洞。须与经常遇到的粟粒型支气管肺炎、尘肺（肺尘埃沉着病）、肺泡细胞癌、粟粒型转移癌及含铁血黄素沉着症等鉴别，鉴别参照急性血行播散型肺结核的鉴别诊断。

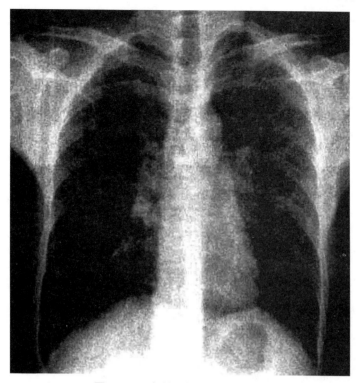

图 4-1　亚急性血行播散型肺结核

4. 临床评价

亚急性、慢性血行播散型肺结核起病较缓，症状较轻，X线胸片呈双上、中肺野为主的大小不等、密度不同和分布不均的粟粒状或结节状阴影，新鲜渗出与陈旧硬结和钙化病灶并存，结合实验室检查一般诊断不难。胸部 HRCT 对于细微钙化影，有助于诊断。

（二）肺泡细胞癌

1. 临床特点

肺泡细胞癌为多发性的细支气管肺癌，癌肿起源于细支气管上皮或肺泡上皮，女性多于男性，发病年龄为 30 ~ 60 岁，病程进展快。有学者认为是多中心性发展为癌肿，也有学者认为是支气管播散的癌肿。细支气管肺泡癌分为弥漫型、结节型和浸润型三种，临床工作中以弥漫型多见。临床症状有胸痛、顽固性咳嗽、呼吸困难、痰液量多而呈黏稠泡沫状，易误诊为肺转移癌。

2. X 线表现

表现为两肺弥漫、大小不一的结节影，轮廓模糊，细如粟粒，粗的可似腺泡样结节，一般在肺门周围较多地密集，8% ~ 10% 的病例可伴有血胸。有时可表现如小叶性肺炎样浸润粗大斑片影（直径为 1 ~ 2 cm），边缘模糊。肺泡细胞癌有时也可表现为巨大球状肿块影，边缘呈分叶状，直径大小为 2 ~ 6 cm，类似周围型肺癌。

3. 鉴别诊断

弥漫型肺泡细胞癌须与粟粒型肺结核鉴别，后者病灶直径较小，多为 1 ~ 2 cm，且大小一致，分布均匀，密度相同；尚须与肺转移灶鉴别，对有肺外肿瘤病史的应首先想到转移瘤，其病灶可大可小，轮廓相当整齐，分布于两肺中下部，病灶无支气管充气征；也须与尘肺鉴别，但其有职业病史，除弥漫性结节状病灶外，肺纹理明显增多紊乱，交织成网状，肺门影增大，甚至出现壳状钙化。此外，须与肺真菌病、肺寄生虫病、结节病鉴别。

浸润型肺泡细胞癌病变与肺炎渗出性病变相似，但后者改变快，经过有效治疗后，短期内明显吸收消失。

4. 临床评价

结节型表现为孤立球形阴影，轮廓清楚，与周围性肺癌的 X 线表现相似，空泡征在此型肺癌较多见。浸润型与一般肺炎的渗出性病变相似，轮廓模糊。病变可呈片状，也可累及一个肺段，甚至整个肺叶。病理上细支气管肺泡癌的组织沿肺泡壁生长蔓延，然后向肺泡内突入，肿瘤组织和分泌物可填塞和压迫肺泡腔和外围细小支气管，但较粗支气管腔仍保持通畅，因此在病变范围内通常夹杂未实变的肺组织，使其密度不均匀，并常见于支气管充气征。弥漫型肺泡细胞癌表现为两肺广泛结节状病灶，直径多为 3 ~ 5 mm，密度均匀，边缘轮廓较清楚。病变有融合的趋势，形成团块状或大片状实变影，在实变阴影中可见支气管充气征。

（三）特发性肺间质纤维化（阿曼—里奇综合征）

1. 临床特点

本病主要是原因不明的弥漫性肺间质纤维变，也可能是一种自体免疫性疾病。由于主要病理改变有肺泡壁的炎性细胞增多，继而发生纤维化，故又称为纤维化性肺泡壁炎。男性患者多于女性，症状为进行性气短、咳嗽、胸闷、胸痛，如伴继发感染，可有发热、咳脓性痰，病程除少数急性者外，多数为数年至十数年的慢性过程，最后可导致肺动脉高压与右心衰竭而死亡。

2. X 线表现

本病最早期的 X 线表现为细小的网织阴影，以下肺多见，此时患者可无症状，而肺功能检查已有异常表现，为肺弥散功能减退。后逐渐变为粗糙的条索状阴影，交织成粗网状影像，表现为两肺呈弥漫性索条状和网状影相互交织；肺纹理增多、增粗，延伸至外带，并呈广泛的蜂窝样结构，含有无数的、直径为 3 ~ 10 mm 的囊性透亮区，囊壁多数较厚；有时也可见到直径 3 ~ 5 mm 的结节影，或呈细颗粒状的毛玻璃样阴影；晚期由于继发感染，可伴有炎症性的模糊片状影，以及右心室肥大的征象。如肺部出现弥漫性肺间质纤维变的蜂窝样改变，而不能以肺源性疾病或尘肺解释时，应多考虑本病的可能性。

3. 鉴别诊断

患者的胸片上突出表现为两侧中下肺野弥漫性肺间质纤维化，而能产生肺部弥漫性间质纤维化的疾病很多，原发性弥漫性肺间质纤维化为其中一种，其病因尚未明确。对该病诊断必须慎重，首先要排除其他疾病导致的肺间质纤维化，才可考虑本病的可能。

4. 临床评价

由于本病的 X 线征象没有特征性，须结合临床表现，如患者有气急、咳嗽、体重减轻和乏力；一般痰量不多，可伴有血丝；可产生发绀和肺动脉高压，最后发展为肺源性心脏病，常有杵状指。肺功能检查最显著的改变是肺弥散功能减退。胸部 HRCT 检查有助于本病的诊断，可提出本病的可能，确诊往往依赖纤维支气管镜肺活检。

（四）尘肺（肺尘埃沉着病）

1. 临床特点

患者有长期接触粉尘的职业病史。病变以肺间质纤维组织增生为主，细支气管及血管周围纤维增生，肺泡壁及小叶间隔出现增厚，胸膜也出现增厚粘连，并有胶原纤维尘肺结节形成，肺门淋巴结轻度或中度肿大。临床上，患者可有胸痛、咳嗽、气短等症状。病变常自两下肺开始，逐渐向上肺发展。

2. X 线表现

两肺肺纹理普遍增多、增粗，扭曲紊乱，粗细不匀，并有蜂窝样网状纹理，纹理改变伸展至两肺外带，两肺纹理间并有弥漫分布的圆形或不规整形致密斑点影，斑点大小不等，直径多在 2 ~ 6 mm。结节的分布可以表现为均匀的成堆或不均匀的散在出现，有时可融合成团块状。两侧肺门影增宽而致密，有蛋壳样钙化淋巴结影。网状影可出现于整个肺野，同时胸膜可增厚钙化（多见于矽酸盐肺），形成胸膜斑、胸膜钙化。胸膜斑好发于第 7 至第 10 肋侧胸壁及膈肌腱膜部，表现为胸膜壁层胼胝样增厚伴凸向肺野的圆形或不规则形结节，一侧或双侧，但不对称。胸膜斑内可有线状、点状或不规则形钙化。胸膜斑发生于膈肌腱健膜及纵隔胸膜，致使心缘模糊、毛糙称蓬发心。肺和肋膈角胸膜极少累及，有时可有少量胸腔积液。矽酸盐肺患者易并发肺癌或胸膜间皮瘤，必须密切注意。

尘肺根据胸部 X 线的表现，分为一期、二期和三期。尘肺 I 期结节影局限于中、下肺野的 1 ~ 2 个肋间隙范围内，往往是右肺先发现结节影。尘肺 II 期结节影大量增多，弥散于全肺野，自锁骨下区至膈面均有结节影，两侧肺尖区往往清晰而有气肿，结节极少或无。肺底区亦有气肿，两侧膈面常见有幕状胸膜粘连。尘肺 III 期可见两上肺结节融合为直径 3 ~ 4 cm 的纤维肿块影，两侧对称或不对称存在。

3. 鉴别诊断

尘肺 X 线表现为两肺有广泛的肺纹理改变、纤维条纹及网状阴影，使整个肺野都像蒙上一层窗纱，或如毛玻璃样。尘肺结节的分布呈散在性，形态可不规则，密度较高，边缘较锐利，肺内有散在局灶性肺气肿透明区域存在。如果 X 线片上出现如此改变，在未了解到职业史的情况下，尚须与急性粟粒型肺结核、肺炎、恶性肿瘤、寄生虫病、肺泡微石症、含铁血黄素沉着症等鉴别。急性粟粒型肺结核的结节状影直径一般在 1 ~ 2 mm。大小一致，分布均匀，密度相同，肺纹理增加不明确。肺炎临床有感染症状与体征，结节状影边缘模糊；细支气管癌的结节较本例患者结节大，直径一般为 3 ~ 5 mm，痰细胞学检查可多次找到癌细胞，无粉尘接触史。血行肺转移瘤，一般结节较大，且分布肺外围较多，有肺外恶性肿瘤病史。寄生虫病根据疾病流行区、接触史、粪便培养、血清学检查可诊断。肺泡微石症的胸片，肺纹理不能显示，沙粒样钙质密度影，多孤立存在，不融合。含铁血黄素沉着症有原发和继发两种，前者发病年龄在 15 岁以下，反复咯血；后者多有心脏病史，尤其是二尖瓣狭窄的患者，有左心衰竭、肺静脉高压，可资鉴别。

4. 临床评价

本病患者一般年龄较大，发病缓慢，患者身体情况尚可，主要表现有气急，有咳嗽，但痰不多。晚期患者有杵状指及肺源性心脏病症状。实验室检查一般无重要发现。当患者出现两肺弥漫性肺间质病变时，应详细询问其职业病史，如有明确的粉尘接触史，应想到本病的可能，及时移交给职业病鉴定的相关机构。胸部 HRCT 检查对本病的鉴别诊断有帮助（图 4-2）。

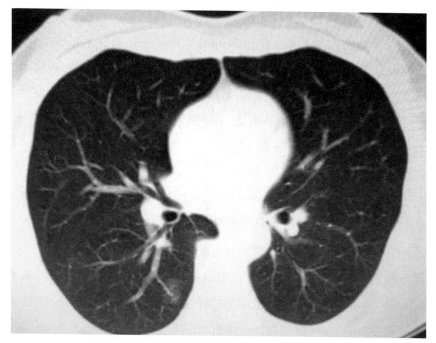

图 4-2　尘肺患者

（五）肺血行性转移癌

1. 临床特点

粟粒型肺转移癌最多见于血供丰富的原发肿瘤（如甲状腺癌、前列腺癌、绒毛膜癌，癌细胞直接侵入静脉系统→右心→肺毛细血管），或见于原发支气管肺癌，癌肿可贯穿肺动脉，引起大量的癌细胞播散。临床症状有咳嗽、咯血、呼吸短促、发绀。

2. X 线表现

两肺有弥漫分布的细结节影，大小不一，结节分布很密，中、下肺较上肺多些，结节边界模糊，但肺尖区常无结节，这点可与粟粒型肺结核区别。肺纹理一般性增强，可合并胸腔积液。

3. 鉴别诊断

粟粒型肺转移癌应与急性粟粒型肺结核、粟粒型支气管肺炎、尘肺及含铁血黄素沉着症等鉴别。急性粟粒型肺结核 X 线片早期两肺野呈毛玻璃样密度增高，两肺有从肺尖至肺底均匀分布、密度相似、大小一致的粟粒样结节；即"三均匀"特征。结节边缘较清楚，如结节为渗出性或结节融合时边缘可模糊。正常肺纹理被密集结节遮盖而不能显示，可有肺门或纵隔淋巴结肿大。

尘肺有明确的职业病史，X线表现为肺纹理增粗增多、紊乱扭曲、粗细不匀，甚至中断消失，并有蜂窝网状纹理。肺纹理间有大小不一、边缘清晰的结节影，直径在2~6 mm。密度较高，结节是按支气管走向分布的，可为均匀的成堆出现或不均匀的散在出现，一般结节影变化非常缓慢，逐渐增大，密度增高，直至出现融合现象；一般都有弥漫性肺气肿改变，而粟粒型肺转移癌一般没有肺气肿征象。

粟粒型支气管肺炎又称为小灶性支气管肺炎，病原体常由支气管侵入。引起细支气管、终末细支气管及肺泡的炎症。多见于婴幼儿，病情严重，有咳嗽、咳痰、气促、高热等症状，X线平片两肺野呈广泛分布的模糊粟粒状结节影，可伴有较大的斑片状致密影，以两下肺及内带较密；抗炎治疗，病灶吸收消散较快，病程较短。实验室检查白细胞计数值升高明显，红细胞沉降率正常。根据以上几点可与粟粒型肺转移癌鉴别。

肺含铁血黄素沉着症为肺内多次少量出血，血液吸收后肺泡内吞噬细胞内有含铁血黄素沉着。多见于有心脏病病史者，也可为特发性，或合并肾小球肾炎。X线多表现为双肺中、下野弥漫性结节影，密度较高，边缘清晰，阴影长时间无变化。

此外，有时尚须与细菌和病毒感染、寄生虫病、肺泡微石病、新生儿肺透明膜病、肺泡蛋白沉着症及真菌病等鉴别，结合粟粒型肺转移癌X线影像学特点、临床病史及实验室检查可鉴别。

4. 临床评价

肺部是转移性肿瘤最多发生的部位，其他脏器的恶性肿瘤均可以通过血液或淋巴系统转移到肺部，所以常有肺外恶性肿瘤病史。肺转移瘤在未行治疗前，一旦发现进展迅速，半个月至1个月内病灶可增多、增大。有时初诊往往误为粟粒型肺结核，在发现原发肿瘤或在积极抗结核治疗下，弥漫性病变不但不见缓解，还会进展恶化，即应高度怀疑转移癌的可能。甲状腺癌用放射碘治疗，子宫绒毛膜癌用抗癌药治疗，肺部粟粒型转移灶可全部吸收治愈。

（六）结 节 病

1. 临床特点

结节病也称为肉样瘤、伯克肉样瘤病（boeck sarcoid）等，属于一种非干酪性肉芽肿。国内较少见，有明显的地域性，温带较多，欧洲发病率较高。就人种而言，黑人最多，白人次之，黄种人少见。女性略多见。任何年龄均可发病，发病年龄多见于20~50岁。病程变化大，有自愈倾向。病因不清，多认为与病毒感染有关。结节病的基本病理改变，系非干酪性肉芽肿（由上皮样细胞、郎格汉斯细胞、淋巴细胞及纤维细胞组成），可侵犯全身淋巴结、肺、眼、皮肤、肝、骨等组织。病变可在淋巴结或肺实质。结节可在数月内完全吸收，也可被纤维组织所代替，形成肺间质的弥漫性纤维化。

临床上多无症状或仅有轻微呼吸道症状，胸部体征阴性。全身性周围淋巴结肿大的约占 40%。肝脾肿大的约占 20%。红细胞沉降率增快，皮内结核菌素试验常为阴性。

2. X线表现

为两侧对称性肺门及气管旁纵隔淋巴结肿大，呈分叶状肿块影，边界清晰锐利，一侧或两侧气管旁淋巴结肿大，往往以右侧为主，同时可伴有肺门淋巴结肿大。淋巴结多呈中等肿大，边缘清楚，多发性结节呈土豆块状。约有 60% 的病例当肺门淋巴结缩小消退时，两肺野出现弥漫性粟粒状（直径为 1～5 mm）结节影，伴有网状纤维索条状阴影；经随访 1～3 年，大多数病例肺门淋巴结影与肺部浸润影可完全吸收。但有 15%～20% 的病例，肺部病变不见吸收而转化为肺间质纤维变，最后导致呼吸衰竭或肺源性心脏病。肿大的淋巴结压迫支气管引起狭窄可致肺气肿或肺不张，累及骨骼出现趾、指的囊肿样改变，以及易出现肾结石等。糖皮质激素治疗可促使病变吸收。

3. 鉴别诊断

结节病的诊断常应与淋巴瘤、淋巴结结核、转移瘤及肺癌的纵隔淋巴结转移等鉴别。淋巴瘤通常从气管旁淋巴结开始，常累及气管旁淋巴结、肺门及内乳淋巴结，早期累及单一淋巴结，肿瘤较小时，X线表现轻微，多难以确认；淋巴结肿大明显时，其典型 X 线表现为纵隔多向两侧呈对称性增宽，肿瘤主要在气管两旁，可压迫气管变窄，肿瘤边缘清楚呈波浪状，或呈明显的分叶状，该类肿瘤对放射线较敏感。淋巴结结核通常发生在儿童或青年，而结节病常为成人，淋巴结结核往往为单侧性的，结核菌素试验阳性，提示结核。原发肺肿瘤及肺转移瘤常伴有纵隔、肺门淋巴结肿大，好发于中老年人，原发肺肿瘤常表现为肺内单个病灶，转移性肿瘤大多有肺外原发病灶。

4. 临床评价

非干酪性肉芽肿并非结节病所特有，因此本病诊断须结合临床、X 线和病理检查的结果而定。结节病侵犯肺部 X 线表现多种多样，根据不同的病理基础分为淋巴结型、浸润型和硬变型。肺部的病变可以完全吸收。如存在时间较久而未吸收，即可发展为间质纤维病变，而表现为间质纤维病变和结节病变同时存在；或者甚至以间质纤维病变为主。结节病两侧肺门淋巴结肿大，临床症状轻微，为其特点。常应用淋巴结及前斜角肌脂肪垫活检、支气管镜检查、结核菌素试验（PPD，5IU）及克韦姆试验等方法证实。但有学者提出肝活检有助于诊断。还有学者指出，血管紧张肽转换酶（ECA）≥ 60 U/mL 有确诊意义。

胸部 CT 尤其是 HRCT 检查有助于本病的影像学诊断，除了能清晰显示纵隔、肺门淋巴结肿大外，还能显示肺内结节及肺间质增厚征象。

（七）过敏性肺炎

1. 临床特点

过敏性肺炎是一种肺部的过敏性表现，临床特征为肺内有一过性的、游走性的炎症病变，血液中嗜酸性粒细胞增多，全身症状一般不显著。患者常有个人或家族史。不少患者查不出过敏原，可能有自体免疫的因素，常见的病原有各种寄生虫感染；也可由药物、花粉、真菌孢子过敏引起。病理改变为在肺间质、肺泡壁及末梢细支气管壁内及肺泡渗出液内有嗜酸性粒细胞浸润。

许多病例可无症状，有时只在体检透视时被发现。有些患者可有咳嗽、咳少量黏液性痰或有头痛不适感。多数病例不发热，或仅有低热。白细胞计数正常或有轻度至中度增高，而嗜酸性粒细胞分类可增高至 0.1 ～ 0.7，红细胞沉降率稍快。

2. X 线表现

病变无特征性，常表现为肺野内密度较低，边缘模糊的斑片状或大片状影像，以两肺中、下野较密集，肺尖区可无病变。往往多发、散在和非节段性分布，大多不与肺门相连。其影像较淡，与周围正常肺组织无明显界限呈薄纱状。少数患者可表现为粟粒样，但密度低，也可表现为结节状。可有轻微胸膜反应，病灶一般在 3 ～ 4 天内可自行消失，但可在其他部位又出现新病灶，这种病灶的暂时性和游走性是本病的特点。病变后期肺内可出现不规则小结节、线样影、网状或蜂窝影。

3. 鉴别诊断

过敏性肺炎的弥漫性粟粒影多不均匀，常伴有小斑片状实变影，病灶的形态、密度短期内可出现变化，肺内病灶的暂时性和游走性是本病的 X 线影像特点；另外，肺内病变较重，而患者的临床表现较轻，是本病的另一临床特征。本病须与支气管肺炎、间质性肺炎、肺结核等鉴别。

支气管肺炎常表现为两下肺内、中带见沿着肺纹理分布的颗粒状、小斑片或斑点状阴影，可融合成大片状，整个病变密度不甚均匀，边缘模糊不清，单个病变处中央部密度较高，可有小空洞，但较少见。

间质性肺炎表现为病变较广泛，分布常以胸膜下外带肺组织为主，肺门结构模糊，密度增高，轻度增大，细小支气管梗阻引起弥漫性肺气肿或肺不张表现，病变吸收较实变性炎症慢，慢性病例可导致肺间质纤维化。

肺结核的临床表现与本病有较多相似处，影像表现以其不同的病理阶段而表现不同，肺内常出现纤维空洞、钙化病灶，且肺结核的病变分布以上、中肺野多见，有相对好发的部位，结合痰检抗酸杆菌、结核菌素试验等，可与过敏性肺炎鉴别。

4. 临床评价

过敏性肺炎者一般均有过敏原接触史，因此必须详细询问病史，尽可能找出过敏原。实验室检查嗜酸性粒细胞增高，依据其影像表现，可确立诊断。因其肺内病灶的暂时性和游走性的 X 线影像特点，短期 X 线胸片复查是其必要的鉴别诊断手段。CT 检查，特别是HRCT 检查有利于发现肺内病灶及提供鉴别诊断信息。

二、肺内孤立性和多发性球形病灶

（一）周围型肺癌

1. 临床特点

肺癌大多数起源于支气管黏膜上皮，也称为支气管肺癌，少数起源于肺泡上皮及支气管腺体。近年来，肺癌的发病率明显增高，处于各恶性肿瘤的前列。多发生在 40 岁以上的成年人，男性多于女性，但近些年女性的发病率也明显升高。

周围型肺癌是指发生于肺段以下支气管直到细小支气管的肺癌。位于肺中间带及周边部，在肺内形成肿块，以腺癌及鳞癌多见。临床表现为咳嗽、咳痰、痰中带血，也可无任何临床症状。发生在肺尖部的肺上沟癌可有霍纳综合征，部分病例可伴有关节肿痛及内分泌紊乱症状。多数患者临床症状出现较晚。

真正的病因至今仍不完全明确。大量资料表明：长期大量吸烟，特别是多年每天吸烟40 支以上者，肺癌的发病率是不吸烟者的 4 ~ 10 倍。环境污染是肺癌的一个重要致病因素。人体自身的免疫状况、代谢活动、遗传因素、肺部慢性感染等也可能对肺癌的发病有影响。

以往，肺癌分为小细胞及非小细胞肺癌，非小细胞肺癌又分为鳞状细胞癌、腺癌、复合癌和大细胞未分化癌。目前，临床将肺癌分为常见的 4 种类型。①鳞状细胞癌：肺癌中最常见类型，多见于 50 岁以上男性，以中央型肺癌常见。对放化疗敏感，先发生淋巴道转移，血行转移较晚。②小细胞癌：发病率相对较低，多见于年龄较轻男性，以中央型肺癌常见。虽对放化疗敏感，但预后差，较早发生转移。③腺癌：发病率相对较低，多见于年龄较轻女性，以周围型肺癌常见。细支气管肺泡癌也属此型。一般较早发生血行转移。④大细胞癌：肺癌中最少见的类型，预后最差。

2. X线表现

早期肿块较小，直径多在 2 cm 以下，显示为密度较低、轮廓模糊的阴影，平片与炎症相似，癌肿继续发展，成为 3 cm 以上较大的球形或圆形块影，可有以下征象。①单发性肿块阴影，直径一般为 2～6 cm，以 3～4 cm 者多见。②肿块影密度较高，多数比较均匀，部分呈结节堆集而浓淡不均。部分病例可有空洞形成，洞内壁不规则，可见壁结节，少见气液平；以鳞癌多见。X线片少见瘤内钙化。③肿块边缘多数有分叶或脐样切迹，也可呈边缘光滑的球形阴影。肿块影周边较模糊及毛刺是重要的 X 线征象。④瘤体周边部可有斑片状阻塞性肺炎阴影。⑤胸膜下肿块易引起胸膜增厚及胸膜凹陷。也可有肋骨破坏。⑥胸内转移时可有胸腔积液、肺门及纵隔淋巴结肿大。⑦CT 检查能更清晰显示瘤周征象和瘤内结构，对确诊及检出转移灶有极大帮助。

3. 鉴别诊断

周围型肺癌诊断要点是外围肺组织内发现结节或肿块，直径 3 mm 以下者多有空泡征、支气管充气征、分叶征、毛刺征及胸膜凹陷征。直径较大者可有分叶征，肿块内可发现癌性空洞。周围型肺癌须与肺结核球、肺囊肿、肺良性瘤（炎性假瘤）、慢性肺脓肿等相鉴别。结核球周围有小结核病灶，即卫星灶；或有其他结核依据，如对侧或同侧其他部位有结核病变，或有结核性胸膜炎等。结核球有时可见外围粗长的毛刺，由周围指向中心，毛刺靠近病灶边缘常中断，是病灶周围纤维化形成的。有时病灶边缘呈浅小的分叶状。

由于结核球融合过程中浓缩，在瘤体周围可形成 1～2 cm 的环形透光影，称为"月晕"征。病变多在上叶尖后段的肺表面部位。结核球的发展较慢，在观察复查过程中，多数病例无增大或增大不明显。1 年以上无大小改变，基本可肯定结核球的诊断。癌性空洞是癌组织液化坏死并经支气管排出后形成。肺癌空洞较肺结核空洞少见，肺癌空洞通常偏心性、壁厚、内壁凹凸不平，外壁可见分叶和毛刺征象，如有肋骨、胸椎等骨骼侵蚀或转移时，诊断就更为可靠。而肺结核空洞周围有"卫星病灶"，可有支气管引流，洞壁一般比较光整。依靠上述征象结核球可与周围性肺癌鉴别。

（1）支气管肺囊肿：在 X 线上表现为圆形、椭圆形阴影，单发或多发薄壁透光区，卷发状、蜂窝状阴影；虽反复感染，病灶部位不变，其他肺野无新病灶出现。充分了解病史，一般鉴别诊断不困难。

（2）肺炎性假瘤：在组织结构上主要为成纤维细胞、大量的血管组织和各种炎性细胞的混合。本病的病因尚不完全明确，多数学者认为是炎性病变修复改变形成的。X 线表现为肺内团块状阴影，密度较高而均匀，边缘整齐，肿块直径多数在 2 ~ 4 cm，但个别病例可以超过 4 cm，最大者可达 10 cm 以上，肿块不出现空洞。一般肿块邻近肺野清楚，无炎性病变，也无胸膜改变。大多发生于肺表浅部位，生长缓慢，甚至无变化。极个别病例，病变阻塞叶支气管，形成肺叶不张、包裹性肿块，甚似中央型肺癌表现，给诊断带来困难，进一步支气管镜检查可帮助诊断。该病变为良性，当胸片难以定性时，可经皮穿刺活检，可确定诊断。

（3）肺脓肿：早期表现可见受累的肺段呈楔形或不规则类圆形的致密影，中心浓而周围略淡，边缘模糊，与一般肺炎实变相似。1 ~ 2 周后，致密影中出现含有液平的空洞透亮区，空洞周围有浓密的炎症浸润影。病程超过 3 个月以上的，往往转变为慢性肺脓肿，呈肺段性致密影，含有厚壁空洞及液平，常侵及邻近肺段，形成多房性肺脓肿。脓肿四周有粗乱的纤维条索影，病灶影可继续扩大，伴有胸膜增厚。短期内随访，可显示病变病理演化，可与周围型肺癌鉴别。

其他肺孤立性球形病灶错构瘤、脂肪瘤、单发转移瘤等，均可表现为肺孤立性球形病灶，但这类病变都有其各自的 X 线影像特征及典型病史，因此，综合病史及影像学特征可明确诊断。

4. 临床评价

肺癌起源于支气管黏膜上皮，并向支气管腔内或（和）邻近肺组织内生长，引起相应支气管的狭窄、闭塞，引起远端肺实质的继发性改变，局部形成占位征象。同时癌组织可侵犯淋巴、血管，通过淋巴道、血管、支气管转移扩散。常规 X 线胸片对诊断周围型肺癌有一定的局限性，特别是对早期周围型肺癌和隐匿在心影后方的病灶，有时较难发现；对是否有肺门及纵隔淋巴结转移更是难以显示。CT 检查可弥补常规 X 线胸片的不足，对病灶内部及周边的细节能提供较多的信息，CT 增强检查及 CT 灌注成像对周围型肺癌的鉴别诊断有极大的帮助。

CT 检查周围型肺癌的征象如下。①结节肺界面：有毛刺征、放射冠及分叶征等。有上述征象者多支持肺癌的诊断。②结节内部征象：肺癌内部密度多不均匀；若病灶中心有坏死，可形成壁厚薄不均空洞；肺癌还可见到结节内的空泡征、支气管充气征；肺癌内钙化少见，仅占 2% ~ 5%。③胸膜及胸壁侵犯：病灶与胸膜间可见对诊断周围型肺癌较有特征意义的胸膜凹陷征，较大肺癌可累及邻近胸膜至胸壁，在 CT 显示肿块与胸膜界面不清楚；有时可见肋骨破坏，胸膜面小结节。④肺内转移征象：两肺可见大小不同结节灶，两下肺较多见。

MRI 周围型肺癌主要表现为肺内孤立性结节或肿块，在 T_1WI 呈中等信号（与肌肉相仿），T_2WI 与质子密度加权像均为高信号，显示肺内病变不如 CT，但对病变向周围侵犯情况及纵隔、肺门淋巴结转移情况可提供较多信息。

周围型肺癌还可沿血管周围直接向肺门浸润，产生球形阴影与同侧肺门之间的索条状阴影，通常较细而紊乱，断续地引向肺门，此时肺门通常已有肿大的淋巴结出现。周围型肺癌的诊断是一个比较复杂的问题，除了充分利用多种 X 线检查手段取得材料以外，还应密切结合痰细胞学检查、纤维支气管镜检查及临床各方面的资料进行判断。

（二）肺结核球

1.临床特点

结核球（结核瘤）常为浸润型肺结核病变过程中的一种表现，病理上为局限性干酪化病，为纤维组织包绕的干酪样坏死团块，按形成过程分为 4 型。①干酪样肺炎局限而成的结核球：纤维包膜很薄，厚度仅为 1 mm。②同心圆层状结核球：系结核球扩展、再扩展后，历次形成的纤维包膜、历次扩展的厚度不等的干酪坏死层相间而成。③阻塞空洞型结核球：由结核空洞的引流支气管完全阻塞，内容物浓缩凝固而成。④肉芽肿型结核球：结核性肉芽肿发生干酪样坏死而形成，由数个病灶融合而成。

2.X 线表现

结核瘤边缘多光滑、清楚或有索条，无分叶或仅有浅分叶，偶有典型分叶；常有点状或斑点状、斑片状钙化，也可有空洞，其空洞为边缘性或呈裂隙样，大多数病例病灶周围有卫星灶，表现为致密的小或微小结节、索条状影等，有时可见肺纹理牵拉等肺结构扭曲改变。

3. 鉴别诊断

典型的结核球诊断不难，以往常有肺结核病史，病灶内有斑点及斑片状钙化、周围有卫星病灶是其特征性影像表现。与其他疾病的鉴别诊断详见本节周围型肺癌鉴别诊断。

4. 临床评价

结核球的主要特征为球形病灶，一般直径为 1 ~ 4 cm，大者可达 8 cm，个别可达 10 cm，但极罕见。由于在结核球形成过程中产生包膜，故一般呈圆形或椭圆形，边缘整齐、光滑。病灶密度较高而且均匀，其中可有钙化、干酪病变、浸润或液化，或小空洞。绝大多数病例，结核球周围有结核病灶，即卫星灶；或有其他结核依据，如对侧或同侧其他部位有结核病变，或有结核性胸膜炎等。结核球有时可见外围粗长的毛刺，由周围指向中心，毛刺靠近病灶边缘常中断，是病灶周围纤维化形成的。有时病灶边缘呈浅小的分叶状。由于结核球融合过程中浓缩，在瘤体周围可形成 1 ~ 2 cm 的环形透光影，称为"月晕"征。结核瘤的数目大多为一个，有时可达几个。病变多在上叶尖后段的肺表面部位。结核球的发展较慢，在观察复查过程中，多数病例无增大或增大不明显。1 年以上无大小改变，基本可肯定结核球的诊断。依靠上述征象可与其他病变鉴别。但缺少特征性改变时，可采取 CT 检查或经皮穿刺活检，甚至手术切除也是明智的，以免延误肺癌的诊断和治疗。

（三）球形肺炎

1. 临床特点

形态呈孤立、圆形变的肺炎，称为球形肺炎，是一个以 X 线胸片的形态表现特点而命名的肺炎。本病的临床特点是：多数患者有急性炎症的表现，如发热、咳嗽、咳痰、白细胞计数升高和红细胞沉降率加快，还多并发基础性疾病。常好发于肺门旁下叶背段或上叶后段的节段性肺炎。其形成机制，有学者认为与呼吸道吸入性有关，也有学者认为是炎性渗出物通过肺泡小孔，向邻近周围肺泡呈放射状扩散蔓延而成。

2. X 线表现

球形肺炎阴影的范围接近一个肺段（5 ~ 6 cm），呈球形，无分叶及毛刺。仔细观察球形肺炎影的密度较淡而不均匀，深浅不一，含有隐约的透亮区，边界模糊，缺乏清晰的轮廓。多数患者病灶周围及肺门方向有较长索状阴影，以及所谓"局部充血征象"提示肿块为炎症。经 2 ~ 3 周的随访复查，肺炎阴影常迅速消散，而获最后确诊。

3. 鉴别诊断

最主要的是与周围型肺癌鉴别诊断。有学者认为 X 线胸片上球形病灶的一半以上边缘模糊为肺炎表现，而肺癌大部边缘清晰。另外是肺栓塞，可呈球形或类圆形，也是需要注意鉴别的。短时间内经抗感染治疗吸收消散，是其与其他肺内孤立性球形病变的重要鉴别点。

4. 临床评价

鉴别诊断困难时，CT 和经皮肺穿刺活检为球形病灶的确诊提供了有效的手段。CT 对病灶的密度、边缘、强化征等征象显示更为确切。

（四）肺脓肿

1.临床特点

肺脓肿是由多种病原菌引起的肺部化脓性感染，早期为化脓性肺炎，继而发生坏死、液化和脓肿形成。引起肺脓肿的病原菌与上呼吸道、口腔的常存菌一致，常见的有肺炎链球菌、金黄色葡萄球菌、溶血链球菌、肺炎克雷伯杆菌等。急性肺脓肿常为上述细菌的混合感染。

发病机制分为 3 种类型。①吸入性：60% 的肺脓肿是由吸入口腔或上呼吸道带有病菌的分泌物、呕吐物等所致，尤其是在口腔、鼻腔及上呼吸道存在感染灶时。此外，在受寒、极度疲劳或昏迷等使全身抵抗力降低，咽喉保护性放射减弱等情况下均有利于感染性分泌物的吸入。吸入性肺脓肿发生的部位与体位有关，好发于右肺上叶后段、下叶背段与左肺下叶后基底段，且右侧多于左侧。②血源性：身体其他部位感染，引发败血症的脓毒栓子经血行播散至肺，使肺组织发生感染、坏死及液化，形成肺脓肿。血源性肺脓肿多为两肺多发病灶，以金黄色葡萄球菌多见。③继发性：肺脓肿也可继发于支气管扩张、支气管囊肿、支气管肺癌等。急性肺脓肿随着有效抗生素的应用，脓液的排出，脓腔可缩小而消失，但若在急性期治疗不彻底，脓液引流不畅，炎症持续不退，脓肿周围的纤维组织增生使脓肿壁增厚，肉芽组织形成，病灶迁延不愈而转变为慢性肺脓肿。急性肺脓肿的表现类似于急性肺炎，如寒战高热、咳嗽咳痰、胸痛，全身中毒症状较明显等。发热 1 周后常有大量浓痰咳出，若为厌氧菌感染，则为臭痰。慢性肺脓肿有经常咳嗽、咳脓痰和血痰，不规则发热伴贫血、消瘦等，病程都在 3 个月以上，并可有杵状指。

2.X 线表现

肺脓肿早期呈较大区域的密度增高影，边缘模糊，呈楔形的肺段或亚段实变，底部贴近胸膜。进一步发展，中央出现低密度液化坏死区，经支气管排出坏死物质后，形成空洞。急性肺脓肿形成期的空洞内壁可凹凸不平，并多见气液平面，形成近肺门侧常见支气管与脓腔相通。急性肺脓肿可伴有反应性胸腔积液和胸膜增厚，可因肺脓肿破入胸腔而形成局限性脓胸或脓气胸。短期间，病灶阴影可有明显改变（吸收缩小或进展扩大）。肺脓肿痊愈后可不留痕迹，或仅留下少量纤维条索影。慢性肺脓肿以纤维厚壁空洞伴肺组织纤维化为主要特征，内外壁界限均比较清晰，邻近肺野有慢性炎症、支气管扩张、新的播散灶和旧的纤维化等。血源性肺脓肿多为两肺多发片状或结节状密度增高影，边缘模糊。有些结节中央出现液化坏死，有些则出现空洞，可见透亮区及气液平面。

3. 鉴别诊断

吸入性肺脓肿须与癌性空洞及继发于阻塞性肺炎的肺脓肿鉴别；伴有液平时，还须与结核空洞、肺囊肿伴感染鉴别。继发于阻塞性肺炎的肺脓肿，肺门部可见肺癌的原发病变，癌性空洞呈厚壁，外缘呈分叶，可见毛刺，边界清晰等可资鉴别。结合病史分析及痰液检查，可以确诊。

4. 临床评价

大多数肺脓肿为吸入性，结合病史分析及痰液检查，X线表现为病灶边缘模糊，洞壁光滑整齐，内多见液平，多数肺脓肿可明确诊断。CT检查可提供确立诊断和鉴别诊断的更多信息。

（五）血行转移性肺癌

1. 临床特点

人体许多部位的原发性恶性肿瘤均可经血行转移至肺内。血行转移多由局部癌细胞侵入静脉系统，通过右心癌栓分布至肺血管及毛细血管，发展为两肺转移性癌灶。绒癌、乳腺癌、肝癌、胃癌、骨肉瘤、甲状腺癌、肾癌、前列腺癌、精原细胞瘤及肾胚胎瘤均可发生肺转移。

肺转移癌的临床症状：可无任何临床症状。两肺多发转移瘤可有咳嗽、咯血、胸痛及呼吸困难，随着肺内转移瘤数量增多、增大，呼吸困难可进行性加重。

肺转移癌可是原发瘤的初发症状。有些患者肺转移癌得到病理证实，而找不到原发灶部位。

2. X线表现

（1）两肺野多发散在结节或球形肿块影，病灶密度中等，边缘清楚。因受血流分布影响，中、下肺野较多。4%左右的球形灶内可出现空洞。

（2）由于转移发生的时间有先后，故转移性球形灶的大小不等。

（3）短期内随访，球形肿块影的数目不断增多，体积也逐渐增大。

（4）有时可伴发胸膜腔或心包腔血性积液。

（5）有些肺转移癌可以单发而较大，可误诊为原发性肺癌，多见于胃癌或肾癌的转移。

（6）有些肺转移癌可呈粟粒样结节，似粟粒型肺结核，多见于甲状腺癌的转移。

（7）成骨肉瘤的肺内转移灶可发生骨化，球形灶的密度增高如骨质。

（8）子宫绒毛膜癌的肺转移灶，可呈多发圆球形肿块影或为粟粒样结节影，经抗癌治疗后，常能完全吸收而治愈。

3. 鉴别诊断

肺转移癌须与肺结核、金黄色葡萄球菌肺炎及其他病原引起的肺炎、真菌病、胶原病、尘肺、恶性组织细胞病（恶性组织细胞增生症）、结节病、淀粉沉着症等鉴别。其中以肺结核须与转移癌鉴别的机会较多，特别是发生于两肺中下肺野的血行播散型肺结核。

（1）急性粟粒型肺结核：有高热、咳嗽、呼吸困难、头痛、昏睡及脑膜刺激征等症状。有的患者临床症状轻微，仅表现为低热、食欲减退及全身不适。红细胞沉降率增快在胸片上表现为两肺野从肺尖到肺底均匀分布的粟粒样大小结节阴影，其特点是"三均匀"：病灶大小均匀、密度均匀和分布均匀。病灶边缘较清楚。

（2）亚急性及慢性血行播散型肺结核：在临床上起病不明显，可有低热、咳嗽、咯血、盗汗、乏力及消瘦等临床症状。在胸片上特点是"三不均匀"：表现为大小不等的阴影，密度较高与密度较低病灶可同时存在，有的病灶还可发生纤维化或钙化。病灶主要分布在两肺上、中肺野，但分布不均匀。

有时仅根据 X 线影像鉴别比较困难，应重视临床材料。对于一时鉴别确实有困难的病例可先行抗结核治疗。进行短期观察，或进行经皮穿刺活检确诊。

4. 临床评价

血行转移性肺癌较常见，X 线检查是发现肺部转移癌较简单而有效的方法。在一般情况下 X 线片能够明确诊断。胸部 CT 检查发现肺转移癌较常规 X 线胸片敏感，可发现胸片未能显示的肺内转移癌（图 4-3）。由于转移性肿瘤常无明显特异性，因此，对原发灶不明的患者，应积极寻找原发病灶。

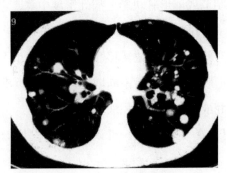

图 4-3 肺内多发转移癌

（六）金黄色葡萄球菌肺炎

1.临床特点

金黄色葡萄球菌肺炎是金黄色葡萄球菌引起的化脓性炎症。肺部病灶出现之前，患者常先有皮肤疮疖或化脓性骨髓炎的临床表现，后因脓性栓子侵入血流，经血行播散而侵入肺组织致病。发病年龄以青壮年居多。临床有寒战、高热、咳嗽、胸痛、气促、发绀、脓性痰带血，病势严重。

两肺均有散在的湿啰音。白细胞计数显著增高，中性粒细胞比例明显增高。血培养阳性。

2.X 线表现

（1）两肺野中、外带有散在多发的圆球状病灶（直径为 1～3 cm），或不规则的大小片状影，密度较高，边缘模糊，有时圆球的边缘亦可光整。

（2）在球状或片状影内，可出现透亮区及小液面，成为多发性肺脓肿。脓腔壁较薄，周围浸润影较少。

（3）同时由于活瓣性细支气管阻塞，可出现薄壁圆形肺气囊（肺气肿），肺气囊壁菲薄。

（4）肺气囊直径 1～4 cm 不等，肺气囊的大小形态在短期内变化很快，且易于消失。

（5）常并发气胸或脓气胸，甚至可并发化脓性心包炎。

（6）本病经积极抗生素治疗后，肺内炎症影、小脓肿影及肺气囊影均可迅速吸收、消散，可遗留少许纤维索条影。

3.鉴别诊断

根据临床症状、体征，结合 X 线病变易形成肺脓肿和肺气囊、常并发脓胸、动态变化快等特点较易与其他炎性病变鉴别。确诊有赖于细菌学检查。

4.临床评价

该病起病急、病情危重、病死率高。须尽早介入医学干预。由于细菌学检查（如血细菌培养）需较长时间才得到结果，当临床上怀疑金黄色葡萄球菌败血症时，如果 X 线检查发现典型的血源性金黄色葡萄球菌肺炎的 X 线表现，可为确诊提供有力的证据。X 线检查对于及时处理患者很有价值、CT 检查可提供更多信息。在细菌学检验结果未得到前，必须有针对性地选用抗生素先进行试验性治疗，以免贻误病情。

（七）肺吸虫病

1. 临床特点

本症为地方性流行病，因食用含有囊蚴的生的或未煮熟的蟹类而感染疾病。常见症状为咳嗽、胸痛、咳铁锈色痰、反复咯血。在痰中可查到嗜酸性粒细胞和夏科—莱登结晶，有时痰中还可找到肺吸虫卵。

2. X 线表现

（1）出血破坏期：两侧中、下肺野有散在的椭圆形或圆形浸润影（直径为 2 cm 左右），边缘模糊。

（2）囊肿期：肺部浸润阴影内可见单房或多房性透明区，其周围可见条索状阴影伸向肺野。

（3）囊肿后期：肉芽组织和结缔组织增生包裹，形成边界清楚的圆形或椭圆形结节阴影。可单发，也可聚集成团块状。

（4）愈合期：病灶缩小，密度增高，可见环状、点状或片状钙化。也可呈条索状阴影。

3. 鉴别诊断

肺吸虫病无论哪一期的 X 线表现均无特异性，与肺结核的多形态 X 线表现鉴别较困难。

4. 临床评价

有食用未熟螃蟹、蛤蜊与蝲蛄史，如果肺吸虫皮内试验与补体结合试验阳性，痰内查到肺吸虫病卵即可确诊。

三、肺部索条状病变

（一）先天性心脏病

1. 临床特点

先天性心脏病（房间隔缺损、室间隔缺损、动脉导管未闭），由于左心压力高于右心，常产生左向右的分流，引起右心系统压力增高，肺动脉高压，肺动脉增粗。分流量以房间隔缺损为最大。

2. X 线表现

（1）肺血管纹理影普遍增粗，边缘锐利。

（2）肺动脉段明显膨隆。

（3）肺门舞蹈征：X 线透视下肺动脉搏动增强所致。

（4）残根征：由于长期的肺动脉高压，肺门区的中心肺动脉特别怒张，右下肺动脉干宽度＞15 mm。而外围的小动脉痉挛收缩，小动脉壁增厚，使管腔变细，故周围肺纹理特别稀少而清晰。

3. 鉴别诊断

肺充血引起纹理增加的须与肺淤血相鉴别。肺淤血肺野透亮度减低，肺纹理增多，模糊，肺门影模糊，肺野可见间质性水肿线。而肺充血肺纹理边缘锐利，肺野无明显改变。以资鉴别。

4. 临床评价

肺充血为一些先天性心脏病的一种征象。心脏扩大以右心房、右心室为主，肺动脉段明显膨隆。结合临床病史、心脏杂音位置和性质，可以作出明确的诊断。

（二）风湿性心脏病

1. 临床特点

风湿性心脏病各瓣膜均可受累，但以二尖瓣最为常见，尤其是二尖瓣狭窄。由于肺静脉血液回流受阻，肺部常发生淤血征象。

2. X 线表现

（1）心脏呈典型的梨形，左心房和右心室扩大。

（2）肺野模糊，透亮度减低如雾状。肺静脉影扩张，模糊。

（3）肺门血管影增宽，边缘模糊。

（4）长期肺淤血，引起继发性肺小动脉扩张，此时肺动脉、静脉均见扩张增粗。两上肺明显，下肺血管由于反射性挛缩反可变细，使上肺纹理多于下肺，称为"肺血倒置"。

（5）两肺中、下野的中、外带小静脉影普遍增粗、紊乱，交织如网状。

（6）可出现 Kerley B 线。

3. 鉴别诊断

X 线不能直接显示瓣膜系统，须与某些血流动力学相似的疾患鉴别。

4. 临床评价

X 线平片简便易行、心肺兼顾，可用于监测病变的演变。通过术前后的对照，可用于手术疗效的评价。

（三）心力衰竭

1. 临床特点

心室收缩力减退，导致心血排量降低，从而引起体和（或）肺循环的淤积，称为充血性心力衰竭，可分为右心衰竭、左心衰竭和全心衰竭。

2. X 线表现

（1）右心衰竭：①两肺野清晰，无淤血征象或有轻度淤血，胸腔可有积液。②右上纵隔上腔静脉影增宽。③肝脏淤血致右膈肌抬高。

（2）左心衰竭：两肺淤血程度严重，两肺可出现下列特征。①肺门影增宽，轮廓模糊。②两肺上叶静脉扩张。③两侧肺纹理普遍增粗、模糊，肺野浑浊（肺间质水肿）。④小叶间淋巴管水肿，出现 Kerley B 线。⑤叶间胸膜及两侧肋膈角有积液表现。⑥心影扩大。

3. 鉴别诊断

X 线须对左心衰竭、右心衰竭和全心衰竭做一个鉴别诊断，根据其相应临床表现及特征性 X 线表现，鉴别不是很困难。

4. 临床评价

左心衰竭、右心衰竭的 X 线征象与临床表现一致，但近 1/4 的左心衰竭患者中，X 线表现早于临床，而右心衰竭 X 线表现常晚于临床。

左心衰竭用药控制后，肺部淤血水肿征象多可迅速消失，肺门影缩小，肺纹理也减少，肺野变为清晰。X 线胸片可评价治疗效果。

（四）支气管扩张症

1. 临床特点

支气管扩张是指支气管内径的异常增宽。少数患者为先天性，多数患者为后天发生。根据形态可分为：柱状支气管扩张、静脉曲张型支气管扩张、囊状支气管扩张。临床表现有咳嗽、咳脓痰、咯血。患者的病史较长，反复发生感染。

2. X 线表现

（1）支气管扩张症的粗索条纹理改变，多位于两下肺以及右肺中叶或左肺舌叶，少数位于上肺。

（2）支气管影不规则增粗、扭曲，索条纹理的远端增粗更为明显，有时呈卷发状。

（3）充气的管状透亮区或为薄壁圆囊状透亮区，大小约为 1 cm，相互重叠。个别圆腔中伴有小液平。有时索条影间可夹杂有炎症性模糊斑片影。

（4）受累的肺叶或肺段常有萎缩肺不张改变。

（5）支气管造影检查，充盈的支气管呈囊状、柱状或囊柱状的扩张改变。

3. 鉴别诊断

当中青年患者有咯血或反复肺部感染的病史，X 线平片见两下肺片状阴影不易吸收，肺纹理明显增粗，特别是有多发环状阴影时提示本病的可能性。

4. 临床评价

X 线平片对本病的诊断有限度，既往确定诊断须做支气管造影检查，现可行 CT 检查，尤其是 HRCT 可明确支气管扩张的存在、累及肺叶范围、严重程度及其扩张类型。

（五）急性毛细支气管炎

1. 临床特点

多见于婴幼儿，由于急性感染，产生广泛的细支气管管壁炎性水肿增厚伴痉挛收缩。病理改变是毛细支气管上皮细胞坏死和周围淋巴细胞浸润，黏膜下充血、水肿和腺体增生、黏液分必增多。毛细支气管狭窄甚至堵塞，导致肺气肿和肺部不张，出现通气和换气功能障碍。

临床表现主要是喘憋和肺部哮鸣。呼吸困难可呈阵发性，间歇期呼气性哮鸣消失，严重发作者，面色苍白、烦躁不安，口周和口唇发绀。全身中毒症状较轻，可无发热，低热、中度发热，少见高热。体检发现呼吸浅而快，伴鼻翼翕动和三凹征；心率加快，肺部体征主要为喘鸣音，叩诊可呈鼓音，喘憋缓解期可闻及中、细湿啰音，肝、脾可由于肺气肿而推向肋缘下，因此可触及肝脾。由于喘憋，PaO_2 降低，$PaCO_2$ 升高，SaO_2 降低而致呼吸衰竭。本病高峰期在呼吸困难发生后的 42～72 小时，病程一般为 1～2 周。

2. X 线表现

（1）两肺见有弥漫的细索条状影，两肺内、中带为多，下肺多于上肺。

（2）由于两肺细支气管痉挛及管腔内分泌物造成的不全性细支气管阻塞，极易产生末梢细支气管性肺泡气肿，两肺出现明显的弥漫性肺气肿，两肺透亮度明显增强。

3. 鉴别诊断

本病主要 X 线表现为弥漫的细索条状影及细支气管性肺泡气肿，影像改变无特殊性。结合典型临床症状，一般鉴别诊断不难。

4. 临床评价

急性毛细支气管炎主要由呼吸道合胞病毒（RSV）引起，副流感病毒的某些腺病毒及肺炎支原体也可引起本病，人类偏肺病毒（HMPV）也是引起毛细支气管炎的病原体。

毛细支气管炎常常在上呼吸道感染 2～3 天后出现持续性干咳和发作性喘憋，常伴中、低度发热。病情以咳喘发生后的 2～3 天为最重。咳喘发作时呼吸浅而快，常伴有呼气性喘鸣音即呼气时可听到像拉风箱一样的声音，以喘憋、三凹征和喘鸣为主要临床特点。典型的临床病史结合影像改变，可确立诊断。

（六）慢性支气管炎

1. 临床特点

诊断标准：慢性进行性咳嗽、咳痰，每年至少 3 个月，连续 2 年以上，并除外全身性或肺部其他疾病，冬季发病较多，易发生急性呼吸道感染。

2. X 线表现

（1）两肺纹理普遍增粗、增多，呈粗细不均、排列不齐、交错紊乱的索条影，有时伴有支气管扩张的改变。

（2）轨道征：多见于右下肺心缘旁。在支气管走行部位可见到互相平行的线状阴影，为增厚的支气管壁，其间的透光带为支气管腔。

（3）刀鞘状气管：是指气管胸段冠状径较小，矢状径增宽（气管横径与矢状径之比小于 2/3），形如刀鞘状。发生机制是用力咳嗽及呼吸，使气管内压力增加，在气管壁炎症的基础上而引起刀鞘状变形。

（4）老年性慢性支气管炎的患者，常伴有弥漫性肺气肿。胸廓呈桶状，两肺透亮度增高，横膈面低平，呼吸运动幅度降低。心影狭长。

3. 鉴别诊断

临床病史结合典型 X 线片诊断不难。

4.临床评价

慢性支气管炎是常见的老年呼吸系统疾病，常伴发感染，并发肺大疱、肺气肿。X线检查简便快捷，可监测病程发展，及时发现并发症。

（七）肺梗死

1.临床特点

由血液循环障碍导致肺组织坏死，称为肺梗死。临床症状主要表现为突发的呼吸困难和胸痛，有时可有咯血。

2.X线表现

（1）肺体积缩小和肺缺血：当肺叶或肺段动脉栓塞时，相应区域内肺血管纹理减少或消失，透亮度升高。

（2）肺缺血区见楔状实变阴影或锥状阴影，底部与胸膜相连，尖端指向肺门。

（3）肺梗死病灶吸收后，梗死部位残留条索状纤维化阴影，并引起胸膜皱缩、局限性胸膜增厚及粘连。

3.鉴别诊断

本病的X线表现无特征。对于下肢静脉血栓的患者，临床表现为起病急、咯血和剧烈胸痛。X线平片有局限性肺纹理稀少或肺段阴影时应考虑本病。

4.临床评价

确诊可行CTPA或肺动脉造影检查。

四、肺内阴影

（一）支气管肺炎

1.临床特点

支气管肺炎又称为小叶肺炎。常见致病菌是肺炎链球菌、溶血性链球菌、葡萄球菌。支气管肺炎多见于婴幼儿、老年人及极度衰弱的患者。在临床上以发热为主要症状，可有咳嗽、呼吸困难、发绀及胸痛。病理上为小叶范围的实变，肺泡和细支气管内充满黏液脓性渗出物，含白细胞、吞噬细胞和纤维素。

2.X线表现

（1）支气管炎和支气管周围炎引起肺纹理增强，边缘模糊。

（2）斑片状阴影病灶多位于两肺下野内带，肺叶后部病变较前部多，沿支气管分支分布。

（3）如遇黏液阻塞细支气管，则可并发为小三角形肺不张阴影，周围间杂以局限肺气肿影或肺大疱影。

（4）有时小片状阴影可在2~3天内演变为融合大片状密度不均匀阴影，呈假大叶性分布。经抗感染治疗病灶可在1~2周内吸收。

3.鉴别诊断

各种病原菌均可引起支气管肺炎，仅根据影像表现，鉴别支气管肺炎的病原性质比较困难。

4.临床评价

支气管肺炎患者常有发热症状，实验室检查白细胞计数升高明显，红细胞沉降率正常。本病经抗感染治疗后做追踪复查，胸部病灶吸收往往较快，病程较短。治疗过程中及时复查X线胸片，以了解肺内病况变化，可与相关疾病鉴别。

（二）浸润型肺结核

1.临床特点

浸润型肺结核是继发性肺结核，多为已静止的肺内原发灶重新活动，偶为外源性再感染。临床症状有低热、乏力、盗汗，重者可有高热、咳嗽、咯血、胸痛及消瘦。红细胞沉降率加快，痰检可检出抗酸杆菌。

2.X线表现

（1）渗出性斑片状或云絮状边缘模糊的致密影，好发于两肺上叶尖、后段及下叶背段，由于以上部位氧分压较高所致。有时还可见引流支气管，也可出现空洞。

（2）干酪性肺炎，表现为肺段或肺叶实变，其中可见不规则透明区为急性空洞形成表现。

（3）可伴有同侧、对侧或两侧肺支气管性广泛播散，造成两肺广泛播散性渗出与干酪性病灶。

（4）经过抗结核治疗，渗出病灶能完全吸收或转变成纤维增殖病灶。

3.鉴别诊断

浸润型肺结核类似支气管肺炎表现，应予以鉴别。

支气管肺炎好发于两肺下叶，浸润型肺结核好发于两肺上叶尖、后段及下叶背段，但往往并发空洞存在。对于肺部斑片状阴影诊断困难的，可予以非抗结核的抗生素治疗，如无明显好转，应考虑到浸润型肺结核的可能。确诊须痰中找到抗酸杆菌和痰培养阳性。

4.临床评价

X 线对于浸润型肺结核无确诊价值。但可对确诊肺结核的抗结核治疗进行评价，监测病情的转归。病变好转愈合时，渗出性病灶可完全吸收，也可纤维组织增生使病灶收缩形成瘢痕。

（三）肺水肿

1.临床特点

病理是肺静脉压力增高，肺毛细血管通透性增高，引起肺间质至肺泡实质内充满液体。肺间质水肿，胸片上则表现为肺间质纹理模糊、粗糙，同时血流动力学逆转，血液分布改变而使上肺野纹理多于下肺野。心脏影可增大，可以发展成肺泡性水肿。

临床症状有极度气急、端坐呼吸，气管内有痰声、粉红血性泡沫痰、发绀，两肺听诊满布水泡性湿啰音。

2.X 线表现

（1）两肺散在分布腺泡结节状及小片状阴影，边缘模糊，常分布于两肺内中带。

（2）当融合时呈典型的蝶翼状阴影。水肿影也有含气支气管影存在。

（3）部分患者表现为单侧性肺水肿，是单侧肺毛细血管通透性改变、血流量增加所致。这一类小片状水肿可以类似肺炎表现，但单侧性水肿往往伴水肿间隔线（B 线）而且经过适当治疗，很快可以吸收，这两点可以同肺炎鉴别。

3.鉴别诊断

急性肺水肿的主要 X 线表现是肺泡实变阴影，与肺炎的影像相似。肺水肿与肺炎的鉴别应注意以下几点。①肺水肿的阴影密度较均匀，有时如毛玻璃状。②肺水肿有间质异常阴影，如肺纹理模糊，增粗，有间隔线阴影。③肺水肿阴影动态变化快，几天或数小时内有显著增多或减少，而肺炎阴影明显变化一般在 2 周左右。④肺水肿不具备肺炎的临床表现，缺乏急性炎症的发热和白细胞增多等特点。⑤肺水肿的病因和临床表现对鉴别诊断也有重要的参考价值。

4. 临床评价

X 线检查是诊断肺水肿的重要方法，可用于肺水肿的早期诊断和了解病变的动态变化。X 线与临床表现相结合有助于肺水肿的病因判断及与其他疾病鉴别。

（四）支原体肺炎

1. 临床特点

本病由肺炎支原体经呼吸道感染，多发于冬春、夏秋之际。本病主要病理为肺段范围的肺间质炎症浸润，在细支气管及血管周围，有炎性淋巴细胞浸润，肺泡壁增厚，同时肺泡腔内也有胶状渗出液填充，内含淋巴细胞、大单核细胞及红细胞。患者多为青壮年，症状多轻微，可有咳嗽、微热、头痛、胸闷或疲劳感，重症可有高热，体温可达 39 ~ 40 ℃。血冷凝集素试验在发病后 2 ~ 3 周比值较高。

2. X 线表现

（1）病变早期可仅表现为肺纹理增多，边缘模糊，呈网格状改变，提示间质性炎症。

（2）中、下肺野见密度较低的斑片状或肺段阴影，为肺间质性炎症或肺泡炎表现。病灶阴影多在 1 ~ 2 周完全吸收。

3. 鉴别诊断

肺炎支原体肺炎的 X 线表现须与细菌性肺炎、病毒性肺炎及过敏性肺炎鉴别，冷凝集素试验对于肺炎支原体肺炎的诊断有价值；肺炎支原体肺炎在影像上与浸润型肺结核相似，肺炎支原体肺炎一般 1 ~ 2 周可以明显吸收，而浸润型肺结核经抗结核治疗，其影像有明显变小需 1 个月以上。

4. 临床评价

支原体肺炎是肺炎支原体引起的急性呼吸道感染伴肺炎，过去称为"原发性非典型肺炎"的病原体中，肺炎支原体最为常见。可引起流行，约占各种肺炎的 10%，严重的支原体肺炎也可导致死亡。其发病机制主要为支原体穿过宿主呼吸道黏膜表面的黏液纤毛层，黏附于黏膜上皮细胞，此黏附作用与肺炎支原体表面 P1 蛋白的末端结构有关。当此黏附因子附着于呼吸道黏膜上皮细胞时，释放的有毒代谢产物可导致纤毛运动减弱，细胞损伤。感染肺炎支原体后，可引起体液免疫和细胞免疫反应。

X 线多表现为单侧病变，大多数在下叶，有时仅为肺门阴影增重，多数呈不整齐云雾状肺浸润，从肺门向外延至肺野，尤以两肺下叶为常见，少数为大叶性实变影。可见肺不张。往往一处消散而他处有新的浸润发生。有时呈双侧弥漫网状或结节样浸润阴影或间质性肺炎表现，而不伴有肺段或肺叶实变。体征轻微而胸片阴影显著，是本病特征之一。

（五）支气管肺癌

1. 临床特点

支气管肺癌是肺部最常见的恶性肿瘤，为原发于支气管黏膜和肺泡的恶性肿瘤，病因至今尚不完全清楚，一般认为与大气污染、吸入某些工业废气和工矿粉尘、放射性物质、长期吸烟等因素有密切关系。

2. X线表现

（1）肺段型肺癌为发生于肺段支气管内的癌肿，好发于上叶的前段、后段，下叶背段或在中叶、舌叶的肺段。由于肺段支气管癌的阻塞，常引起肺段的阻塞性肺炎和肺不张，形成楔状致密影，易误诊为肺炎。但细致地观察，可见节段性炎症和不张阴影的根部常有密度较高的肿块影。

（2）肺叶支气管肺癌（中央型）的后期常形成一侧肺门肿块影，以及所属肺叶的不张、阻塞性炎症的大叶性致密影，右上叶支气管肺癌引起整个右上叶不张，其下缘（水平裂）的大部分向上凹陷，在靠近肺门处的下缘则向下隆凸（肺门肿块），构成典型的横S形弯曲。中叶支气管肺癌的肺不张呈三角形阴影，其上、下缘常呈弧形隆凸改变。

3. 鉴别诊断

周围型支气管肺癌易与肺结核球混淆。肺结核球多见于年轻患者，病变常位于上叶尖、后段或下叶背段，一般增长不明显，病程较长，在X线片上块影密度不均匀，可见到稀疏透光区，常有钙化点，边缘光滑，分界清楚，肺内常另有散在性结核病灶。粟粒型肺结核的X线征象与弥漫型细支气管肺泡癌相似。

粟粒型肺结核常见于青年，发热、盗汗等全身毒性症状明显，抗结核药物治疗可改善症状，病灶逐渐吸收。肺门淋巴结结核在X线片上的肺门块影可能误诊为中央型肺癌。肺门淋巴结结核多见于青少年，常有结核感染症状，很少有咯血，结核菌素试验常为阳性，抗结核药物治疗效果好。值得提出的是，少数患者支气管肺癌可以与肺结核合并存在，由于临床上无特殊表现，X线征象又易被忽视，临床医师常易满足于肺结核的诊断而忽略同时存在的癌肿病变，以致延误肺癌的早期诊断。因此，对于中年以上的肺结核患者，在肺结核病灶部位或其他肺野内呈现块状阴影，经抗结核药物治疗肺部病灶未见好转，块影反而增大或伴有肺段或肺叶不张，一侧肺门阴影增宽等情况时，都应高度怀疑结核与肺癌并存，必须进一步做痰细胞学检查和支气管镜检查等。

早期肺癌产生的阻塞性肺炎易被误诊为支气管肺炎。支气管肺炎一般起病较急，发热、寒战等感染症状比较明显，经抗生素治疗后症状迅速消失，肺部病变也较快吸收。如炎症吸收缓慢或反复出现，应进一步深入检查。还须与肺脓肿相鉴别，肺癌中央部分坏死液化形成癌性空洞时，X 线征象易与肺脓肿混淆。肺脓肿病例常有吸入性肺炎病史。急性期有明显的感染症状，痰量多，呈脓性，有臭味。X 线片上空洞壁较薄，内壁光滑，有液平面，脓肿周围的肺组织或胸膜常有炎性病变。支气管造影时造影剂多可进入空洞，并常伴有支气管扩张。

支气管肺癌有时须与肺部良性肿瘤鉴别。肺部良性肿瘤一般不呈现临床症状，生长缓慢，病程长。在 X 线片上显示接近圆形的块影，可有钙化点，轮廓整齐，边界清楚，多无分叶状。

肺部孤立性转移癌很难与原发性周围型肺癌区别。鉴别诊断主要依靠详细病史和原发癌肿的症状和体征。肺转移性癌一般较少呈现呼吸道症状和痰血，痰细胞学检查不易找到癌细胞，中央型肺癌有时可能与纵隔肿瘤混淆。诊断性人工气胸有助于明确肿瘤所在的部位。纵隔肿瘤较少出现咯血，痰细胞学检查未能找到癌细胞。支气管镜检查和支气管造影有助于鉴别诊断。纵隔淋巴瘤较多见于年轻患者，常为双侧性病变，可有发热等全身症状。

4.临床评价

CT 检查可提供更多信息，可以发现肿块及支气管管壁的情况。核素扫描、血清肺癌标志物测定（癌胚抗原、神经元特异性烯醇化酶）等检查有助于肿瘤组织类型的鉴别。另外，可做胸腔积液瘤细胞检查，淋巴结穿刺涂片或活检，以及纵隔镜检查等。确诊须穿刺活检或手术后病理检查。

（六）肺不张（肺叶、肺段）

1.临床特点

形成肺叶、肺段的不张是支气管的完全阻塞所致。支气管阻塞的原因，大致可分为支气管腔内病变（如支气管肿瘤、支气管内膜结核所致的肉芽组织或瘢痕，支气管异物、支气管结石、支气管腔内黏稠分泌物或凝血块等引起）；或为支气管腔外病变的压迫引起阻塞（如肺门淋巴结肿大、主动脉瘤、左心房扩大、心包积液等）。

2.X线表现

支气管完全阻塞后 18 ～ 24 h，所属肺叶、肺段的肺泡腔气体，很快被吸收而引起肺组织的萎陷、容积缩小，形成密度增高的致密影，其范围相当于一个肺叶或肺段。由于肺不张的肺叶、肺段体积缩小，可使肋间隙变窄，心脏纵隔向病侧移位，吸气时移位更为明显，叶间裂也出现移位。上叶不张肺门上移，下叶不张肺门下移，而中叶、舌叶不张并不影响肺门的位置，患侧的横膈可上升。在不张肺叶的邻近肺叶常产生代偿性肺气肿，局部肺纹理散开、稀疏。急性肺不张在阻塞原因消除后，患肺即可充气张开而恢复正常；慢性肺不张为时过久，可导致不可恢复性的肺纤维变，并发支气管扩张病变。

（1）右上叶不张：在右上肺野呈大片均匀性浓密阴影，其下缘（水平裂叶间线）向上移位呈凹弧线状，气管偏向病侧，肺门上移，右上肋间隙变窄。长期不张而显著缩小的右上叶，可形成三角形阴影，紧贴右上纵隔旁，其尖端指向肺门。右上叶不张时，右中、下肺呈代偿性气肿，血管纹理影分散稀疏。右上叶不张的常见原因为结核或肺癌。肺段不张形成的致密影范围较小，由于容积小，故并不影响气管肺门纵隔或横膈的位置。右上叶尖端不张，在右上纵隔旁形成三角状阴影，气管无移位。右上叶前段不张形成长方块影，其下缘向上凹陷。右上叶后段不张的阴影与前段不张相似，但位置偏向外侧，侧位片可明确前后段的位置所在。

（2）右中叶不张：在后前位胸片只见右心缘旁肺野有一片模糊增密影，右心缘模糊不清，不张中叶的上、下缘均无明显界线。采用前弓位摄片，使不张中叶的长轴与 X 线平行，乃在右中、下肺可见一狭长的三角状致密影，尖端指向胸外围，上、下边缘锐利。侧位片更为清楚，狭长的三角状影与心影重叠，其尖端指向肺门。右中叶不张时，心脏纵隔均无移位。所谓"中叶综合征"，是指右中叶慢性炎症并发不张与支气管扩张，形成机制是中叶支气管狭长而细，其周围有多个淋巴结包绕，炎症性或结核性淋巴结肿大，易压迫中叶支气管，引起阻塞性炎症、继发支气管扩张与不张。临床上患者有反复发热、咳嗽、咳脓痰、咯血等病史。

（3）右下叶不张：呈三角形阴影，位于心脏右缘旁，右肺门下移，右膈升高，心影向右侧偏移，透视下吸气期观察尤为明显；在侧位片上，可见不张下叶的楔状致密影位于胸部后下方，其前缘为后移的斜裂线，清晰可见。

右下叶背段不张。正位片上显示为肺门旁楔状影，与肺门影重叠，侧位片背段不张影与脊柱影重叠。下叶前底段及外底段不张呈宽带状致密影，正位片上在下肺野中带，侧位片上在下肺野的中部。下叶后底段不张，正位显示为右心膈角区致密影，侧位片上在下肺野后方，部分与胸椎影重叠。

（4）左上叶不张：在正位片上显示为左上、中肺野内侧有大片致密影，其下缘为一模糊斜行线，自左肺门伸向左肺外上方；在侧位片上显示左上叶缩小的致密影偏于前上方，其后缘为斜裂线，明显地前移，呈弧形凹陷。左上叶不张多由支气管肺癌引起。上叶尖后段不张可见左上肺内带有楔状致密影，将主动脉球影湮没。侧位片阴影位于上肺顶部，斜裂上缘前移。左舌叶段不张，在正位片上显示为左心缘旁淡薄阴影，在侧位片上可见一界线清楚的舌状影，位于胸部前下方，与心影重叠。

（5）左下叶不张的三角状阴影：在正位片上常被心影遮盖，故不易显示，而只见心影左移，须用斜位摄片或用高电压滤线器摄片始能显示。在侧位片上可见不张的下叶位于胸部后下方，部分与脊柱影重叠，斜裂线明显后移。

3. 鉴别诊断

肺不张主要是与相应肺叶的实变相鉴别，前者有肺叶体积的缩小，并且近端支气管有引起肺不张的病变原因；而后者一般没有肺叶体积的缩小，一般无近端支气管病变，病变区支气管是通畅的。

4. 临床评价

引起肺不张的原因是近端支气管由于本身或邻近病变累及而致的支气管变窄导致气道不通畅。常规 X 线胸片常常仅能显示引起支气管变窄的结果，即相应肺段、肺叶的不张，而真正引起支气管变窄的病变常不能显示，进一步支气管镜检查及 CT 检查是非常必要的，常能检出真正的病因。因此，当常规 X 线胸片发现有肺段、肺叶不张时，应建议进一步检查，找出引起肺不张的原因。

（七）大量胸腔积液

1. 临床特点

正常人胸腔内有 3 ~ 15 mL 液体，在呼吸运动时起润滑作用。由于全身或局部病变破坏了滤过与吸收动态平衡，致使胸膜腔内液体形成过快或吸收过缓，临床产生胸腔积液。

2. X 线表现

（1）大量胸腔积液，使一侧整肺野呈广泛、高密度致密影，有时仅有肺尖透明。游离积液上缘由于胸腔负压和液体表面张力的作用而呈外高内低的弧形。

（2）患侧胸廓容积扩大，肋间隙明显增宽，横膈低位，气管及心脏、纵隔均向对侧移位。

3.鉴别诊断

引起胸腔积液的原因很多，当胸部影像检查发现胸腔积液时，应结合临床病史、实验室检查结果，分析出导致胸腔积液的原因。

4.临床评价

结核性胸膜炎产生渗出液；心肾疾病、充血性心力衰竭或血浆蛋白过低，可产生漏出液；恶性肿瘤引起的胸腔积液为血性或渗出性；外伤性胸腔积液为血液；胸腔内乳糜性积液为恶性肿瘤侵及胸导管及左锁骨下静脉所致。仅根据胸片表现不能鉴别胸腔积液性质。

五、胸膜病变

（一）胸腔积液

1.临床特点

胸腔积液的病因很多，结核性及其他细菌、病毒感染引起的胸腔积液为渗出液，心力衰竭、肾病或肝硬化时的胸腔积液为漏出液，胸部外伤或因肺、胸膜恶性肿瘤引起的胸腔积液为血性渗液。肺梗死、结缔组织病等也可产生胸腔积液，急性胰腺炎或膈下脓肿均可产生反应性胸膜炎积液。胸腔积液的性质各有不同，但由积液所产生的均匀性致密影是一致的。两侧性胸腔积液常见于心力衰竭、肾炎、肝硬化、多发性浆膜炎或肿瘤转移等。

2.X线表现

（1）游离性胸腔积液。少量积液（200～300 mL）时因重力关系，液体常积于胸膜腔最低处肋膈角，积液最高点未超过膈顶高度。侧位片后肋膈角变钝，呈一楔状致密影。中等量积液正位胸片可见下半肺野大片密度均匀的致密影，正常膈肌弧线影消失，但积液最高点未超过第2前肋下缘。其上缘呈一抛物线状，其外侧高于内侧，弧线由外上方倾斜向内下方，侧位胸片可见积液致密影上缘呈前后胸壁高而中央凹下的弧线。如胸腔积液同时伴有下叶肺不张或肿瘤，则正位片的上缘弧线成为内高外低的相反形态。大量积液使一侧肺野呈广泛大片状致密影，积液最高点超过第2前肋，肋间隙增宽，纵隔推向对侧，气管也向健侧移位，患侧膈肌下降。如有一侧大量积液而纵隔无移位，须考虑同时有肺不张，或是由于纵隔固定。

（2）包裹性胸腔积液。包裹性胸腔积液多由胸膜部分粘连所致。包裹性积液位于侧胸壁时，正位片见有宽带形或半圆形局限性、均匀致密影，紧贴于侧胸壁缘，基底宽而向外呈扁丘状突向肺野，边缘清楚。位于后胸壁的包裹性积液，在正位胸片呈大片状椭圆形均匀性致密影，密度中央浓而边缘淡，边界模糊不清，可误诊为肺炎；在侧位胸片显示为巨大半球状致密影，基底紧贴后胸壁。如积液腔与支气管相通则成为液气胸，见有气液平。位于纵隔胸膜腔的积液称为纵隔积液，常和其他部位的胸腔积液同时存在，积液可位于纵隔旁胸膜腔内，X 线正位片见一侧或两侧的纵隔影局限性的增宽，或三角形，边缘清楚或不清楚。右肺水平裂包裹性积液，正侧位胸片均见到平行的梭状影，边缘清楚，二端变尖，位于右肺中野。斜裂叶间积液在后前胸片，常形成中、下肺野边缘不清的大片致密影，类似肺内肿块，侧位胸片可见到两端变尖的椭圆形或梭形阴影，边缘清楚，阴影与斜裂方向一致，阴影尖端的两侧有增粗的叶间裂条状。

肺底积液可为游离性或包裹性的肺底胸腔积液，立位检查似膈肌升高，但细致观察，可见膈面最高点移至外 1/3（膈面正常最高点位于内 1/3），而膈面下肺纹理消失。

（3）脓胸（胸腔积脓）。可发生于肺脓肿的病例：也见于手术外伤后支气管胸膜瘘的患者，结核性胸腔积脓（脓胸）少见。脓液可沉积于游离胸膜腔，X 线表现同胸腔积液。或由于胸腔内脓液稠厚，易引起胸膜粘连，形成包裹性脓胸，可位于胸壁或叶间裂，X 线征象如同包裹性积液所见。慢性脓胸胸膜极度增厚，并有钙化，经久不愈，可造成胸廓塌陷畸形，纵隔向病侧移位。脓胸可伴有支气管胸膜瘘或有胸壁瘘管，形成脓气胸时则可见有液平面存在，脓气胸的腔壁明显增厚。

3. 鉴别诊断

胸腔积液虽然积液的性质不同，如渗出液、漏出液、积血、积脓等，但是具有相同的 X 线表现。渗出液所含蛋白 > 30 g/L，漏出液所含蛋白 < 30 g/L。胸腔积液的鉴别诊断需要将胸部 X 线表现、患者的病史和叩诊相结合。大量胸腔积液有时须与全肺不张鉴别。大量胸腔积液时，因占位效应，心脏及纵隔向对侧移位。全肺不张时，一侧肺萎陷，纵隔向同侧移位。

（二）胸膜钙化

1. 临床特点

胸膜钙化常见于机化的渗出性胸膜炎、脓胸或血胸之后，也可见于石棉肺患者（多为两侧性）。

2. X 线表现

局限性胸膜钙化，呈条状或带状密度均匀的致密影，位于肺野外带边缘，紧贴胸壁，或位于膈面，与之重叠。大片的胸膜钙化影又称为"胸膜斑"，范围较广，宽度一般超过 3 cm，长度超过 5 cm，多位于下胸部。它在胸膜增厚的背景下，显示大片的条状斑片状钙化影交织在一起，似剪花纸形的阴影。

3. 鉴别诊断

胸膜钙化的鉴别主要是机化的胸膜炎及石棉肺。

（1）机化的胸膜炎：多为一侧性，有结核性胸膜炎或脓胸、血胸病史，肺内常有结核愈合遗留的钙化及纤维化病灶。

（2）石棉肺：多为双侧性，且增厚和（或）钙化的胸膜分布也为多发性，还可合并胸腔积液。肺内病变轻微。石棉肺的胸膜斑最常见于膈肌的腱膜部分和侧胸壁（第 7 ~ 10 肋水平）。

4. 临床评价

结核性胸膜炎、血胸、脓胸等改变常见钙化伴胸膜增厚，或呈散在钙化斑块，多见于中、下肺野。钙化层与胸壁间见一增厚软组织密度层相隔，常见于单侧。石棉肺钙化多累及膈胸膜，此时了解患者的职业病史及胸部 HRCT 检查显得十分重要。

第二节　循环系统疾病的 X 线诊断

一、冠状动脉粥样硬化性心脏病

（一）X 线诊断要点

1. 轻度心肌缺血

X 线心脏往往无明显阳性发现。

2. 心肌梗死

心肌梗死的 X 线征象为梗死区搏动异常，此为主要 X 线征象，可出现典型的矛盾运动、搏动幅度减弱或搏动消失等。较广泛或多发的心肌梗死、心力衰竭或心包积液可使心影增大。心力衰竭常从左心开始，以后波及右侧。偶可见血栓钙化。

3.心室膨胀瘤

心室边缘局部隆起，矛盾运动，搏动减弱或消失。

（二）临床联系

本病主要侵犯主干及大分支，如前降支的近心段、右冠状动脉和右冠支。由于血流受阻，心肌出现缺血、梗死，严重者出现心室壁瘤。

二、风湿性心脏病

（一）X线诊断要点

1.后前位

两侧肺淤血，上肺静脉扩张，下肺静脉变细，血管模糊，重者出现肺静脉高压征象，如间质性或肺泡性水肿、Kerley 线等。左心房增大导致右心缘可见双心房影和（或）心影中央密度增高。主动脉结因心搏量少及心脏旋转而变小。肺动脉段隆起，肺动脉增粗、模糊。左心缘出现第三心弓（左心耳），左下心缘平直，心尖上翘，当有关闭不全时则左心室增大，左下心缘长径与横径均增大，重者左支气管上抬，气管分叉角增大。

2.右前斜位

心前间隙缩小，肺动脉段隆起，左心房增大，心后上缘后突，压迫充钡食管。

3.左前斜位

心前间隙缩小，肺动脉段隆起，左主支气管受压上抬。

4.侧位

胸骨后心脏接触面增加，食管受左心房压迫而后移，单纯狭窄者心后三角存在，关闭不全时缩小或消失。

（二）临床联系

临床症状以劳累后心悸为主，重者可有咯血、端坐呼吸、肝肿大、下肢水肿等症状，心尖区舒张期隆隆样杂音。

三、先天性心脏病

（一）房间隔缺损

1. X线诊断要点

婴幼儿期或年龄较大缺损小而分流量少的，心肺可无明显异常。达到一定分流量时，右心房、右心室因容量的过负荷而增大，肺血增多，心脏增大，主动脉正常或缩小。具体表现如下。

（1）肺血增多：除肺动脉段隆突外，两肺门血管影增宽，肺门血管呈扩张性搏动（称为肺门舞蹈征），两肺中带肺血管纹理增粗增多，并可延伸至肺外带，肺血管纹理边缘清晰。

（2）心脏增大：心脏呈不同程度的增大，右心房增大较明显。①后前位：心脏左移，右上纵隔与右心缘影不明显，主动脉结缩小，肺动脉段空出，心尖上翘，肺血增多。②左、右前斜位：肺动脉段隆起，心前间隙缩小，左心房不大，右心房段延长或隆起。③侧位：心前缘与胸骨接触面增加，心后三角存在。

2. 临床联系

本病患者可以无症状，形体正常，发育稍小，劳累后有心悸、气促，易患呼吸道感染，无发绀。体检胸骨左缘第 2 肋间收缩期杂音。

（二）室间隔缺损

1. X线诊断要点

室间隔缺损的 X 线表现完全受血流动力学异常所决定。

（1）缺损小而分流量少者：心肺无明显异常或仅肺血管纹理增多，此种肺血管纹理增多仅发生于下肺野。肺动脉段多平直或隆突，左心室轻度增大。

（2）缺损在 1 cm 以上者：分流量较大，肺血增多，肺动脉段隆起，心影以左心室增大为主，左心室、右心室均增大。

（3）在上述基础上合并肺动脉高压者：两肺中外带肺纹理扭曲变细，肺动脉段与大分支扩张，严重者肺门呈“截断”样。心脏右心室增大比左心室显著，常伴有肺间质水肿及肺泡性水肿的 X 线片，但以充血现象为主。

2.临床联系

临床上小孔室间隔缺损患者无症状，胸骨左缘有全收缩期杂音。大孔室间隔缺损有大量左向右分流出现震颤，婴儿期即可有充血性心力衰竭。患者生长及发育差，反复呼吸道感染、多汗、喂养困难、心悸、气促、乏力，至右向左分流时可出现发绀。

（三）动脉导管未闭

1.X线诊断要点

导管细小而分流量少者，心、肺可无明显异常，或仅有左心室轻度增大，肺动脉段轻突，主动脉弓稍宽。导管较粗而分流量多者，肺动脉段隆突及肺血增多明显，两肺纹理增多且粗，透视可见"肺门舞蹈征"，但较房间隔或室间隔缺损发生较少。心脏呈轻度至中度增大，主动脉弓增宽，有时可见漏斗征。

2.临床联系

本病可因分流量大小表现出不同的临床形式。分流量甚小者临床可无主观症状；中等分流量者常感乏力、劳累后心悸、气喘；分流量大时多为临床症状严重。

（四）肺动脉瓣狭窄

1.X线诊断要点

（1）心脏改变：轻度狭窄，心脏大小正常或仅轻度增大，以右心室为显著，心脏呈二尖瓣型。肺动脉瓣严重狭窄者，右心室增大明显。

（2）肺门改变：肺动脉段因狭窄后扩张而隆突，隆突下方与心脏交界分明，呈切迹样。左肺门影增大，主动脉弓相对变小，故整个心脏与大血管显示为下面为圆隆的心脏，中间为隆突的肺动脉段，两者之间界限分明。最上方为相对变小的主动脉弓，故颇似葫芦形。如有增大而搏动的左肺门，纤细而静止的右肺门，为瓣膜型肺动脉狭窄的典型表现。

（3）肺纹理：肺野清晰，血管纤细稀少，边缘清晰。

2.临床联系

轻症肺动脉瓣狭窄可无症状，重者在活动时有呼吸困难及疲倦，严重狭窄者可因剧烈活动而导致晕厥甚至猝死。

（五）法洛四联症

1. X线诊断要点

25%的患者伴有右位主动脉弓，故右上纵隔处有突出的主动脉结，部分患者左上纵隔无主动脉结，肺动脉段凹陷，心左下缘为向上翘起的心尖，左、右心房无明显改变，肺动脉和肺血均减少。

2. 临床联系

患者自幼出现发绀和呼吸困难，易疲乏，劳累后常取蹲踞位，常伴杵状指，严重缺氧时可引起晕厥。

第三节　消化系统疾病的 X 线诊断

一、咽部病变

（一）咽部异物

1. 临床特点

咽部异物多属意外情况下经口进入。尖锐细长物品如鱼刺、麦芒、竹丝等，可刺入腭扁桃体、咽侧壁、舌根或会厌黏等处。较大异物常停留于梨状窝。尖锐异物可刺透并穿过咽黏膜，埋藏于咽后壁，引起继发感染，甚至形成脓肿。

2. X线表现

咽部异物有高密度及低密度两种。高密度异物，平片即可完全显现异物位置、形态和大小，并可见咽部软组织肿胀和脓肿；低密度异物，须做钡餐检查，表现为充盈缺损，即异物的一个侧面，以及咽部功能紊乱、咽部软组织改变。异物很小时，造影不一定显现，可以钡剂拌棉絮观察，显示钡絮滞留咽部，结合病史进行诊断。

3. 鉴别诊断

结合临床病史及颈部X线透视、摄片和服钡检查，可以判断有无异物及并发症的存在。

4.临床评价

详细询问病史和分析症状可以初步诊断。大多数患者有异物咽下史并在查体时发现异物，部分患者开始有刺痛，检查时未见异物，可能是黏膜擦伤所致，此症状一般持续时间较短。对于疼痛部位不定，总觉咽部有异物存留，发生数日后来就诊者，应注意与咽异感症或慢性咽炎鉴别。

（二）咽壁脓肿

1.临床特点

本病多见于异物刺伤后，也可因颈椎化脓性或结核性感染造成。脓肿多位于咽后壁，由于软组织肿胀或脓肿的压迫使咽部变形。

2.X线表现

除X线平片可见咽壁软组织肿胀、咽部受压，以及咽部移位、咽部与颈椎间距离增加外，有时可于肿胀影内见有积气或小液平面。

（三）颈椎病

1.临床特点

颈椎退行性改变，常使椎体骨赘形成，颈椎顺列变直，增生骨刺可压迫下咽部，造成吞咽困难及异物感。

2.X线表现

颈椎间隙狭窄，椎体骨赘增生，压迫下咽部后壁形成明显压迹。

二、食管病变

（一）食管癌

1.临床特点

食管癌是我国常见的恶性肿瘤之一，也是引起食管管腔狭小与吞咽困难的一种最常见的疾病。绝大多数食管癌为鳞状上皮细胞癌，但食管下端也可以发生腺癌。统计表明，食管癌好发于胸中段，胸下段次之，颈段与胸上段最少。

早期食管癌（限于黏膜及黏膜下层）的病理形态可分为平坦型、轻微凹陷型与轻微隆起型。随着癌的深层浸润，以及不同的生长方式，一般可分为息肉型、狭窄型、溃疡型与混合型。早期食管癌很少有症状，须做脱落细胞学检查才能发现。但肿瘤生长至一定大小，则出现持续性、进行性吞咽困难。一般说来，男性多于女性，40 岁以上患者多见。

2. X 线表现

（1）早期食管癌：食管黏膜纹增粗、中断、迂曲，可见单发或多发的小龛影，局限性充盈缺损。

（2）中、晚期食管癌：黏膜纹破坏、充盈缺损、管壁僵硬、管腔狭窄、通过受阻与软组织肿块等。根据大体标本结合 X 线表现分述如下。①息肉型：肿瘤向腔内生长为主，呈不规则的充盈缺损与偏心性狭窄。但也有肿块以向壁外生长为主，犹如纵隔肿瘤，有学者称为外展型。②狭窄型：即硬性浸润癌，以环形狭窄为其主要特点，范围为 3 ~ 5 cm，上段食管明显扩张。③溃疡型：呈长条状扁平形壁内龛影，周围隆起，黏膜纹破坏，管壁僵硬，扩张较差，但无明显梗阻现象。④混合型：具备上述两种以上的 X 线特征。

（3）并发症：①穿孔与瘘管形成，仅少数病例可出现食管—气管瘘，也可向纵隔穿破，形成纵隔炎与纵隔脓肿；②纵隔淋巴结转移可出现纵隔增宽，气管受压等 X 线征。

3. 鉴别诊断

（1）食管良性肿瘤：表现为向腔内凸出的偏心性充盈缺损，呈半球状或分叶状。切线位肿瘤上、下端与正常食管分界清楚，钡剂通过肿瘤时呈偏流或分流，转动体位可发现管腔增宽，肿物不造成梗阻，上方食管无扩张。肿瘤局部食管黏膜皱襞展平消失，其对侧黏膜光整，无破坏改变，附近食管壁柔和光滑。

（2）贲门失弛缓症：贲门失弛缓症的狭窄段是胃食管前庭段两侧对称性狭窄，管壁光滑呈漏斗状，食管黏膜无破坏。用解痉药可缓解梗阻症状，吸入亚硝酸异戊酯后贲门暂时舒展，可使钡剂顺利通过。

（3）消化性食管炎：易与食管下段浸润癌混淆。炎症后期瘢痕狭窄常在下 1/3，但仍能扩张，无黏膜破坏。食管壁因癌肿浸润而僵硬，不能扩张，边缘不规则，黏膜皱襞有中断、破坏。

（4）食管静脉曲张：食管静脉曲张管壁柔软，没有梗阻的征象，严重的食管静脉曲张，食管张力虽低，但仍有收缩或扩张功能，而癌的食管壁僵硬，不能扩张或收缩，局部蠕动消失。

（5）食管外压性改变：纵隔内肿瘤和纵隔淋巴结肿大等压迫食管，产生局限性压迹，有时并有移位，黏膜常光滑完整无中断、破坏。

4. 临床评价

食管癌的放射学检查主要是确定诊断及侵蚀范围。食管癌的中晚期 X 线改变较为明显，诊断并不困难。而早期食管癌由于癌组织仅限于黏膜及黏膜下层，病变表浅，范围小，因此 X 线改变很不明显，容易漏诊和误诊。所以 X 线检查时，必须多轴透视和点片，并采取双对比造影检查，才能显示得更清楚。在诊断过程中，既要确定肿瘤类型，又要对肿瘤侵犯范围、黏膜皱襞的变化、狭窄的程度、食管壁僵硬程度等指标进行观察记录，食管周围的侵蚀及淋巴结转移则必须依靠 CT 或 MRI 进行检查，以指导分期，便于临床治疗。

（二）食管炎

1. 腐蚀性食管炎

（1）临床特点：由吞服化学性腐蚀性制剂（如强酸、强碱之类）所致，重者可发生食管破裂而引起纵隔炎，轻者则引起不同程度的瘢痕狭窄。

（2）X 线表现如下。①病变较轻时，早期可见食管下段痉挛，黏膜纹尚存在，一般无严重后果。重症病例则表现为中、下段，甚至整个食管，都有痉挛与不规则收缩现象，边缘呈锯齿状，可见浅或深的溃疡龛影，有时因环肌痉挛严重，下段可呈鼠尾状闭塞。②病变后期，因瘢痕收缩而出现范围比较广泛的向心性狭窄，狭窄多为生理性狭窄部位，狭窄上段食管扩张程度较轻，病变食管与正常食管之间无明确分界，呈逐渐移行性过渡。

（3）鉴别诊断：浸润型食管癌：狭窄上段食管明显扩张，病变与正常食管之间分界截然。

（4）临床评价：应在急性炎症消退后进行钡餐造影检查，以观察病变的范围与程度。如疑有穿孔或有食后呛咳的患者，宜用碘油造影。由于腐蚀性食管炎后期可以发生癌变，因此 X 线检查对本病的随访非常重要。

2. 反流性食管炎

（1）临床特点：由胃内容物包括胃酸及胃消化酶逆流到食管内对鳞状上皮的自身性消化所致。主要见于食管下段，多合并黏膜糜烂与浅表性溃疡，病变后期因纤维组织增生，可形成食管管腔狭窄与食管缩短。临床上多见于食管裂孔疝、贲门手术后、十二指肠球部溃疡的患者。主要表现为烧心、胸骨后疼痛，进食时加重；因食管下段痉挛与瘢痕狭窄，故可有吞咽困难与呕吐等症状；严重者还可发生呕血。

（2）X线表现：①早期或轻度反流性食管炎在钡餐造影时，一般只能看到食管下段痉挛性收缩，长达数厘米，边缘光整，有时出现第3收缩波而致管壁高低不平或呈锯齿状，但难以显示黏膜糜烂与浅小溃疡；②晚期因管壁纤维组织增生及瘢痕组织收缩，可见食管下段持续性狭窄及狭窄上段食管代偿性扩大，如发现胃内钡剂向食管反流或合并食管裂孔疝，则支持反流性食管炎的诊断。

（3）鉴别诊断：与浸润型食管癌鉴别。食管癌时食管狭窄较局限，病变与正常食管之间分界明显，当服大口钡剂时可见狭窄部位管壁僵直，表面不规则，不易扩张。而食管炎时病变食管与正常食管之间无明确分界，呈逐渐移行性过渡，狭窄部位比较光滑，偶见小龛影。

（4）临床评价：X线钡餐检查对于判断病变的有无、病变部位及程度、病变原因很有帮助。一般来说采用双对比造影易于发现早期的细微黏膜管壁，但非特异性。诊断应结合临床病史、内镜活检及实验室检查结果进行综合诊断。

（三）食管瘘

食管瘘按其病因来看，可分先天性和后天性两类，如按瘘道部位与相通的器官不同，又可分为食管—气管瘘、食管—支气管瘘、食管—纵隔瘘及食管—纵隔—肺瘘。

1. 食管—气管瘘或食管—支气管瘘

（1）临床特点：主要症状为进食后呛咳、肺部感染等。

（2）X线表现：造影时见造影剂进入气管或支气管，比较容易诊断。但要排除各种因素所造成的造影剂由咽喉部吸入气管内的假象，有怀疑时，应特别注意第1口造影剂通过的情况及瘘管影的显示。

2. 食管—纵隔瘘或食管—纵隔—肺瘘

（1）临床特点：单纯食管—纵隔瘘少见。主要症状为高热及胸骨后疼痛。

（2）X线表现：X线下显示纵隔阴影明显增宽，造影时造影剂溢入纵隔内。当纵隔脓肿逐步增大，最后则向肺或支气管穿通，而形成食管—纵隔—肺瘘。这种病大多发生于肺脓肿，必要时进行碘油食管造影，可显示瘘管及造影剂进入肺内，X线诊断较容易建立。

（四）食管重复畸形（先天性食管囊肿）

1. 临床特点

食管重复畸形又称为先天性食管囊肿，是较少见的先天性消化道畸形，由胚胎时期原始消化管头端的前肠发育畸形所致。多位于食管中段或下段，呈囊状或管状，可与食管相通，其囊内黏膜多数为胃黏膜，部分为肠黏膜、支气管黏膜组织或食管黏膜，可产生溃疡，可无临床症状。

食管重复又称为副食管，较大的副食管可压迫气管引起呼吸困难，压迫食管产生吞咽困难，或出现副食管内溃疡出血，甚至穿孔等症状。

2. X 线表现

（1）正侧位胸片：可见副食管呈边缘清晰、密度均匀的块影，并压迫纵隔使之移位，或突向邻近肺野的块影。

（2）若副食管与食管相通，钡餐造影可显示副食管与食管平行，其远端为盲端，内有黏膜纹。

3. 鉴别诊断

（1）食管憩室：食管壁局限性腔外膨出而呈陷窝或盲袋状，易于鉴别。

（2）缺铁性吞咽困难综合征：有缺铁性贫血表现，内镜检查见咽下部和食管交界处附近有食管黏膜赘片形成，其特征性改变有利于鉴别。

4. 临床评价

食管重复畸形的发生可能与遗传有关。本病变不仅影响食管正常功能，而且易反复损伤继发炎症，日久可能诱发恶变，故应提醒患者注意饮食方式及自我保护，追踪观察，定期复查，酌情处理。CT 和超声检查有助于本病的诊断和鉴别诊断。

（五）食管黏膜下血肿

1. 临床特点

食管黏膜下血肿，主要是由于动物性尖锐骨性异物通过食管生理狭窄时所产生的继发性食管黏膜急性损伤性病变，偶尔也可由烫伤或进食过快引起。在有血小板减少症、血友病或抗凝药治疗的患者中也可自行出现。

主要发生于食管第 1、第 2 生理狭窄处，较少见。主要症状为突发的胸骨后疼痛、呕血、吞咽痛、吞咽困难。

2. X 线表现

食管腔内黏膜层轮廓光滑的圆形或椭圆形充盈缺损，边缘清楚，形态轻度可变；如血肿破裂钡剂渗入血肿内，则形成腔内液—钡平面或腔内囊状钡剂充填影，钡剂渗入少并在立位时表现为腔内液—钡平面；当钡剂渗入多或卧位时表现为腔内囊状钡剂充填影。

3.鉴别诊断

（1）黏膜层良性肿瘤：血肿患者有明确的尖锐异物误吞史，疼痛不适大多较广泛或最痛点与发现病变部位一致，短期复查血肿消失或明显缩小；良性占位性病变患者无症状或症状轻，短期复查病灶无变化。

（2）食管外压性病变或黏膜下占位性病变：通过切线位显示黏膜下层隆起性病变；血肿临床表现及病史典型，来源于黏膜层隆起性病变。

（3）食管憩室：憩室切线位于腔外，黏膜向内延伸，形态可变性大，钡剂可排空；血肿始终位于腔内，短期复查变小或消失。

（4）食管内气泡：气泡多发、圆形，通过重复服钡，可消失或下移；血肿位置固定且始终存在。

4.临床评价

食管黏膜下血肿多由细小血管损伤引起，血肿往往较为局限，极少引起大出血。食管黏膜下血肿根据临床表现的特点及X线影像表现，结合短期复查血肿变小或消失等特点，不难作出明确诊断。

三、胃部病变

（一）慢性胃炎

1.临床特点

慢性胃炎是成人的一种常见病，主要由于黏膜层水肿、炎症细胞浸润及纤维组织增生等造成黏膜皱襞增粗、迂曲，以致走行方向紊乱。

2.X线表现

（1）胃黏膜纹有增粗、迂曲、交叉紊乱改变。

（2）由于黏膜皱襞盘旋或严重上皮增生及胃小区明显延长，则形成较多约0.5 cm大小的息肉样透亮区。

（3）半充盈相上胃小弯边缘不光整及胃大弯息肉状充盈缺损，缺损形态不固定，触之柔软。

3. 鉴别诊断

胃恶性肿瘤：胃壁僵硬、蠕动消失，胃黏膜中断破坏，充盈缺损形态恒定不变。

4. 临床评价

X 线上只从黏膜皱襞相的变化来诊断胃炎是不可靠的。一些慢性胃炎就其本质来讲为萎缩性胃炎，进而加上增生及化生等因素，致使从肉眼及 X 线上都为肥厚性胃炎的征象。这样，从皱襞的宽度来判断为肥厚性胃炎还是萎缩性胃炎就不准确了。此外，皱襞的肥厚还受自主神经系统的影响，甚至黏膜肌层的挛缩、药物的影响等也会导致皱襞的变化。

（二）慢性胃窦炎

1. 临床特点

慢性胃窦炎是一种原因不太清楚而局限于胃窦部的慢性非特异性炎症，是消化系统常见疾病之一。临床上好发于 30 岁以上的男性，表现为上腹部饱胀，隐痛或剧痛，常呈周期性发作，可伴有嗳气、反酸、呕吐、食欲减退、消瘦等，慢性胃窦炎还可表现为厌食、持续性腹痛、失血性贫血等。本症与精神因素关系密切，情绪波动或恐惧紧张时，可使症状加剧。副交感神经系统兴奋时也易发作。有些胃窦炎患者，上腹部疼痛症状与十二指肠球部溃疡相似。

2. X 线表现

（1）胃窦激惹：表现为幽门前区经常处于半收缩状态或舒张不全，不能像正常那样在蠕动波将到达时如囊状，但能缩小至胃腔呈线状。若有幽门痉挛，则可造成胃排空延迟。

（2）分泌功能亢进：表现如空腹滞留，黏膜纹涂布显示不良。

（3）黏膜纹增粗、增厚、紊乱，可宽达 1 cm 左右，胃窦黏膜纹多呈横行，胃黏膜息肉样改变出现靶样征或牛眼征，胃壁轮廓呈规则的锯齿状，锯齿的边缘也甚光滑。

（4）当病变发展至肌层肥厚时，常表现为卧位时胃窦向心性狭窄，形态比较固定，一般可收缩至极细，但不能舒张，与正常段呈逐渐过渡或分界比较清楚。狭窄段可显示黏膜纹，多数呈纵行。而立位观察形态多接近正常。

（5）胃小区的形态不规则、大小不一，胃小沟密度增高且粗细不均、变宽模糊。

3. 鉴别诊断

胃窦癌：黏膜纹显示僵硬、破坏，可伴有黏膜纹紊乱。胃窦多呈偏侧性狭窄变形，轮廓呈缺损性不规则。胃壁僵硬，蠕动完全消失。与正常胃壁边界截然、陡峭。触诊检查，大多有质硬的肿块。胃窦炎黏膜纹主要表现为增粗、迂曲、走行紊乱，无黏膜纹僵硬、破坏；胃窦多呈向心性狭窄变形，轮廓光整或锯齿状；病变区胃壁柔软度及蠕动存在或减弱，病变区边界常为移行性，故其边界多不够明确，多无肿块。胃镜在区分慢性胃窦炎与胃窦癌时有优势。

4.临床评价

常规钡餐只能显示黏膜纹的改变，黏膜纹的宽度＞5 m，边缘呈波浪状，是诊断胃窦炎的可靠依据。而低张力气钡双重造影能显示胃小区的改变，有利于胃窦炎的诊断。临床研究证明胃癌与萎缩性胃窦炎之间有着密切的关系。因此，早期诊治慢性胃窦炎非常重要。而上消化道钡餐造影检查与临床体征相结合，是诊断慢性胃窦炎的可靠依据。在实际工作中要注意胃窦炎与胃窦癌鉴别。

（三）浸润型胃癌

1.临床特点

浸润型胃癌是胃癌中最少见的一型，癌肿主要沿着胃壁浸润型生长，胃壁增厚，黏膜面粗糙，颗粒样增生，黏膜层固定，有时伴有浅表性胃溃疡。根据病变范围，可分为局限型及弥漫型。

2.X线表现

病变范围可广泛或局限，病变区表现如胃壁僵硬、蠕动消失、胃腔缩小，黏膜纹破坏、紊乱，严重者如脑回状黏膜纹，可伴有不规则的浅在性的龛影。充盈相上胃轮廓不规则。如病变范围广，可使全胃缩小、僵硬如皮革囊袋，故又称为革袋状胃或皮革胃。当幽门被癌肿浸润而失去括约能力时，则胃排空加快。个别病例可仅有胃壁僵硬、蠕动消失，而无黏膜纹破坏，也应加以注意。

3.鉴别诊断

高张力角型胃：浸润型胃癌，黏膜皱襞消失，无蠕动波，且因幽门受浸润排空增快，有时可见因贲门口受浸润僵硬而引起的食管扩张，而角型胃及其食管柔软，不会出现食管扩张和排空增快，有助于两者的鉴别。

4.临床评价

浸润型胃癌发病率较其他类型少，传统单对比造影检查时容易误诊为胃炎或正常。双对比检查，可降低胃张力，增加胃扩张程度，容易发现胃壁僵硬和胃腔狭窄，有利于诊断和鉴别。

（四）胃淋巴瘤

1.临床特点

起源于胃黏膜下层的淋巴滤泡组织，沿黏膜下层浸润生长，易导致管壁增厚，黏膜粗大及肿块形成。黏膜表面可保持完整，也可产生溃疡。临床表现与胃癌相似，胃淋巴瘤发病率相对偏小，发病年龄较年轻，临床表现主要取决于肿瘤的病理学改变及生物学特征。但总的来说临床症状不太严重，而 X 线已明显提示胃部病变严重，这种临床表现与 X 线不相一致是一个特征。

2.X 线表现

（1）溃疡型：表现为龛影，其发生率较高，为最多的一种类型。溃疡的形态、大小、数目不一，多位于充盈缺损内，形态不规则或为盘状、分叶状、生姜状等。溃疡环堤常较光滑规则，部分尚可见黏膜皱襞与溃疡型胃癌的环堤常有明显的指压痕和裂隙征有所不同。邻近黏膜粗大而无中断破坏，病变区胃壁呈不同程度僵硬但仍可扩张，胃蠕动减弱但仍存在。

（2）肿块型：常表现为较大的充盈缺损，多见于胃体、窦部，呈分叶状，边界清楚，其内可有大小不等、形态不规则的龛影。

（3）息肉型：表现为胃内（体、窦部）多发性息肉状充盈缺损，直径多为 1 ~ 4 cm，大小不等，边缘多较光整，也可呈分叶状，其表面可有大小不一的溃疡；周围环以巨大黏膜皱襞。病变范围广，但仍保持一定扩张度及柔软性，胃蠕动仍能不同程度地存在为其特征。

（4）浸润型：累及胃周径的 50% 以上，表现为胃壁增厚，蠕动减弱但不消失，病变范围和程度与胃腔狭窄程度不成比例，有时胃腔反而扩张。

（5）胃黏膜皱襞肥大型：表现为异常粗大的黏膜皱襞，为肿瘤黏膜下浸润所致。粗大的黏膜皱襞略显僵硬，但常无中断、破坏。于粗大皱襞之间可见大小不等的充盈缺损。

（6）混合型：多种病变如胃壁增厚、结节、溃疡，黏膜粗大等混合存在。

3.鉴别诊断

（1）浸润型胃癌：首先，淋巴瘤胃壁僵硬、蠕动消失似浸润型胃癌的"革袋状胃"，但淋巴瘤压迫时胃壁可有一定的形态改变，不似胃癌僵直。同时，其胃壁边缘可见弧形充盈缺损，较多则呈"波浪"状，胃癌无此征象。其次，淋巴瘤黏膜破坏表现特殊，似多数大小形态不等的结节样充盈缺损构成，呈凹凸不平状，充盈缺损表面不光整，可见不规则龛影。这与胃癌的黏膜中断、消失不同。此外，淋巴瘤多为全胃受累、病变广泛，浸润型胃癌如未累及全胃，病变区与正常胃壁分界截然，有时可见癌折角，鉴别诊断不难。

（2）肥厚性胃炎：肥厚性胃炎可形成大小不等的凸起状结节，其结节为黏膜增生肥厚形成，表现为与黏膜相连，似黏膜扭曲形成，而淋巴瘤的结节表现为彼此"孤立"，与黏膜皱襞不连；此外，较重的肥厚性胃炎胃壁柔韧度降低，有时蠕动也不明显，但不僵硬，与淋巴瘤不同。

4. 临床评价

胃淋巴瘤患者临床表现无特殊性，内镜活检有时难以取到深部浸润的肿瘤组织而不能作出准确诊断。GI 检查时多表现为多发结节状充盈缺损或多发肿块，周围黏膜皱襞推移、破坏不明显，可见收缩和扩张；CT 扫描可见胃壁增厚，多密度均匀，呈轻、中度均匀强化，或呈黏膜线完整的分层强化，可伴有大溃疡或多发溃疡形成，在三期扫描中胃的形态可变。由于胃淋巴瘤对胃的形态和功能的影响均与胃癌有所不同，因此，联合 GI 和 CT 两种检查方法既可了解胃的病变形态和范围，又可观察胃的扩张和蠕动功能，作出胃淋巴瘤的提示诊断；胃镜活检时多点深取，或在 CT 引导下肿块穿刺活检，无须手术而作出胃淋巴瘤的正确诊断。

（五）胃溃疡

1. 临床特点

常见慢性病，男性多于女性，好发于 20 ~ 50 岁，主要大体病理是黏膜、黏膜下层溃烂深达肌层，使胃壁产生圆形或椭圆形溃疡，深径为 5 ~ 10 mm，横径为 5 ~ 20 mm，溃疡底可为肉芽组织、纤维结缔组织，溃疡口部主要是炎性水肿。临床主要症状为规律性上腹部饥饿痛。

2. X 线表现

龛影即溃疡腔被钡剂充填后的直接 X 线征象，正位显示为圆形或椭圆形钡斑，侧位显示壁龛，据溃疡位于壁内、周围黏膜水肿、肌纤维收缩及瘢痕纤维组织增生等，而形成下述良性溃疡 X 线特征。

（1）壁龛位于腔外：若溃疡位于胃窦前、后壁或伴有胃窦变形时，壁龛影的位置往往难以确定，因而这一征象不易判断。

（2）Hampton 线：不常见，由残留于溃疡口缘水肿的黏膜形成，犹如溃疡口部"垫圈"，切线位于龛影口边的上侧或下侧，呈宽 1 ~ 2 mm 的窄透亮线，也可见于整个龛边，使充盈钡浆的壁龛与胃腔分隔开。此征虽较少见，却是良性溃疡的特征。

（3）"狭颈"征和"项圈"征：由 Hampton 线及溃疡口周围肌层中等度水肿导致。表现为 Hampton 线的透亮区明显增宽，至 5 ~ 10 mm，位于壁龛上、下侧。轴位相加压时，于龛影周围形成"晕轮"状透亮带。

（4）"环堤"影：是指溃疡口部以黏膜层为主的高度炎性水肿。钡餐检查，在适当压迫下取轴位观，呈环状透亮带，内界较为明确，外界模糊不清，如同"晕轮"状；切线位则表现为"新月"样透亮带，也可表现为溃疡侧边界明确，外界模糊不清。该透亮带无论是轴位还是切线位观，其宽度均匀，边缘较光整，黏膜纹直达环堤影边缘，此为良性"环堤"影特征。

（5）以溃疡为中心、分布均匀的放射状黏膜纹，为溃疡瘢痕组织收缩的表现，是良性溃疡的特征：壁龛旁黏膜纹略增粗或伴有黏膜纹轻度扭曲现象。纠集的黏膜纹大多到达龛边，但部分病例由于溃疡口部严重水肿，靠近壁龛的黏膜纹逐渐消失而显示不清。

有学者认为，龛影边缘"点状投影"，是由钡浆存留于皱襞内造成，它提示该溃疡周围有黏膜增厚和放射状黏膜皱襞存在，因此是良性溃疡较为特征性的表现。

上述黏膜纹无论它是何种表现，均应有一定的柔软度和可塑性，这一点不可忽视。

（6）新月形壁龛：它的产生是由于溃疡口缘黏膜严重的炎性水肿，并突向溃疡腔内。钡餐造影时壁龛显示如新月形，其凹面指向胃腔，凸面指向胃腔外。

3. 鉴别诊断

溃疡型胃癌：癌肿内的恶性溃疡，大而浅，形态不规则，为"腔内龛影"，周围见高低、宽窄、形态不规则的"环堤"，环堤内可见"尖角"征，龛影边缘有"指压"迹，龛影周围纠集的黏膜纹中断、破坏，邻近胃壁僵硬，蠕动消失等。骑跨于胃小弯的溃疡型癌，切线位加压投照时，呈"半月"征图像。这些均与良性溃疡不同，同时，良性溃疡临床上有节律性疼痛症状。

4. 临床评价

关于良性溃疡与溃疡性胃癌的鉴别，主要是依据龛影的大小形态和周围黏膜等情况。少数情况下慢性胃溃疡和溃疡性胃癌临床上缺乏特异性。X 线检查时，对溃疡大小、形态缺乏新的认识，X 线诊断有一定难度。"恶性特征"对恶性溃疡诊断意义虽然重要，但并非其独有，有些良性溃疡病变时间很长，瘢痕修复不能填充愈合坏死组织形成的龛影，反而因瘢痕收缩可使胃小弯缩短，形成假"腔内龛影"，且龛影大小可因溃疡周围瘢痕收缩较实际扩大。

四、十二指肠、小肠、结肠及盲肠病变

（一）十二指肠溃疡

1.临床特点

十二指肠溃疡绝大多数发生在十二指肠球部，少见于十二指肠球后部，多数病例为单发性溃疡。主要见于青壮年患者，男性多于女性。

主要症状是上腹部周期性、节律性疼痛。多数患者胃酸增高。

2.X线表现

（1）十二指肠球部溃疡。①龛影：为溃疡直接征象，呈圆形或椭圆形钡斑（龛影），加压时可见钡斑周围呈车轮样环形透亮带（溃疡口部水肿），其大小不定。对小的龛影应加压点片做黏膜相检查，并应注意左右斜位摄片以显示壁龛，低张双重造影检查，可提高龛影发现率。②畸形：是最常见的X线征象。黏膜水肿、肌层痉挛、瘢痕收缩、周围粘连等，均可导致畸形，表现为侧缘凹陷、花瓣样变形、憩室样囊袋、不规则缩窄等。③黏膜改变：黏膜纹增粗、变平或模糊，有时也可见以龛影为中心的放射状黏膜纹。④其他征象：如十二指肠球部激惹现象、压痛等。同时可并发胃窦炎、幽门梗阻。⑤溃疡愈合：若溃疡很浅小，无明显纤维增生，愈合后十二指肠恢复正常，黏膜纹也是正常的。溃疡愈合过程表现为龛影变小、变浅，以至消失，周围水肿消退。较深的溃疡大多伴有较明显的纤维增生，即使溃疡已经愈合仍可见黏膜纠集和十二指肠球部畸形。若有前、后胃肠片比较，从正常轮廓内有龛影发展到畸形和龛影缩小，不能认为十二指肠球部溃疡恶化，相反，应认为溃疡在愈合过程中。有的溃疡愈合后留下一侧壁变形，这是瘢痕形成的缘故，在瘢痕区黏膜消失。十二指肠球部的刺激征象减轻或消失也是溃疡好转和愈合中的征象。

（2）十二指肠球后部溃疡：钡餐检查十二指肠球部后部溃疡，由于十二指肠球部后段走行屈曲重叠，故应采用右前斜位及右侧位。其主要X线表现为有龛影，大小不一，一般为2～3 mm，所以有时不易显示。常见征象为局部肠管狭窄，长约2 cm，黏膜纹紊乱或消失，有十二指肠球部激惹现象，可伴有狭窄十二指肠球部前部扩大征象。

3. 鉴别诊断

十二指肠球部溃疡主要应与十二指肠球炎鉴别。较大的溃疡易在 X 线检查时发现，球部畸形、龛影、激惹等表现，易于诊断。但是小部分病例，并无球部变形、激惹现象，仅在压迫黏膜相方可显示出龛影，因而易漏诊，应加以充分注意。在球部畸形情况下，由于 X 线对于浅小溃疡显示有一定局限性，因此不能片面地根据未见龛影而武断地作出排除十二指肠球部溃疡的结论，常须借助内镜检查。

4. 临床评价

十二指肠溃疡出现出血、穿孔、幽门梗阻、瘘管形成等并发症，内镜检查能明确诊断。

（二）十二指肠倒位

1. 临床特点

本病为先天性的位置变异，无明显临床症状，可因排空不畅而产生十二指肠淤积现象。

2. X 线表现

十二指肠球部位置正常，自十二指肠降部开始呈顺时针方向走行弯曲，与正常十二指肠曲走行方向正好相反，反位部分肠曲可固定，也可有一定的移动度。本病诊断不难。

（三）十二指肠冗长

1. 临床特点

也为先天性发育异常所致，较多见，主要是指十二指肠上部的长度超过 5 cm，可达 10 ~ 12 cm，再由于肝、十二指肠韧带除正常固定十二指肠上部外，又固定了十二指肠降部上部，故使其冗长、迂曲。

2. X 线表现

钡餐检查，冗长段呈 U 形或蛇形弯曲，充盈后方其余十二指肠各部。

（四）十二指肠结核

1. 临床特点

多为淋巴道感染、血行感染，或邻近脏器结核的直接蔓延。病理上可分为溃疡型与增殖型。多伴有腹膜后淋巴结肿大，广泛性肉芽组织增生与瘢痕组织收缩，可引起不同程度的十二指肠腔狭窄与狭窄上扩张。

2. X线表现

（1）溃疡型：可见十二指肠病变区黏膜皱襞增粗紊乱，有激惹征，肠管边缘毛糙不整，可见浅小溃疡。

（2）增殖型：可见局限性肠管变形狭窄，局部有呈息肉状的结核性肉芽组织增生。有时肠腔内可见息肉状充盈缺损。

（3）也可有肠外肿块（邻近淋巴结肿大），致十二指肠曲扩大及对肠管外压性改变。

3. 鉴别诊断

增殖型十二指肠结核须注意与十二指肠癌鉴别诊断。与之相比，前者病变范围较长，肠管局部存在激惹征，钡剂通过快，钡剂通过时肠管仍稍可扩张，与癌的狭窄僵硬仍有不同。

4. 临床评价

结合临床表现很重要，若同时患有肺结核或回盲部肠结核，有助于本病的诊断。一般须结合内镜活检确诊。

（五）浸润型结肠癌

1. 临床特点

结肠癌是发生于结肠部位的常见的消化道恶性肿瘤。好发部位为直肠及直肠与乙状结肠交界处，以40～50岁年龄组发病率最高。浸润型结肠癌以向肠壁各层呈浸润性生长为特点。病灶处肠壁增厚，表面黏膜皱襞增粗、不规则或消失变平。早期多无溃疡，后期可出现浅表溃疡。如肿瘤累及肠管全层，可因肠壁环状增厚及伴随的纤维组织增生使肠管狭窄，即所谓的环状缩窄型，此时在浆膜局部可见到缩窄环；切面肿瘤边界不清，肠壁因肿瘤细胞浸润而增厚。

左半结肠胚胎起源于后肠，肠腔较细，肠内容物呈固态，主要功能为贮存及排出粪便，癌肿多属浸润型，易致肠腔环形绞窄。

常见症状为排便习惯改变、血性便及肠梗阻。肠梗阻可表现为突然发作的急性完全性梗阻，但多数为慢性不完全性梗阻，腹胀很明显，大便变细形似铅笔，症状进行性加重最终发展为完全性梗阻。

2. X 线表现

（1）腹部平片检查：适用于伴发急性肠梗阻的病例，可见梗阻部位上方的结肠有充气胀大现象。

（2）钡剂灌肠检查：可见癌肿部位的肠壁僵硬，扩张性差，蠕动至病灶处减弱或消失，结肠袋形态不规则或消失，肠腔狭窄，黏膜皱襞紊乱、破坏或消失，充盈缺损等。

3. 鉴别诊断

须与以下疾病鉴别：①特发性溃疡性结肠炎；②阑尾炎；③肠结核；④结肠息肉；⑤血吸虫病肉芽肿；⑥阿米巴肉芽肿。

4. 临床评价

对结肠腔内形态变化的观察，一般气钡灌肠检查优于 CT。CT 有助于了解癌肿侵犯程度，CT 可观察到肠壁的局限增厚、突出，但有时较早期者难鉴别良性与恶性，CT 最大优势在于显示邻近组织受累情况、淋巴结或远处脏器有无转移，因此有助于临床分期。

CT 分期法如下。第 1 期：消化道管壁厚度正常（一般为 5 mm），息肉样病变向腔内突出。第 2 期：管壁局部增厚，呈均匀的斑块或结节状表现，无壁外扩展。第 3 期：管壁局部增厚，周围组织已有直接侵犯；可有局限或区域性淋巴结受累，但无远处转移。第 4 期：有远处转移（如肝、肺、远处淋巴结）。

对肠道肿瘤的诊断仍未能明确者，MRI 可弥补 CT 诊断的不足，MRI 对直肠周围脂肪内浸润情况易于了解，故有助于发现或鉴别第 3 期患者。

（六）子宫内膜异位症

1. 临床特点

见于直肠、乙状结肠，偶见于盲肠、小肠与阑尾。由于病变肠壁内周期性出血，可引起邻近组织反应性纤维组织增生，形成粘连包块，而致肠腔呈环形或压迫性狭窄。临床上多见于 20 ~ 50 岁的女性患者，有周期性痛经、腹胀、腹泻症状。

2. X 线表现

钡剂灌肠有两种 X 线表现：①环形狭窄，但黏膜纹可以正常；②病变肠曲有弧形或分叶状压迹。

3. 鉴别诊断

上述两种 X 线表现难以与肿瘤鉴别，须结合临床，才能作出诊断。

（七）结肠类癌

1. 临床特点

结肠类癌起源于肠黏膜腺体的嗜银 Kultschitzkx 细胞，又称为嗜银细胞瘤。这种细胞是一种特殊的上皮细胞，在结肠呈弥散性分布，能产生多种肽胺类激素，与肾上腺细胞甚相似，具有嗜铬性，所以类癌又有嗜铬细胞瘤之称。它是一种少见的低度恶性肿瘤；在结肠类癌中 68% 位于右半结肠，其中盲肠占 50%。右半结肠与阑尾、回肠同起源于中肠，其类癌细胞类型 65% 属亲银性，30% 属嗜银性。绝大多数类癌体积较小时无明显症状，临床上也多在偶然情况下发现。若瘤结节长到一定大小或生长于特殊部位时，常可引起一些肠道功能紊乱、腹痛或不同程度的梗阻症状。

2. X 线表现

钡剂灌肠检查，由于病灶一般较小，所以常易漏诊，待发展到一定大小，可表现为轮廓光整的充盈缺损或肠管环状狭窄。在 X 线上，结肠的损害可表现出 4 种类型。①肿块型：呈多个结节融合。②息肉型：充盈缺损样改变。③浸润型：肠段浸润狭窄。④肠梗阻型：钡剂通过受阻。

3. 鉴别诊断

结肠类癌与盲肠癌很难鉴别，但本病往往比肠腔内充盈缺损病变要大，甚至大数倍于腔外肿块，且易侵及邻近肠袢或使之受压移位的特征，可与一般结肠癌进行鉴别。

4. 临床评价

结肠类癌早期无症状，随着肿瘤的进展，大部分都有不同程度的症状出现。但结肠类癌的临床表现缺乏特异性，与结肠腺癌较难鉴别，术前诊断较困难。临床上在诊断结肠疾病时，应考虑结肠类癌存在的可能性，并根据需要辅以 X 线钡剂造影检查、B 超、结肠镜检查等以帮助诊断。病理检查是目前对类癌重要的诊断方法，根据肿瘤的组织学特点，一般不难作出诊断。

（八）结肠阿米巴病

1. 临床特点

为肠道传染病之一，常发生于青壮年，个别病例可侵犯肝、肺、脑及皮肤等。肠道阿米巴病易侵犯盲肠及升结肠，其次为乙状结肠、直肠及阑尾。慢性期可导致盲肠变形。急性期临床表现为起病缓慢，以腹痛、腹泻开始，大便次数逐渐增加，便时有不同程度的腹痛与里急后重，后者表示病变已波及直肠。大便带血和黏液，多呈黯红色或紫红色，糊状，具有腥臭味，病情较重可为血便，或白色黏液上覆盖有少许鲜红色血液。患者全身症状一般较轻，在早期体温和白细胞计数可有升高，粪便中可查到滋养体。

2. X线表现

（1）肠道功能紊乱改变：如盲肠、升结肠的肠袋较深，大小不一，肠腔窄小，由于刺激性增强，钡剂易于排空。黏膜纹理紊乱，有时可见突出肠腔外的龛影。

（2）因肠壁瘢痕收缩致盲肠腔窄小、缩短及肠袋消失，有时形成锥状盲肠。

3. 鉴别诊断

本病应与盲肠结核鉴别：结肠阿米巴病呈跳跃性分布于盲肠、升结肠及横结肠，一般末端回肠多不侵犯，以此与盲肠结核进行鉴别。少数病例表现为多发性，常于肠腔某一侧产生较大的边缘缺损或圆形凹迹，使肠管产生偏心性狭窄，形态类似肿瘤，这类病例称为阿米巴瘤。由于这类患者的病变为多发性，累及范围较长，病变与正常肠壁间边界为移行性，以内科治疗有较好的疗效，从而可与结肠癌进行区别。

4. 临床评价

本病以粪便内找到阿米巴滋养体而得以确诊，一般不用X线检查，X线征象虽非特征性改变，但可提示做进一步的粪便检查或乙状结肠镜检查进行确诊。慢性期可用钡剂造影检查。

（九）阑尾周围脓肿

1. 临床特点

急性阑尾炎化脓坏疽或穿孔，如果此过程进展较慢，大网膜可移至右下腹部将阑尾包裹并形成粘连，形成炎性肿块或阑尾周围脓肿。细菌感染和阑尾腔的阻塞是阑尾炎发病的两个主要因素。由早期炎症加重而致，或由于阑尾管腔梗阻，内压增高，远端血运严重受阻，感染形成和蔓延迅速，以致数小时内即成化脓性甚至蜂窝织炎性感染。阑尾肿胀显著，浆膜面高度充血并有较多脓性渗出物，部分或全部为大网膜所包裹。临床表现：患者多有右下腹疼痛，或者转移性右下腹疼痛病史，可有发热、恶心、呕吐等表现，也可有轻微腹泻等表现。少数患者可因大网膜压迫肠管，造成不完全肠梗阻症状。

2. X线表现

（1）钡剂造影检查可见右下腹包块与肠管粘连，不能分开；盲肠变形，边缘不规则，但黏膜皱襞无破坏，局部有压痛。

（2）盲肠有激惹征象，钡剂通过快，盲肠也可处于痉挛状态。

（3）盲肠局部可出现压迹，末端回肠可同时向上推移。

（4）若脓肿与盲肠相同，可使之显影，为肠道外不规则窦腔。

3. 鉴别诊断

根据上述阑尾脓肿的 X 线特点，结合临床，多数诊断应无困难，但少数病例由于临床表现复杂，须与下列回盲部病变鉴别：回盲部良、恶性肿瘤及炎性病变，有些表现与脓肿相似，但均有相应的临床及 X 线特点可资鉴别。如结肠癌时的肠腔狭窄、充盈缺损、形态恒定、管壁僵硬、黏膜破坏、无弧形压迹、能触及肠腔内包块、临床可有黏液血便等。炎性病变可见肠腔狭窄、短缩、牵拉移位及激惹等，且有弧形压迹及包块。

4. 临床评价

阑尾脓肿有以下 X 线特征：回盲部弧形压迹和触及肠腔外包块，压迹边缘毛糙不整，肿块多数较软，边缘不清，有明显压痛。回盲肠痉挛性狭窄变形，边缘呈锯齿状或毛刷状，肠壁软，形态多变。黏膜无异常，阑尾不显影。钡剂灌肠能很好地观察结肠及回盲部的充盈情况和黏膜有无异常，为首选方法。但钡餐检查由于回盲部往往充盈不满意而不常用，但能较好地观察功能性改变，如激惹、痉挛等，必要时可做气钡双重造影。CT 检查示病灶呈圆形或类圆形，其密率低于脑脊液，CT 值在 5 ～ 50 HU，边缘光整，与周围组织界限清晰，无占位效应，对于阑尾脓肿的诊断有较大意义。

五、胆囊及胆管异变

（一）慢性胆囊炎

1. 临床特点

为常见病，是胆囊慢性炎症性病变，大多为慢性结石性胆囊炎，占 85% ～ 95%，少数为非结石性胆囊炎，如伤寒带菌者。主要病理有胆囊壁增厚、瘢痕性收缩、囊腔缩小及其周围粘连等。本病可由急性胆囊炎反复发作迁延而来，也可是慢性起病。临床表现无特异性，常见的是右上腹部或心窝部隐痛，食后饱胀不适，嗳气，进食油腻食物后可有恶心，偶有呕吐。在老年人，可无临床症状，称为无症状性胆囊炎。

2. X 线表现

（1）平片：有时所见胆囊壁钙化、阳性结石，偶见有胆囊积气。

（2）造影所见：①胆囊明显缩小或扩大；②胆囊轮廓不规则、平直或固定的屈曲改变；③浓缩功能和收缩功能明显差；④胆囊"脂肪"征，即胆囊浆膜下大量炎性脂肪沉积；⑤由于合并结石、胆囊管炎性闭塞或胆囊充满脓液，均可导致胆囊不显影。

3. 鉴别诊断

由于慢性胆囊炎的临床症状不典型，临床常易误诊，以下疾病常被误诊为慢性胆囊炎，故应注意鉴别：①消化性溃疡；②慢性胃炎；③食管裂孔疝；④原发性肝癌；⑤胆囊癌。

4. 临床评价

慢性胆囊炎的诊断主要依赖临床表现及超声检查。CT 诊断慢性胆囊炎的价值有限，能看到胆囊壁增厚，胆囊内结石影，但胆囊壁厚度个体差异较大，充盈及排空时间相差也很大。若充盈良好，壁厚 > 3 mm 有一定意义，但一般不能作为诊断标准；若无结石，仅发现胆囊壁增厚不能作出明确诊断，有时可看到胆囊壁钙化，这是慢性胆囊炎的典型表现，但非常少见，胆囊体积多缩小，表现为胆囊壁纤维化。少数可见增大，表示胆囊积液，但均无特征性。MRI 表现与 CT 类似，但对结石及胆囊壁钙化的显示较 CT 差。

（二）胆囊结石

1. 临床特点

属于胆囊腔内可移动性的充盈缺损。由于结石的化学成分不同，可分为以下 4 种。①胆固醇结石：多为单发、圆形，较大的可透 X 线结石。②胆色素结石：常是多发的、较小的、无一定形态的可透 X 线结石。③胆固醇胆色素结石：可单发或多发的、大小形态不定的可透 X 线结石。④凡钙盐含量较多的混合结石：往往是多发的、状如石榴样的不透 X 线结石。前三种称为阴性结石，X 线胆囊造影显示为可移动性的充盈缺损。

2. X 线表现

（1）阳性胆结石：平片即可发现。可单发或多发，呈多种形态，如圆形、类圆形、近方形，周围致密中央较透亮的阴影。较大的结石常表现为中间透亮，周围有向心性成层钙化改变。须与右上腹其他钙化影鉴别，必要时可做胆囊造影进一步检查。

（2）阴性结石：须造影检查方可发现，表现为边缘光滑的负影，可移动，其大小、数目、形态依据存在的结石而定，多发性结石影相互重叠呈蜂窝状。直立摄片检查，直径 2 mm 以下的小结石则沉积于胆囊底，呈一堆透亮阴影，或成层地漂浮在含造影剂的胆汁中，形成一层横贯胆囊的串珠样带状透亮区，称为浮形结石。

3. 鉴别诊断

主要与肠腔积气影区别，与胆囊重叠的肠气影，其范围一般均超过胆囊影，同时伴有明显的结肠积气，因此鉴别不难。若仍有困难的，可在做造影检查时，视其阴影是否仍然存在，及其与胆囊的关系。还须与右侧肾结石鉴别，右肾结石有时与胆囊结石很难鉴别，但侧位片时，肾结石与脊柱重叠，而胆囊结石位于脊柱前缘，两者可鉴别。

4. 临床评价

有急性发作史的胆囊结石，一般根据临床表现不难作出诊断。但如无急性发作史，诊断则主要依靠辅助检查如 B 超检查可显示胆囊内光团及其后方的声影，诊断正确率可达到 95% 以上。

CT 扫描对于胆囊结石的诊断意义较大。对于阴性结石及阳性结石，因为 CT 密度分辨率较高，都可显示。磁共振胆胰管造影（MRCP）是不同于 ERCP 的无创性检查方法，不需要做十二指肠镜即可诊断胆囊结石及肝内、外胆管结石，但价格较贵，不易普及（图 4-4）。

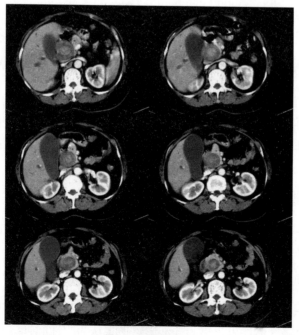

图 4-4　胆囊结石

（三）胆管结石

1. 临床特点

胆管结石是指肝内外胆管内有结石形成，是最常见的胆管系统疾病。

结石阻塞胆管引起胆汁淤滞，继发细菌感染而导致急性胆管炎发生。胆管反复炎症可造成局部管壁增厚或瘢痕性狭窄，而胆管炎症和狭窄又可以促进结石形成。胆管狭窄近端被动扩张，内压增高。临床上患者常出现上腹绞痛、寒战发热、黄疸，即夏科（Charcot）三联征。感染严重可出现休克和精神异常（Reynolds 五联征），症状反复，久之出现胆汁性肝硬化，继而出现门静脉高压症。

胆管结石分为原发性胆管结石和继发性胆管结石，原发性胆管结石是指在胆管内形成的结石，主要为胆色素结石或混合性结石。继发性胆管结石为胆囊结石排至胆总管者，主要为胆固醇结石。根据结石所在部位分为肝外胆管结石和肝内胆管结石。肝外胆管结石多位于胆总管下端；肝内胆管结石可广泛分布于两叶肝内胆管，或局限于某叶胆管，其中以左外叶和右后叶多见。

2. X 线表现

（1）静脉胆道造影法：造影剂经静脉注射或滴注进入血液循环，80% 与血浆白蛋白结合，10% 与红细胞表面的蛋白结合，循环至肝，与肝细胞小分子蛋白结合，由胆汁排出。常用造影剂有胆影钠、泛影葡胺、碘甘葡胺等。主要不良反应是低血压、过敏反应、肝肾功能损害等。轻度不良反应率为 5% ～ 20%，对肝内胆管结石的诊断效果较差。随着 ERCP 及 PTC 的应用，临床较少用此法。

（2）术中胆道造影：可分为术中穿刺胆总管法、经肝内胆管法、T 形管法等。对肝内胆管结石，采用非手术治疗者不适用，但适用手术切除胆囊、术中造影诊断肝内胆管结石。

其中 T 形管法是在胆囊手术中，切开胆总管，清除胆总管结石，做 T 形管引流。术后可经 T 形管注入泛影葡胺，观察胆总管及肝内胆管结石的病情是否存在，图像清晰，对诊断肝内胆管结石有较大意义。

X 线所见：除有胆管扩张外，显示管腔有类圆形透亮区，其形态与胆囊结石相同。但须考虑到，胆管宽径正常，不一定能完全排除胆管内小结石存在的可能。再者，若用 T 形管胆道造影，应避免将气体注入，因为气泡影可被误认为阴性胆管结石，必要时可重复造影检查。

3. 鉴别诊断

胆管结石须与胆管肿瘤鉴别。胆管良性肿瘤极为少见。多见的胆管癌，阻塞端常有破坏、狭窄、僵直，示左肝内胆管见类圆形低密度影，边缘光整及不规则充盈缺损。胆管结石的阻塞端多为圆形充盈缺损，典型者则显示"杯口"状充盈缺损是其特征，无破坏、狭窄及僵直改变。胆管癌扩张的肝内胆管往往呈"软藤"状，而结石扩张的肝内胆管则显示"枯枝"状，两者表现不同。

4. 临床评价

B 超检查可发现胆管内结石及胆管扩张影像，故胆管结石一般首选 B 超检查，必要时可加行 ERCP 或 PTC。PTC 的 X 线特征有：①肝总管或左右肝管处有环形狭窄，狭窄近端胆管扩张，其中可见结石阴影；②左右肝管或肝内某部分胆管不显影；③左右叶肝内胆管呈不对称性、局限性、纺锤状或哑铃状扩张。ERCP 可选择性胆管造影，对肝内胆管结石具有较高的诊断价值，可清晰显示肝内胆管结石，确定结石的部位、大小、数量，肝内胆管的狭窄或远端扩张。CT 扫描对于肝内胆管结石的诊断意义较大。胆总管结石由于较大而容易被发现，而胰腺钩突内结石则较小，尤其是含钙量少时只表现为小致密点，因为 CT 密度分辨率较高，则可显示。胆总管扩张时，胆总管的横断面呈边界清楚的圆形或椭圆形低密度影，自上而下逐渐变小。

MRCP 对肝内胆管结石有较大诊断价值，但价格较贵。总之，B 超、ERCP、胆道镜等方法诊断价值较大，简便易行，是诊断肝内胆管结石的首选方法。尤其是 ERCP 和胆道镜，对肝内胆管结石诊断的准确性高于 B 超。在 B 超检查发现肝内胆管结石后，应常规进行上述方法的检查。

（四）胆管肿瘤

1. 临床特点

近 50% 肝外阻塞的患者是由非结石性病因引起的，其中以恶性肿瘤最多见。这些恶性肿瘤大多数发生于远端胆总管所在的胰头部，少数发生于肝胰壶腹部、胆管、胆囊和肝内。由转移性肿瘤和淋巴结阻塞胆管的现象极为少见。发生在胆管的一些良性乳头状瘤或绒毛状腺瘤也可阻塞胆管。早期肿瘤较小时，多无临床症状。随着胆管阻塞的症状和体征进行性加重，可见黄疸、不同程度的腹部不适、厌食、体重下降、皮肤瘙痒、腹部可触及包块或胆囊等，但寒战、高热少见。

2. X 线表现

X 线所见：早期多为偏侧性充盈缺损造成胆管狭窄，其范围多在 1 cm 以下，边缘光滑者应考虑为良性肿瘤，边缘不规则者多为癌，同时伴有狭窄上端胆管扩张；晚期则胆管不显影。本病术前 X 线确诊者少见，经皮肝脏穿刺可提高本病的诊断率。

3. 鉴别诊断

胆管肿瘤须与胆管结石鉴别。胆管良性肿瘤极为少见。多见的胆管癌阻塞端常有破坏、狭窄、僵直及不规则充盈缺损。胆管结石的阻塞端多为圆形充盈缺损，典型者则显示"杯口"状充盈缺损，无破坏、狭窄及僵直改变。胆管癌扩张的肝内胆管往往呈"软藤"状，而结石扩张的肝内胆管则显示"枯枝"状，两者表现不同。

结节型胆管癌影像学有时须与胆管良性肿瘤如乳头状腺瘤相鉴别，后者少见，其在胆管内可形成广基底或带蒂的充盈缺损，轮廓光整，胆管壁光滑无内陷。而浸润型胆管癌所致的胆管不规则狭窄，管壁粗糙、僵硬，与硬化型胆管炎累及范围较长、管腔狭窄、管壁光滑的影像也不同。

4. 临床评价

胆管肿瘤的 X 线诊断作用不大，须结合其他多种检查才能确诊。

实验室检查：主要表现为梗阻性黄疸的肝功能异常，如胆红素和碱性磷酸酶的增高等。

B 超检查：可显示扩张胆管及梗阻的部位，胆管癌的超声像可呈肿块型、条索状突起型及血栓状，由于胆管扩张发生在黄疸之前，B 超具有诊断早期胆管癌的价值。

PTC：是诊断胆管癌的主要方法，它能显示胆管癌的位置和范围，确诊率可达 94% ~ 100%。

CT：基本表现为胆管癌的近端胆管明显扩张，接近肿瘤的胆管壁增厚，于增强扫描时胆管更清晰，可被强化，管腔呈不规划的缩窄变形，一般可发现软组织密度的肿瘤影。肿瘤多数沿胆管壁浸润型生长，胆管壁增厚，边缘欠清晰，增强扫描时可被强化而易显示。少数呈息肉状或结节状向管腔内生长，结节呈软组织密度。肿瘤也可向腔外浸润扩展，管壁边缘模糊，常侵犯胆囊、肝脏毗邻的血管及淋巴组织，而呈不均密度的软组织影，形态不规整，组织结构模糊、界限不清。

MRCP：对于胆管癌诊断意义较大。

ERCP：可直接观察十二指肠大乳头造影，能显示梗阻远端胆管。

六、肝脓肿

（一）X 线诊断要点

较大的脓肿，腹部平片有时可见肝区含气或液平的脓腔影，改变体位投照，液平可随之移动。

同时可见右膈膨隆、右下肺盘状不张、右胸膜增厚及胸腔少量积液。有并发症还可见隔下脓肿、肺脓肿、脓胸等。

（二）临床联系

本病男性多见，全身症状明显，持续肝区疼痛，并放射到右肩，有时出现黄疸，还有消化系统症状。

七、原发性肝癌

（一）X 线诊断要点

1. 透视和平片检查

肝影可增大，右侧膈肌升高，活动正常或受限，膈面可不规则呈波浪状或结节状。有时在横结肠内积气的对比下，可见肝下缘向下伸展，其外下缘圆钝。

肿瘤钙化可为散在的斑点状或不规则条状，但少见。病变侵及膈肌或胸膜时出现胸腔积液。

2. 肝动脉造影

肝动脉肝内分支显示扭曲、移位，肿瘤区内出现血管数量明显增加的肿瘤循环；有时肿瘤供应血管见于肿瘤周围，其中心区无血管。

（二）临床联系

本病好发于 30～60 岁的男性，症状多出现在中晚期，表现为肝区疼痛、消瘦乏力、腹部包块，晚期出现黄疸。

第四节　泌尿系统疾病的X线诊断

一、泌尿系统结石

（一）肾结石

1.常见症状与体征

肾区疼痛伴肋脊角叩击痛、血尿。

2.X线表现

X线平片示肾盂、肾盏内均匀致密影，肾盂饱满，肾盏杯口平钝变形，肾脏轮廓较小。

静脉肾盂造影片示肾盂、肾盏形态与X线平片一致，健侧肾盂、肾盏显影形态正常。输尿管及膀胱充盈显影正常。

3.诊断要点

（1）平片肾窦区及其附近单个或多个致密影。

（2）肾盂、肾盏积水，不显影或延迟显影。

（3）阴性结石，肾盂、肾盏内充盈缺损。

4.鉴别诊断

（1）结核的钙化：后者在皮质内，有相应肾盏的破坏。

（2）胆石症：胆性结石位置偏前，肾结石偏后与脊柱重叠。

5.比较影像学与临床诊断

（1）透视对X线平片上有疑问的阳性结石做多角度、多体位检查效果较好。

（2）阴性结石或X线平片难以确认的阳性结石，超声、CT可提供较大的帮助。

（二）输尿管结石

1.常见症状与体征

肾绞痛，间歇性血尿。镜检：尿液红细胞阳性，肉眼血尿。

2.X线表现

尿路平片示横突旁"粒状"致密影，边缘光滑，逆行造影相对应的位置造影剂截断，肾盂、肾盏积水。

3.诊断要点

（1）X线平片常呈圆形、类圆形、枣核形等，位置与输尿管行径相符。

（2）结石嵌顿于输尿管生理狭窄处。

（3）造影表现为肾盂、肾盏显影延迟；肾实质显影密度高；肾盂、肾盏积水。

（4）阴性结石在静脉肾盂造影或逆行尿路造影时，可见输尿管扩张，充盈缺损，呈杯口状改变，在同一部位中断，输尿管中断处X线平片上无表现。

4.鉴别诊断

结石常与肠袋及骨组织影相重叠不易确定，须与淋巴结钙化、盆腔静脉石、胰腺钙化、横突端骨影等相鉴别。

5.比较影像学与临床诊断

（1）大多数输尿管结石在尿路平片上明确显示，可多发，甚至相邻排列在输尿管内呈串珠状改变。

（2）输尿管阴性结石在静脉肾盂造影或逆行尿路造影时显示，CT平扫、强化诊断准确。

（3）MRI较少应用于该病，B超对下段结石不敏感。

（三）膀胱结石

1.常见症状与体征

排尿突然中断，疼痛放射至远端尿道及阴茎头部，伴排尿困难和膀胱刺激征。常有终末血尿，小便困难，日间较甚。小腹胀痛，排尿时刺痛。

2.X线表现

膀胱区内椭圆形致密影，边缘光滑。

3.诊断要点

（1）平片小骨盆中部圆形、椭圆形致密影，随体位而移动。

（2）造影片显示膀胱内充盈缺损。

4.鉴别诊断

（1）输尿管下端结石较小，长轴与输尿管走行一致，位置偏高、偏外。

（2）前列腺结石通常为两侧性多发，位于耻骨联合附近。

5.比较影像学与临床诊断

（1）膀胱阳性结石，X线一般诊断不难。

（2）对疑有阴性结石或平片所见模棱两可时，造影检查能检出结石。

（3）B超检查：能发现强光团及声影，膀胱内强回声团随体位而改变。

（4）膀胱镜检查：直接见到结石。

（5）直肠指检：结石较大者可扪及。

二、泌尿系统结核

（一）肾结核

1.常见症状与体征

尿频、尿急、尿痛，终末血尿，脓尿，腰痛和肾区肿块。

2.X线表现

肾上极肾盏顶端杯口边缘不齐如虫蚀状，密度不均匀，与之相连的肾盏、肾盂部分变形狭窄。

3.诊断要点

（1）X线平片肾轮廓增大突出。

（2）肾区钙化或自截肾。

（3）造影肾实质破坏形成空洞与邻近肾盏相通，小盏的外侧有造影剂呈湖状或云絮状。

（4）肾小盏破坏形成狭窄。

（5）肾盂、肾盏不显影或显影延迟。

4.鉴别诊断

（1）肾的钙化与肾结石区别：后者多在肾盂、肾盏内，密度较高，边缘清晰，侧位与脊柱重叠。

（2）肾结核的血尿须与非特异性膀胱炎的血尿进行鉴别：前者尿呈酸性，尿蛋白阳性，有较多红细胞和白细胞，可找到抗酸杆菌，红细胞沉降率较快，有肺结核病史。

5. 比较影像学与临床诊断

（1）泌尿系结核表现为一侧结核、对侧积水、挛缩膀胱。

（2）超声简单易行，对于中晚期病例可确定病变部位，常显示肾结构紊乱。KUB 可检出病肾局灶或斑点状钙化影或全肾广泛钙化。CT 对于中晚期肾结核能清楚地显示扩大的肾盏、肾盂、皮质空洞及钙化灶。MRI 水成像对诊断肾结核和对侧肾积水有重要价值。

（二）输尿管结核

（1）平片输尿管走行区钙化影。

（2）呈典型"串珠"状改变及不规则狭窄与扩张相间，呈"串珠"状充盈，输尿管管壁僵硬，粗细不均，边缘毛糙。

第五节 骨骼与关节疾病的 X 线诊断

一、骨折

X 线诊断骨折主要根据骨折线和骨折断端移位或断段成角。骨折线为锐利而透明的骨裂缝。

（一）骨折类型

青枝骨折；楔形骨折；斜形骨折；螺旋骨折；粉碎骨折；压缩骨折。

（二）骨折移位类型

成角；横向移位；重叠移位；分离移位；旋转移位。

（三）骨折愈合

骨性骨痂在骨折 2 ~ 3 周后形成，表现为断端外侧与骨干平行的梭形高密度影，即为外骨痂。同时可见骨折线模糊，主要为内骨痂、环形骨痂和腔内骨痂的密度增高所致。如骨折部位无外骨膜（如股骨颈关节囊内部分、手足的舟骨、月骨等）或骨膜受损而不能启动骨外膜成骨活动，则仅表现为骨折线变模糊。松质骨如椎体、骨盆骨等的骨折，也仅表现为骨折线变模糊。编织骨被成熟的板层骨所代替，X线表现为骨痂体积逐渐变小、致密，边缘清楚，骨折线消失，断端间有骨小梁通过。骨折愈合后塑形的结果与年龄有关，儿童最后甚至可以看不到骨折的痕迹。

二、关节创伤

（一）关节脱位

1. 肩关节脱位

根据肩关节损伤机制可分为前脱位和后脱位（图4-5）。

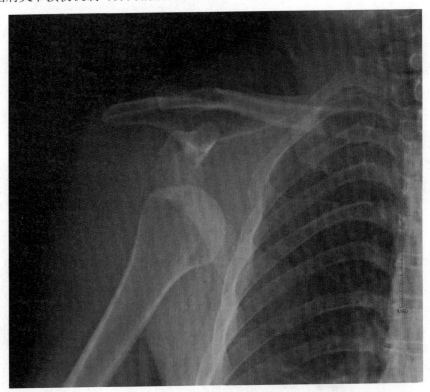

图4-5　肩关节脱位

2. 肘关节脱位

常合并骨折，或伴有血管、神经损伤，以后方脱位多见（图4-6）。

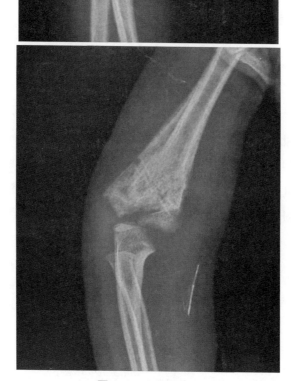

图4-6　肘关节脱位

3. 腕关节脱位

（1）月骨脱位：月关节间隙消失，侧位片上月骨脱出于掌侧。

（2）月骨周围脱位：正位片头月重叠或关节间隙消失；侧位片见头部脱出月骨的关节

面，向背侧移位。

4.髋关节脱位

以后脱位多见，常伴有髋臼后上缘骨折。中心性脱位并发髋臼粉碎性骨折，股骨头突入盆腔。

（二）关节创伤

（1）肩袖撕裂：肩关节囊与肩山峰下三角肌滑液囊相通。

（2）肱骨外髁骨骺骨折：骨折线通过滑车部骺软骨，斜向外上方，达外髁干骺端。

三、骨结核

（一）骨骺及干骺端结核

1.X线诊断要点

（1）中心型：病变位于骨骺、干骺端内，早期表现为局限性骨质疏松，随后出现弥散的点状骨质吸收区，逐渐形成圆形、椭圆形或不规则破坏区。病灶边缘清晰，骨质破坏区内有时可见砂粒状死骨，密度不高，边缘模糊，而化脓性骨髓炎死骨较大，呈块状。破坏性常横跨内后线。

（2）边缘型：病灶多见于骺板愈合后的骺端，特别是长管状骨的骨突处。早期表现为局部骨质糜烂。病灶进展，可形成不规则的骨质破损，也可伴有薄层硬化边缘，周围软组织肿胀。

2.临床联系

本病好发于骨骺与干骺端，发病初期，邻近关节活动受限，酸痛不适，负重、活动后加重。

（二）骨干结核

1.X线诊断要点

（1）长管骨结核：X线表现呈大片状、单囊或多囊样改变。继而侵及皮质，骨外膜增生成骨使骨干增粗。有的呈膨胀性改变，使骨干呈梭状扩张。如脓液反复外溢，则形成多层新骨，形如葱皮。以后骨膜新生骨与骨干融合，使骨干增粗。

（2）短管骨结核：X线早期表现仅见软组织肿胀。手指呈梭形增粗和局部骨质疏松。继而骨干内出现圆形、卵圆形骨破坏，或呈多房性并向外膨隆，大多位于骨中央，长经与骨干长轴一致。病灶内有时可见粗大而不整的残存骨峰，但很少见有死骨。病灶边缘大。

2. 读片

右手中指近节指骨囊状膨胀性骨质密度破坏区，骨皮质变薄，周围呈梭形软组织肿胀。

（三）临床联系

本病多见于 5 岁以上儿童。病变带为双侧多发，如发于近节指骨。可有肿胀等轻微症状，或无症状。

四、骨肿瘤

（一）良性骨肿瘤

1. 骨瘤

X线诊断要点：颅骨骨瘤为一附着于骨板的骨性突起，常呈扁平状，边缘光滑整齐。一般肿瘤生长越快，其密度越低，体积也越大。根据其密度不同，可分为致密型和疏松型。前者内部结构均匀致密，后者结构疏松。

临床联系：骨瘤好发于颅骨，其次为颌骨，多见于颅骨外板和鼻旁窦壁。骨瘤可在观察期内长期稳定不增大或缓慢增大。较小的骨瘤可无症状，较大者随部位不同可引起相应的压迫症状。

2. 骨软骨瘤

X线诊断要点：肿瘤为一附着于干骺端的骨性突起，边界清楚。与骨骼相连处，可呈蒂状或宽基底。瘤体内含有软骨组织时，显示有透亮区。肿瘤生长活跃者，其表面的致密钙化多呈菜花状，其中常可见多数环状钙化。停止生长者，表面则形成光滑的线样骨板。

临床联系：骨软骨瘤是最常见的骨肿瘤，好发于 10～30 岁，男性居多，早期一般无症状，仅局部可扪及硬结，肿瘤增大时可有轻度压痛和局部畸形，近关节活动障碍。

3. 软骨瘤

X线诊断要点：病变常开始于干骺部，随骨生长而生长。病变位于骨干者多以中心性生长为主,位于干骺端者以偏心性生长为主。内生性软骨瘤位于髓腔内,表现为边界清楚的类圆形骨质破坏区,多有硬化缘与正常骨质相隔。病变邻近的骨皮质变薄或偏心性膨出,其内缘因骨嵴而凹凸不平或呈多弧状。由于骨嵴的投影,骨破坏区可呈多房样改变。骨破坏区内可见小环形、点状或不规则钙化影,以中心部位多见。

临床联系:本病多发生于 11 ~ 30 岁的男性,好发于手、足短管状骨,主要症状为轻微疼痛和压痛,浅表局部肿块,运动轻度受限。

4. 骨巨细胞瘤

X 线诊断要点:肿瘤好发于干骺愈合后的骨端,多呈膨胀性多房状偏心性骨破坏。有的肿瘤膨胀明显,甚至将关节对侧的另一骨端包绕起来,形成皂泡状影像。随肿瘤的发展,其中心部的皂泡影逐渐消失,而边缘又出现新的皂泡影。

肿瘤向外生长,骨内膜不断破骨,骨外膜不断形成新骨,形成骨壳。肿瘤生长缓慢者,骨壳多较完整;生长活跃者骨壳呈虫蚀样破坏。

临床联系:本病多发于 20 ~ 40 岁,以膝关节所属的骨端最常见。临床症状与发病部位及生长速度有关。通常为间期性隐痛。较大肿瘤触之有乒乓球感。如肿瘤突然生长加速,疼痛增剧,则有恶变的可能。

5. 软骨母细胞瘤

X 线诊断要点:肿瘤多位于干骺愈合前的骨骺,病灶多为圆形或不规则形局限性骨破坏区,常为偏心型。病变既可突破骨端进入关节,也可向干骺端蔓延。病变边缘清楚,周围多有较厚的硬化缘。病变易突破骨皮质,在软组织内形成肿块。

临床联系:本病多见于青少年,男性居多,好发于四肢长骨,发病缓慢,一般症状轻微,主要为邻近关节不适、积液、局部疼痛、肿胀、活动受限。

6. 软骨黏液样纤维瘤

X 线诊断要点:为位于干骺端的偏心性囊样膨胀性透亮区。病变内有骨嵴为多房型,呈蜂窝状改变,病变内无骨嵴为单房型,多为椭圆形或圆形的透亮区。前者常与骨长轴一致。后者多向横的方向膨胀,易突破骨皮质,侵入软组织。部分骨皮质中断后,残余的骨壳呈弧状改变,表现较为特殊。肿瘤近髓腔侧呈扇状增生硬化,外缘膨胀变薄呈波浪状改变,有时肿瘤膨胀较明显,可超越关节间隙,包埋关节。

临床联系:肿瘤多见于 30 岁以下,好发于长骨干骺端,尤以胫骨上段较多。临床症状可有轻度疼痛,常因触及肿块而就诊,或因外伤经 X 线检查而被发现。

7. 非骨化性纤维瘤

X线诊断要点：肿瘤多位于长骨干骺端距邻近骨骺板 3～5 cm 处，多呈偏心性，为局限于皮质内或皮质下的单房或分叶状透明区，呈椭圆形或圆形，境界清楚，病灶长轴与骨干纵轴平行。病变周围常环以薄的或厚薄不均、凹凸不平的硬化带，骨皮质膨胀变薄，也可增厚或出现骨皮质缺损，透明区内有不规则的骨嵴间隔。无骨膜反应，软组织多无改变。

临床联系：临床上多见于青少年，30 岁以上罕见。胫骨上端及股骨下端为好发部位。多为单发，病程缓慢，可有局部轻度疼痛。

8. 多发性骨髓瘤

X线诊断要点：多发性穿凿状的溶骨性破坏，普通性骨质疏松。随病变发展，可出现大片状骨质溶解消失。不规则的骨质破坏伴有软组织肿块者，常为生长迅速的征象；边缘清楚锐利伴有分房状膨胀改变者，多为缓慢发展的病变。此外，病变局限于骨髓内，骨小梁破坏较轻，X线片可无明显异常。

临床联系：本病多发于 50～60 岁，以男性较为多见，好发部位是颅骨、脊柱、骨盆、肋骨和四肢长骨。主要症状常为全身性普遍性疼痛，而以胸背部和腰骶部较明显。疼痛初为间歇性，后发展为持续性剧痛。可有多发性病理骨折，进行性贫血、发热、消瘦和易并发肺部感染。

9. 骨样骨瘤

X线诊断要点：主要表现为直径不超过 2 cm 的透亮瘤巢和其周围的骨质硬化。在肿瘤发展过程中，瘤巢中心可出现钙化和骨化，与周围的硬化间隔以环形透亮区，此为本病的特征性表现。

临床联系：本病为良性成骨性肿瘤，多见于 30 岁以下的青少年，以患部疼痛为重，夜间加重。疼痛可发生在 X线征象出现之前，服用水杨酸类药物可缓解疼痛。

10. 骨母细胞瘤

X线诊断要点：肿瘤大小在 2～10 cm，主要为一囊样膨胀性密度减低区，其密度的改变，随肿瘤所含的成分而异。早期多显示为一密度较低的透亮区，以后随钙化或骨化的出现密度逐渐增高，可表现为弥漫性密度不均的增高，或呈散在性的斑块状钙化或骨化。

临床联系：本病绝大多数为良性，男性多于女性，局部疼痛不适为最常见的症状。服用水杨酸类药物无效。

（二）原发性恶性骨肿瘤

1. 骨肉瘤

X 线诊断要点如下。

（1）瘤骨：瘤骨是肿瘤细胞形成的骨组织，瘤骨的形态主要有以下三种。①针状：多与骨皮质呈垂直状或放射状，大小不一，位于骨外软组织肿块内。②棉絮状：密度较低，边缘模糊，分化较差。③斑块状：密度较高，边界清，分化较好。

（2）骨质破坏：早期，骨皮质表现为筛孔状和虫蚀状骨质破坏；骨松质表现为斑片状骨质破坏。晚期，破坏区互相融合，形成大片状骨质缺损。

（3）骨膜增生：骨肉瘤可引起各种形态的骨膜新生骨和 Codman 三角。

（4）软组织肿块：境界多不清楚，密度不均，可含有数量不等的瘤骨，肿块多呈圆形或半圆形。

临床联系：本病为最常见的骨恶性肿瘤，多见于男性，好发年龄为 11 ~ 20 岁，恶性程度高，进展快，易发生肺转移。疼痛、面部肿胀和运动障碍为三大主要症状。

2. 软骨肉瘤

X 线诊断要点：主要为骨质破坏、软组织肿块和肿瘤钙化。

（1）中心型：呈溶骨性破坏，边缘不清，邻近骨皮质可有不同程度的肿胀、变薄，骨皮质或骨性包壳可被破坏而形成大小不等的软组织肿块。骨破坏区和软组织肿块内可见数量不等、分布不均、疏密不一或密集成堆或稀疏散在的钙化影。钙化表现为密度不均、边缘清晰或模糊的环形、半环形或沙砾样。

（2）周围型：多由骨软骨瘤恶变而来，表现为软骨帽不规则增厚变大，边缘模糊，并形成不规则软组织肿块，其内出现不同形状的钙化影。

本病发病仅次于骨肉瘤，多见于男性，以股骨和胫骨最为常见，主要症状是疼痛和肿胀，并形成质地较坚硬的肿块。

3. 骨纤维肉瘤

X 线诊断要点如下。

（1）中央型：边缘模糊的溶骨性破坏，周围呈筛孔样改变，一般无骨膜反应，无反应性骨硬化。

（2）周围型：表现为股旁软组织肿块和邻近部位的骨皮质毛糙、压迫性缺损或虫蚀样破坏，也可穿破皮质侵入骨髓腔。

本病多见于 20 ～ 40 岁的男性，好发于四肢长骨干股后端或骨干，主要表现有局部疼痛和肿胀，可有病理性骨折。

4. 滑膜肉瘤

X 线诊断要点如下。①关节附近或跨越关节软组织呈结节状或分叶状肿块，密度均匀，边缘光整，与周围软组织分界清楚。②瘤内出现点状、条状、斑片状、弧状钙化。③跨越关节侵犯数骨的骨质破坏，常为鼠咬状或囊状骨质破坏，病变区可有斑点状钙化。弥漫性迅速生长者，可有大片溶骨性破坏，表现为干骺端骨质破坏、消失。④肿块附近可有骨膜反应，形态不一，可呈葱皮样、放射状或不规则状，但较少见。

本病高发年龄为 20 ～ 30 岁，好发于膝、肘部位，主要表现为肿块和疼痛。在 X 线平片上表现不典型者，动脉造影更有诊断价值。

5. 骨肉瘤

X 线诊断要点：根据 X 线上不同表现，可分为 4 型。

（1）硬化型：肿瘤呈圆形或类圆形，瘤体致密的，边缘清晰，可有短毛刺，瘤体大部分紧贴骨皮质，与骨皮质间有较小的缝隙，邻近骨皮质多不受侵，呈分叶状者，可见分叶透亮间隙。软组织被推移位。

（2）发团型：肿瘤呈圆形，大部致密瘤骨表现为顺向的梳发样，边缘呈不连续的壳状，基底部密度较高，形成较典型的发团状，此为肿瘤主体。其余瘤骨少而不规则、钙化较多，肿瘤与骨皮质关系较密切，可压迫侵及骨皮质，软组织被推压移位。

（3）骨块型：肿块呈长形或肾形，大小不一，边缘整齐清楚，孤立于骨皮质之外，纵轴与骨干纵轴平行，肿瘤与骨皮质间可有明显间隙，有的骨块有蒂与骨相连，其余部分完全不与骨相连。瘤内密度不均匀，可有钙化。

（4）混合型：为上述各型的混合表现，但均不典型。瘤骨、瘤软骨分布不均，围绕骨生长，骨皮质甚至骨髓腔均可受侵，瘤内可见不规则钙化，可有骨膜反应，软组织肿胀明显。

本病高发于 30 ～ 40 岁，好发于长骨干骺端，尤其是骨干下端腘窝部。症状轻微，局部有无痛性、固定性肿块，质地硬。晚期可有疼痛。

6. 尤因肉瘤

X 线诊断要点：病变区有大小不一的斑片状骨质破坏，周围骨皮质呈虫蚀样破坏。骨膜反应可呈葱皮样，随肿瘤的发展，表现为断续不连或虫蚀状，在骨膜新生骨中断处，常出现细小放射状骨针。肿瘤突破骨皮质，境界不清的软组织内肿块。当骨膜新生骨被破坏时，可出现袖口征。

本病好发年龄为 5 ~ 15 岁，发生部位与年龄及红骨髓分布有关。全身症状类似骨感染，局部症状以疼痛为主，早期可发生转移，对放疗相当敏感为本病的特点之一。

7. 骨原发性网状细胞肉瘤

X 线诊断要点：病变起于骨干或干骺端，沿骨长轴呈广泛的斑片状溶骨性破坏，骨膜反应不明显，是本病发生于长骨的主要特点。此外，有的表现为临床病变范围广泛，而骨的破坏呈溶冰状改变，也是本病的相对特点之一。

早期在髓腔出现多数颗粒状或小片状溶骨区，边缘模糊。有的小破坏区间尚有残留骨小梁，则可有网格状表现。骨髓腔略膨胀，骨皮质变薄，以后破坏区逐渐融合扩大，严重者骨结构大部消失。肿瘤发展可沿髓腔呈匀称性蔓延，或向一侧发展较快。突破骨皮质后形成软组织肿块。一般无骨膜改变。

本病好发于中年人，早期为患处间歇性钝痛，晚期可有持续性剧痛，多伴软组织肿块。骨破坏广泛而症状较轻，邻近关节的肿瘤还可引起滑膜炎。

8. 骨髓瘤

X 线诊断要点：多发性穿凿状的溶骨性破坏，普遍性骨质疏松。随病变发展，可出现大片状骨质溶解消失。不规则的骨质破坏伴有软组织肿块者，常为生长迅速的征象；边缘清楚锐利伴有分房状膨胀改变者，多为缓慢发展的病变。此外，病变局限于骨髓内，骨小梁破坏较轻，X 线片可无明显异常。

本病多见于 40 岁男性，好发于富含红骨髓的部位，临床表现复杂，除骨骼系统表现外，还有泌尿系统、神经系统、血液系统的表现。

9. 脊索瘤

X 线诊断要点如下。

（1）骶尾部脊索瘤：为肿瘤的最好发部位，表现为膨胀性溶骨性破坏，可有残存骨片及钙化，且常在骶骨前后形成软组织肿块。肿瘤与正常骨分界不清。

（2）颅底部脊索瘤：肿瘤常位于蝶枕软骨联合部，蝶鞍附近。除溶骨性骨质破坏外，可见钙化。

（3）脊柱部：常发生于上部颈椎，病变呈溶骨性膨胀性改变并向周围蔓延，形成椎旁软组织肿块（可有钙化），可有残存骨片和钙化。

本病多见于男性，可发生在任何年龄。病程长，主要症状为患部持续性隐痛。

（三）转移性骨肿瘤

X线诊断要点：骨转移X线表现为溶骨型、成骨型和混合型。

1. 溶骨型

最常见。长骨的转移瘤多在干骺端的骨松质，表现为单发或多发斑片状骨质破坏。随病变的发展融合扩大，形成大片状骨质破坏缺损，常并发病理骨折，无骨膜增生和软组织肿块。发生于扁骨者，多表现为大小不等的骨质破坏区，有融合倾向，或可见软组织肿块影。发生于脊柱者，见椎体广泛性破坏，椎间隙保持完整。椎弓根受侵。

2. 成骨型

多由生长缓慢的肿瘤引起。X线表现为多发性边缘模糊的结节状或雪片状致密阴影。病灶扩大融合则成为大块状硬化灶。也可刺激骨膜产生新生骨使病骨增厚，有时可有放射状骨针。

3. 混合型

兼有成骨和溶骨变化。

本病多见于中、老年人，男性为多。转移途径主要为血行转移，表现主要是疼痛，多为持续性，夜间加重。有时可出现肿块、病理骨折和压迫症状。

（四）骨肿瘤样病变

1. 骨纤维异常增殖症

X线诊断要点：X线表现可分为4种改变，常数种并存，也可单独存在。

（1）囊状膨胀改变：表现为囊状膨胀的透亮区，边缘硬化而清晰，皮质变薄。囊内可见散在的条索状骨纹或斑，点状致密影。

（2）磨玻璃样改变：正常骨纹消失，髓腔闭塞而形如磨玻璃状，常并发于囊状膨胀性改变中。常见于长管状骨和肋骨。

（3）丝瓜瓤状改变：患骨膨胀增粗，皮质变薄甚至消失，骨小梁粗大而扭曲，颇似丝瓜瓤状。常见于肋骨、股骨和肱骨。

（4）虫蚀样改变：表现为单发或多发的溶骨性破坏，边缘锐利如虫蚀样，有时酷似溶骨性转移性破坏。颅面骨的改变主要为外板和板障的骨质膨大、增厚和囊性改变，呈磨玻璃样或骨硬化。

本病多见于11～30岁的男性。病程较长，早期常无任何症状，发病越早其后症状越明显，可引起肢体的延长或缩短，持重骨可弯曲，出现跛行或疼痛。

2. 畸形性骨炎（佩吉特病）

X 线诊断要点：一般分为海绵型、硬化型和混合型 3 型。海绵型以骨质吸收为主，硬化型以修复为主，混合型则吸收和修复并存。本症病变范围广，骨盆常呈三角形。有时在长骨的病变区，骨皮质上下有 V 形密度减低分界线，在颅骨表现为颅板增厚，边缘模糊如羊毛状或棉球样，其中可见多数密度增高或减低阴影。在椎体的病变，常显示椎体变扁加宽，有时密度增高，或在椎体边缘出现密度增深层，犹如方框状。

中老年人易患本病，发病缓慢，主要为骨增大、变形。发生在颅骨、膝、髋关节者可出现疼痛。

3. 骨囊肿

X 线诊断要点：囊肿多位于干骺端或骨干髓腔内，多为单发，呈圆形、卵圆形或柱状，单房型居多，为一界限分明、边缘光滑、呈中心性生长的透明区。囊肿向外膨胀生长，皮质变薄，外缘光滑并有菲薄的硬化边。囊肿内部透光度较强，囊内可见少许纤细的条状骨间隔，骨壁有多条骨嵴存在，形如多囊，称为多房性骨囊肿。

本病最常见于 20 岁以下，好发于长管状骨，患者一般无明显症状，或仅有隐痛。多数有局部外伤史。

4. 动脉瘤样骨囊肿

X 线诊断要点：发生于长骨者，多偏心性生长于骨干和干骺端的一侧，骨膨大如气球状，其外覆盖以由骨膜形成的壳，囊内可见较粗的分隔或骨嵴，呈皂泡状。本病病因不明，各年龄均可发病。临床症状轻，主要为局部肿胀疼痛，呈隐匿性发病。

5. 组织细胞增生症和类脂质代谢障碍

（1）骨嗜酸性肉芽肿。X 线诊断要点：脊椎可单个或多个受侵，椎体呈楔状或平板状变扁。颅骨骨质破坏可呈"地图样"外观，其内可有"纽扣状"死骨。病灶多发时，可同时累及髂骨、坐骨和耻骨，呈分房状膨胀性破坏，边缘有硬化带环绕，严重者可侵犯骶髂关节。坐骨和耻骨破坏常呈溶骨性，颇似骨转移瘤或结核。长骨破坏区位于骨髓腔，呈中心性单囊或多囊状膨胀性破坏，边缘清，常伴有层状骨膜反应。

本病多发于儿童及青年，大多发生于躯干、扁骨和长骨，其中以脊椎、颅骨最为多发。全身症状少，局部主要为疼痛、肿胀和肿块，可有病理性骨折。

（2）黄脂瘤病。X 线诊断要点：颅骨为最好发的部位，其次为颌骨、髂骨和肋骨等。肺部改变主要有肺门增大，肺纹理增多、紊乱并夹杂小结节病灶。齿槽骨破坏可致牙齿歪斜或呈"悬浮"状。眼眶、蝶鞍及其他部位骨骼均可出现骨破坏区及软组织肿块。

本病多发生于 5 岁以下，男性多于女性，典型表现有颅骨缺损、尿崩症和突眼三大症状。

第五章

CT 临床诊断

第一节　循环系统疾病的 CT 诊断

一、心脏及大血管损伤

（一）心脏外伤

心脏外伤可分为钝挫伤和穿透性损伤两类。

在钝挫伤中较常见的为心包损伤引起的出血或心包积液，多合并肋骨骨折、血气胸或肺挫伤。

1. 概述

（1）胸骨与胸椎压迫心脏使之破裂。

（2）直接或间接的胸膜腔内压突然增加而致心脏破裂。

（3）心脏挫伤、心肌软化坏死致心脏迟发性破裂；也有学者认为心脏迟发性破裂是心内膜撕裂的结果。

（4）心肌梗死：冠状动脉损伤所致。

（5）枪击伤或刺伤直接损伤心脏。

2. CT 表现

严重挫伤所致的心脏破裂，平扫可见高密度心包积血及胸腔积血。穿透性损伤中，被锐器刺伤的心脏可自行封闭导致心脏压塞而无大量出血。如仅刺伤心包，可引起心包积气和（或）出血，而 CT 表现为心包积气或液气心包。

（二）胸主动脉及大血管损伤

1.概述

其病因多见于交通事故，如突然减速、胸部受方向盘撞击或被抛出车外，以及高空坠落者。损伤机制包括血管的剪切力和断骨片的直接作用。主动脉峡部是剪切伤所致撕裂的最好发部位，约占85%。当发生第1肋骨、锁骨骨折时，可损伤锁骨下动脉、无名动脉及颈总动脉。

2.CT表现

平扫可见等密度或稍高密度的圆形、椭圆形影，但难以区分是假性动脉瘤或纵隔血肿。增强扫描可表现为以下一个或多个征象。①假性动脉瘤：位于主动脉弓旁、破口小者瘤体强化明显迟于主动脉并排空延迟即"晚进晚出征"；破口大者这种时间差不著。②主动脉夹层分离。③血管边缘不规则，壁厚薄不均。④主动脉周围血肿：常见，无强化，紧贴主动脉者高度提示主动脉撕裂；远离者多为小血管破裂。⑤其他：如气管、食管推挤移位，胸骨、胸椎及第1～3肋骨骨折等，均提示有胸主动脉及大的分支损伤可能。

目前，各种影像难以鉴别主动脉内膜轻微损伤与主动脉粥样硬化。

二、冠心病

冠状动脉粥样硬化性心脏病（coronary atherosclerotic heart disease，CHD），简称冠心病 coronary heart disease），是指冠状动脉粥样硬化所致管腔狭窄导致心肌缺血而引起的心脏病变。动脉粥样硬化的发生与年龄、性别有关，实质上发生在青少年，临床表现常在中年以后，随着年龄的增长而增多，男性多于女性，冠心病包括心绞痛、心律失常、心肌梗死、心力衰竭、心室颤动和心搏骤停（猝死）。动脉粥样硬化的病理变化主要累及体循环系统的大型肌弹力型动脉（如主动脉）和中型肌弹力型动脉（以冠状动脉和脑动脉罹患最多）内膜，以动脉内膜斑块形成、动脉壁增厚、胶原纤维增多、管壁弹性降低和钙化为特征。由于动脉内膜积聚的脂质外观呈黄色粥样，故称为动脉粥样硬化。

冠心病是一种严重威胁人类健康和生命的常见病，在我国其发病率日益增加，故早期诊断和治疗具有十分重要的意义。冠脉造影一直被认为是诊断冠状动脉疾病的"金标准"，但由于这项技术是有一定危险性的有创检查，不仅检查费用较高且有可能引起死亡（0.15%）及并发症（1.5%），所以在临床应用上仍有一定的限度。多层螺旋CT尤其是64层和更多层面的螺旋CT采用多排探测器和锥形扫描线束，时间分辨率和空间分辨率明显提高，结合心电门控图像重组算法，使其成为无创性冠脉病变的新影像学检查方法，在显示冠脉狭窄，鉴别斑块性质、冠脉扩张和动脉瘤、冠脉夹层、冠脉变异和畸形，了解冠脉支架术和搭桥术后情况及测定冠脉钙化积分等方面的价值较高，可作为冠脉造影的筛查，并可望部分取代之。

（一）冠状动脉钙化

冠状动脉钙化（coronary artery caleium，CAC）是冠状动脉粥样硬化的标志，而后者是冠状动脉疾病的病理生理基础。准确识别和精确定量 CAC 对评估冠状动脉粥样硬化的病变程度和范围十分有效，在计算钙化积分方面，因 MSCT 较 EBCT 层厚更薄，部分容积效应更小；其信噪比也较 EBCT 高，可更精确地发现更小和更低密度的钙化灶。

钙化积分为五级。①无钙化（0 分）：CAD 的危险性极低，未来数年发生冠脉事件的可能性小。②微小钙化（1 ~ 10 分）：极少斑块，CAD 可能性非常小。③轻度钙化（11 ~ 100 分）：轻度斑块、极轻度的冠脉狭窄，CAD 危险性中等。④中度钙化（101 ~ 399 分）：中度斑块、中度非阻塞性 CAD 可能性极大，CAD 危险性高。⑤广泛钙化（> 400 分）：广泛斑块、明显的冠脉狭窄，CAD 危险性极高。

与冠脉钙化的相关因素如下：①冠脉钙化积分与冠脉狭窄程度及狭窄支数成正相关，钙化积分越高，则冠脉狭窄的发生率也越高；②但有时部分患者虽钙化积分很高，由于代偿性的血管重构，可无明显的冠脉狭窄；③年轻患者可因冠脉痉挛、斑块破裂引起冠脉事件，但无冠脉钙化出现；④年龄越大，则钙化评分的敏感性越高，特异性越低；年龄越低，敏感性越低，特异性越高；⑤当多根血管出现钙化时，临床意义更大；⑥在评价冠脉钙化积分曲线图时，对超过年龄和性别所对应的 75% 危险性时，更具有临床意义；⑦发生冠脉事件的患者钙化积分增长率为 35%，并明显高于未发生冠脉事件的 22%；⑧调脂疗法后的患者钙化增长率可明显降低。

（二）粥样硬化斑块

除 MSCT 外，目前对斑块成分的评价有血管内视镜、血管内超声和 MRI，前两者均为有创检查，后者虽对斑块成分的评价准确性更高，但其显示冠脉分支的数目较 MSCT 少。

（1）MSCTA 最大的优势是可直接、清晰显示冠脉粥样硬化斑块，表现为引起冠脉狭窄的血管壁上的充盈缺损。

（2）可对冠脉斑块成分做定性和定量分析，其不仅能发现小斑块，还可根据 CT 值来区分脂质、纤维和钙化斑块（CT值，脂质斑块：< 50 HU；纤维斑块：70 ～ 100 HU；钙化斑块：> 130 HU）。

（3）尤其对富含脂质的易破裂的脂质斑块CT值具有特征性。

（4）斑块的CT值越低，斑块就越不稳定，越易发生冠脉事件。早期易破碎斑块的检出对于避免急性冠脉事件的发生至关重要。

（5）脂质和纤维斑块所测的CT值常表现为高于实际密度，主要是考虑部分容积效应的影响，因为斑块体积常较小，血管腔内又充满高浓度的对比剂；另外，脂质斑块还含有其他高于脂质密度的成分。

（三）冠脉狭窄

冠脉狭窄是冠状动脉粥样硬化病理改变中最常见并具特征性的表现。MSCTA不仅可清晰显示冠脉管腔的狭窄，并能准确判断管腔狭窄的形态、程度和范围。

1. 对冠脉狭窄敏感性和特异性的评价

对于直径 ≥ 1.5 mm的冠状动脉节段，MSCTA检测冠脉狭窄（> 50%）的敏感度为82% ～ 93%，特异度为95% ～ 97%，阳性预测值为71% ～ 82%，阴性预测值为95% ～ 98%，这些数据表明MSCTA显示冠脉狭窄的准确性临床意义大。

2. 对冠脉狭窄的测量及分级

目测法是目前常用于判断冠脉狭窄的方法，它是以狭窄近心端和远心端相邻的正常血管直径为100%，狭窄处血管减少的百分数为狭窄程度。

冠脉狭窄计算公式为：血管狭窄程度＝（狭窄近心端正常血管直径 - 狭窄直径）/ 狭窄远心端正常直径 ×100%。若血管直径减少4/10称为40%的狭窄，根据冠脉直径减少的百分数可计算出其面积减少的百分数（利用圆的面积计算公式），狭窄直径减少50%相当于面积减少75%。

冠脉狭窄依其程度分为4级。Ⅰ级：狭窄< 25%；Ⅱ级：狭窄为25% ～ 50%；Ⅲ级：狭窄为51% ～ 75%；Ⅴ级：狭窄> 76%以上或闭塞。

（1）冠脉狭窄程度 ≥ 50%（面积减少 ≥ 75%）时，运动可诱发心肌缺血，故将此称为有临床意义的病变。

（2）虽然< 50%的冠脉狭窄在血流动力学上可无显著意义，但当粥样斑块发生破裂或糜烂而继发血栓形成可演变为急性冠脉综合征（包括不稳定型心绞痛、无ST段抬高的心肌梗死和ST段抬高的心肌梗死），从而导致冠脉完全或不完全闭塞，并出现一组临床综合征。

（3）当狭窄程度达 80% 以上时，在静息状态冠脉血流量就已经减少。

3. 对冠脉狭窄的形态评价

由于血流动力学的作用，冠脉粥样硬化多见于左前降支、左回旋支和右冠状动脉及其较粗大的分支血管，发生的部位常见血管开口、分叉和弯曲处，血管狭窄的形态表现各异。

（1）向心性狭窄：指粥样硬化斑块以冠脉管腔中心线为中心均匀地向内缩窄。

（2）偏心性狭窄：指斑块向血管腔中心线不均匀缩窄或从中心线一侧缩窄。本型临床多见，在某一体位对其观察可能被漏诊或低估其狭窄程度，因此要多体位观察，在判断其狭窄程度时应以多个体位上的狭窄程度平均值计算。

（3）不规则性狭窄：指管腔狭窄程度 < 25% 的不规则弥漫性狭窄。

（4）管壁增厚性狭窄。

（5）冠脉完全闭塞：一是闭塞部位的血管未强化，其远侧的血管强化程度主要取决于侧支循环的建立情况；因冠脉侧支循环较丰富，故闭塞部位远侧的血管常能明显强化，据此可测出血管闭塞的长度；二是当闭塞段仅为数毫米较短时，因其两侧管腔内含对比剂使其类似于重度狭窄的表现；三是闭塞端形态，鼠尾样逐渐变细多为病变进展缓慢所致；"截断"现象常为斑块破裂急性血栓形成而引起。

对冠脉狭窄范围的评价如下。①局限性狭窄：狭窄长度 < 10 mm，此型最常见。②管状狭窄：长度在 10 ~ 20 mm，发生率仅次于前者。③弥漫性狭窄：指狭窄长度 > 20 mm，常伴有明显钙化，对血流动力学影响明显，多见于高龄和（或）合并糖尿病的患者。④精确测量冠脉狭窄长度对选择介入治疗的方案至关重要。

4. 对冠脉管壁粥样硬化的评价

（1）正常冠脉管壁在 MSCTA 上多不显示或呈窄环状。

（2）斑块形成见管壁增厚隆起致相应管腔狭窄，常伴有钙化。

（3）斑块溃疡呈表面凹凸状。

（4）严重粥样硬化表现为管壁多发团块状或串珠样钙化，由于血管重构常不引起管腔明显狭窄。

（四）冠脉扩张和动脉瘤

（1）冠脉局限性扩张部位的直径 ≥ 7 mm 或超过邻近血管直径平均值 1.5 倍则称为动脉瘤。若为弥漫性扩张则称为冠脉扩张。

（2）动脉瘤呈囊状、梭形或不规则形，可见钙化，血栓少见。

（3）冠脉扩张可伴有或不伴有狭窄，前者呈串珠样特征性改变。

（五）冠脉变异和畸形

1. 对冠脉异位起源的评价

（1）冠脉正常情况以直角起源于相应主动脉窦的中部，起源异常指冠脉开口于其他部位，并常与根窦部呈锐角或切线位，多并发分布异常。

（2）MSCTA多方位、多角度观察图像，可清楚显示冠脉开口和分布异常，诊断价值高，对预防因冠脉变异而造成的猝死有临床意义。

2. 冠脉瘘

指冠状动脉主干及其分支直接与右心腔、肺动脉、冠状静脉窦等异常交通。

（1）MSCTA能清楚显示冠状动脉异常迂曲、延长和增粗。

（2）患处冠脉呈均匀性或局限性扩张，后者表现为梭形或囊状动脉瘤样改变，远端变细，与心腔或血管异常交通。

（3）本病须与主动脉心腔隧道鉴别，后者起自主动脉窦上方，而冠脉的起源、分布和管径均正常。

（六）冠脉内支架

在血管短轴位上正常支架表现为环形，长轴位则呈平行轨道状或弹簧圈状。

（1）支架术后约20%发生再狭窄，部分患者在充满对比剂的高密度支架腔内，见血管内膜过度增生形成的局限性或弥漫性软组织充盈缺损。

（2）支架变形、扭转，远端血管明显变细或呈断续状显影常表明有严重的支架内再狭窄。

（3）支架腔内无对比剂充盈或支架近端管腔充盈而远端管腔未充盈则提示支架管腔完全闭塞。

（七）冠脉桥血管

1. 桥血管开通

当桥血管腔内的密度与同层面的升主动脉相仿表明桥血管开通。

2.桥血管狭窄

MSCTA 能准确评价桥血管有无狭窄，评价桥血管狭窄的程度以狭窄两端相对正常的桥血管直径为基准。

3.桥血管闭塞

桥血管未显影或近端吻合口呈残根样显影，其远端未显影。

（八）心肌缺血、心肌梗死及其并发症

1.心肌缺血

（1）首次灌注图像为局部低密度区，延迟 0.5 ～ 2 h 见低密度被填充呈等密度，心肌强化的时间—密度曲线为缓慢上升型。

（2）心肌时间—密度曲线为低小型，大致与正常心肌相似。

（3）观察心肌运动异常时，应注意室壁运动异常的范围与心肌灌注低密度区的范围是否一致。

（4）根据心肌缺血部位可推断受累的冠脉分支。

2.心肌梗死

（1）局部心肌变薄。

（2）节段性室壁收缩期增厚率减低（正常值为 30% ～ 60%）。

（3）室壁运动功能异常包括运动减弱、消失和矛盾运动。

（4）增强扫描早期病灶不强化呈低密度，数分钟至数小时后出现延迟性强化，呈片状较高密度区。

3.心肌梗死并发症

（1）真性室壁瘤：一是发生率为 20%，多为单发，80% 以上累及左心室前侧壁和心尖部；二是心肌显著变薄，收缩期向外膨出，膨出部分无搏动或呈矛盾运动，后者更具临床价值；三是 44% ～ 78% 并发附壁血栓，表现为充盈缺损；四是部分室壁瘤壁出现高密度钙化。

（2）假性室壁瘤：瘤壁由心包构成，心肌破口邻近的心包与心肌粘连而不发生心脏压塞。

（3）乳头肌梗死：导致二尖瓣关闭不全，严重者出现急性心力衰竭。

（4）心脏破裂：多在梗死后一周左右，血液经心室壁破口涌入心包腔，造成致死性

急性心脏压塞。

（5）梗死后心包、胸腔积液。

（九）心功能分析

MSCTA 在测定每搏心输出量、左心室容积和射血分数方面均具有很大的临床价值，准确性高，可较全面地评价冠脉粥样硬化引起心肌缺血所导致的心功能改变。

第二节　消化系统疾病的 CT 诊断

一、胃癌

胃癌（carcinoma of stomach）是最常见的恶性肿瘤之一，好发年龄在 40 ～ 60 岁，男性多于女性，好发于胃窦部小弯侧，是胃黏膜上皮和腺上皮发生的恶性肿瘤。早期胃癌是指癌组织浸润仅限于黏膜及黏膜下层，未侵及肌层，不论有无淋巴结转移；中晚期胃癌（进展期胃癌）指癌组织浸润超过黏膜下层或浸润胃壁全层。CT 表现如下。

（一）正常胃壁

厚度＜ 5 mm，注射对比剂后有明显强化，可表现为单层、部分两层或三层结构。

（二）蕈伞型

表现为突向腔内的分叶状或菜花状软组织肿块，表面不光整，常有溃疡形成。

（三）浸润型

表现为胃壁不规则增厚，增厚的胃壁内缘多凹凸不平，范围可以是局限或广泛的。胃周围脂肪线消失提示癌肿已突破胃壁，并对肝、腹膜后等部位转移有影响。

（四）溃疡型

形成大而浅的腔内溃疡，边缘不规则，底部多不光整，其周边的胃壁增厚较明显，并向胃腔内突出。利用三维重组可很好地显示肿块中央的溃疡及溃疡与环堤的关系。

（五）胃腔狭窄

表现为以胃壁增厚为基础的胃腔狭窄，胃壁僵直。

（六）增强扫描

对增厚的胃壁或腔内肿块有不同程度的强化。

（七）胃癌 CT 可分为四期如下所述

Ⅰ期：表现为胃腔内肿块，无胃壁增厚，无邻近或远处转移。

Ⅱ期：表现为胃壁厚度超过 10 mm，但癌未超出胃壁。

Ⅲ期：表现为胃壁增厚，并侵犯邻近器官，但无远处转移。

Ⅴ期：有远处转移。

（八）鉴别诊断

1. 胃淋巴瘤

单发或多发结节或肿块，边缘光滑或轻度分叶，病变大，病变范围广泛可越过贲门或幽门侵犯食管下端或十二指肠，胃壁增厚明显常超过 10 mm，但仍保持一定的扩张度和柔软性，胃与邻近的器官之间脂肪间隙存在，常伴有腹腔内淋巴结肿大。

2. 胃间质瘤

胃间质瘤是发生于胃黏膜下的肿瘤，病变部位黏膜撑开展平，但无连续性中断，胃壁柔软，蠕动正常，肿瘤大多位于胃体呈外生型生长，腔内型少见，呈息肉状，黏膜表面可有溃疡，可见气体、液体或口服对比剂进入。

二、直肠癌

直肠癌（carcinoma of rectum）是乙状结肠与直肠交界处至齿状线之间的癌，是消化道常见的恶性肿瘤，男性多见，好发年龄为 40 ~ 50 岁。

直肠癌的 CT 表现如下。

（一）早期表现

仅一侧直肠壁增厚，随着病变发展可侵犯肠管全周，肿瘤向外周扩展形成肿块，侵犯直肠周围间隙。

（二）直肠周围淋巴结肿大

表现为直肠周围脂肪间隙内出现直径＞1 cm 的结节状软组织影。

（三）直肠癌 Dukes 分期

A 期：癌肿浸润深度限于直肠壁内，未超出浆肌层，且无淋巴结转移。
B 期：癌肿超出浆肌层，侵入浆膜外或直肠周围组织，但无淋巴结转移。
C 期：癌肿侵犯肠壁全层，伴有淋巴结转移。
D 期：癌肿伴有远处器官转移，或因局部广泛浸润或淋巴结广泛转移。

三、阑尾炎

阑尾炎（appendicitis）是外科常见病，属于化脓性炎症，由于阑尾管腔阻塞导致细菌感染引起。根据病程常分为急性和慢性阑尾炎，急性阑尾炎在病理上分为单纯性阑尾炎、化脓性阑尾炎、坏疽性阑尾炎。慢性阑尾炎多为急性阑尾炎转变而来。CT 表现如下。

（一）正常阑尾

多数位于盲肠末端的内后侧，CT 表现为细管状或环状结构，外径一般不超过 6 mm。

（二）急性阑尾炎

阑尾壁呈环状、对称性增厚，横径超过 6 mm 以上，密度接近或略高于邻近的肌肉组织，增强时可有强化，有时增厚的阑尾壁表现为同心圆状的高、低密度分层结构称"靶征"。

（三）阑尾结石

阑尾腔内或在阑尾穿孔形成的脓肿和蜂窝织炎内有时见到单发或多发的阑尾结石，呈高密度圆形或椭圆形均质钙化。

（四）阑尾周围炎症

阑尾周围结缔组织模糊，筋膜（如圆锥侧筋膜或肾后筋膜）水肿、增厚。周围脂肪层内出现片絮状或条纹状稍高密度影。盲肠末端肠壁水肿、增厚。局部淋巴结肿大，表现为成簇的结节状影。另一个常见的征象是阑尾急性炎症的蔓延造成盲肠与右侧腰大肌之间脂肪间隙模糊。

（五）盲肠末端的改变

在盲肠末端开口处出现漏斗状狭窄或在盲肠末端与阑尾之间出现条带状软组织密度影，这两种征象在盲肠充盈对比剂时显示较清楚。

（六）阑尾周围脓肿

一般呈团块状影，直径多为 3 ~ 10 cm。中心为低密度液体，有时脓肿内可出现气液平面，脓肿外壁较厚且不均匀，内壁光整。盆腔、肠曲间甚至膈下、肝脏内可出现脓肿。

（七）慢性阑尾炎

除阑尾有不同程度的增粗、变形外，阑尾边缘毛糙，阑尾腔闭塞，多伴有钙化或阑尾粪石。由于腹膜的包裹或炎症机化，CT 上可出现类似肿块的征象。

四、肝硬化

肝硬化（cirrhosis of liver）是一种以肝组织弥漫性纤维化、假小叶和再生性结节（regenerative nodules，RN）形成特征的慢性肝病（图 5-1）。发病高峰年龄为 35 ~ 48 岁，男女之比为 3.6：1 ~ 8：1。本病病因有多种，主要为病毒性肝炎、酒精中毒和血吸虫病。临床上以肝功能损害和门静脉高压为主要表现。晚期常有消化道出血、肝性脑病、继发感染和癌变等，是我国常见病死亡的主要原因之一。

（一）肝脏体积和形态的改变

肝脏体积通常缩小。肝脏各叶大小比例失调，常见肝右叶缩小，尾状叶和肝左叶外侧段增大，局部增生的肝组织突出于肝轮廓之外。肝表面凹凸不平，外缘可呈波浪状或分叶状。肝裂增宽，肝门扩大。

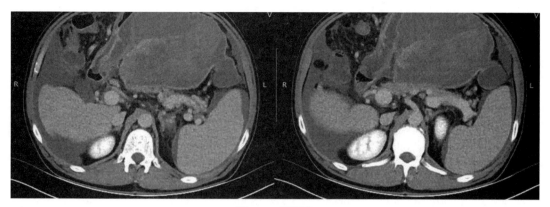

图 5-1 肝硬化

（二）肝脏密度的改变

（1）早期肝硬化肝脏密度均匀，中晚期肝脏密度不均匀，为高低密度相间的稍高密度结节样增生和不同程度的低密度脂肪浸润改变。增强扫描时再生结节呈低密度或随时间推移呈等密度，后者更具有诊断意义。

（2）血吸虫性肝硬化：96% 的病例伴有肝内钙化，可呈线条状、蟹足状、地图状及包膜下钙化。另可见门静脉系统与血管平行走向的线状或双轨状钙化。肝内汇管区低密度灶及中心血管影。

（3）胆源性肝硬化：可见胆管结石、肝内外胆管感染征象。

（三）继发改变

（1）门静脉高压症：门静脉主干扩张，直径 > 13 mm，平均直径多在 18.3 ± 5.1 mm。增强扫描在脾门、食管下端和胃底贲门区可见团块状、结节状曲张的强化静脉血管。

（2）脾脏肿大：脾外缘超过 5 个肋单元，以一个肋骨横断面或一个肋间隙为 1 个肋单元，正常脾脏的外缘一般不超过 5 个肋单元。

（3）腹水：CT 可明确显示。

（4）肝病性胆囊改变：多种肝脏实质性病变常继发胆囊改变，CT 表现为胆囊壁水肿增厚 > 3 mm，1/4 病例胆囊轮廓不清，胆囊床水肿，积液围绕在胆囊周围，增强扫描胆囊壁有不同程度强化，以门静脉期强化明显。

（5）肝硬化的 CT 表现可以与临床症状和肝功能紊乱不一致，CT 表现肝脏大小、形态和密度接近正常并不能排除肝硬化的存在。肝炎后肝硬化常并发肝癌，增强扫描十分必要。

五、原发性肝细胞癌

（一）概述

肝肿瘤以恶性多见，占90%以上，其中肝细胞癌占原发性恶性肿瘤的75%～85%。原发性肝肿瘤可发生于肝细胞、胆管上皮细胞及血管、其他间质、中胚层组织等。

原发性肝癌的细胞学类型有肝细胞癌、胆管细胞癌与混合型。近些年报道的纤维板层样肝细胞癌为肝细胞癌的一种特殊类型。

肝细胞癌的病因主要有两方面。①乙型肝炎病毒（HBV）：国内病例中，90%以上感染过HBV，即HBsAg阳性。②黄曲霉素（AFT）：长期低剂量或短期大剂量摄入可诱发。此外，与饮水污染、丙型肝炎、戊型肝炎、饮酒和吸烟等也有一定关系。

1. 肝细胞癌的分级

可分为4级：Ⅰ级高度分化；Ⅱ～Ⅲ级中度分化；V级为低度分化。中度分化最多，其甲胎蛋白（AFP）多为阳性，而高度与低度分化者AFP阴性者为多。

2. 大体病理

肝细胞癌（HCC）的大体病理分型较为繁杂。

（1）Eggel分类曾被广泛应用至今。此分类将HCC分为3型。①结节型：直径<5 cm的属结节，单个或多个分布。②巨块型：直径≥5 cm，常为单个巨块，也有密集结节融合而成的巨块，以及2个以上巨块的。③弥漫型：少见，该型结节很小，直径为5～10 mm，弥漫分布且较均匀，全部并发肝硬化(易与肝硬化结节混淆)。上述分类属中、晚期肝癌的类型。

（2）20世纪70年代以后国内将HCC分为4型。①块状型：单块状、融合块状或多块状。②结节型：单结节、融合结节、多结节。③弥漫型。④小癌型：小癌型（即小肝癌）的提出标志着肝癌诊断水平的提高。

（3）20世纪80年代以来日本学者的分类为5型。①膨胀型：肿瘤分界清楚，有纤维包膜（假包膜），常伴肝硬化；其亚型有单结节型和多结节型。②浸润型：肿瘤边界不清，多不伴肝硬化。③混合型（浸润、膨胀）：分单结节和多结节两个亚型。④弥漫型。⑤特殊型：如带蒂外生型、肝内门静脉癌栓形成而见不到实质癌块、硬化型肝细胞癌等。

（4）小肝癌的病理诊断标准：目前国际上尚无统一标准。中国肝癌病理协作组的标准是：单个癌结节最大直径≤3 cm；多个癌结节，数目不超过2个，其最大直径总和

应 ≤ 3 cm。

3. 转移途径

（1）血行转移：最常见。HCC易侵犯血窦，在门静脉和肝静脉内形成癌栓，并向肝内、外转移。肺为肝外转移的主要部位，其他有肾上腺、骨、肾、脾和脑等。

（2）淋巴转移：以肝门淋巴结最常见；其次为胰头周围、腹膜后（主动脉旁）和脾门等区域。

（3）种植性转移：最少见。此外，除晚期少数患者产生癌性腹膜炎外，极少发生腹膜转移。

4. HCC的单中心与多中心起源

多结节型HCC或巨块结节型HCC，究竟是HCC肝内播散的结果（即单中心起源）还是多中心起源，尚有争论。有学者通过HBV-DNA整合这一分子生物学方法证实两种可能性同时存在。

（二）临床表现

国内将其临床分为3期：Ⅰ期（亚临床期，无临床症状和体征）、Ⅱ期（中期）、Ⅲ期（晚期）。一旦出现症状，肿瘤多较大，已属中晚期。

1. 症状

以肝区痛、腹胀、上腹部肿块、纳差、消瘦、乏力等最为常见，其次可有发热、腹泻、黄疸、腹水和出血等表现，低血糖与红细胞增多症为少见表现。

2. 并发症

（1）肝癌结节破裂出血。

（2）消化道出血：由肝硬化门静脉高压和凝血功能障碍所致。

（3）肝性脑病。

3. 实验室检查

（1）AFP定量：放免法测定 > 500 μg/L，持续1个月。

（2）AFP 200 ~ 500 μg/L，持续2个月，并排除其他AFP升高的因素，如活动性肝病、妊娠和胚胎性肿瘤等。小肝癌病例AFP常轻度或中度升高，如持续时间长（低浓度持续阳性）也应警惕；但有10% ~ 30%的肝癌AFP阴性。其他如y-GT和各种血清酶测定也有一定意义。

（三）CT 表现

1. 平扫表现

平扫很少能显示出 < 1 cm 的病灶。肿瘤一般呈低密度改变（图 5-2）；少数与周围肝组织呈等密度（分化好的），如无边缘轮廓的局限突出，则很难发现病变；极少数呈高密度。当合并脂肪肝时，与肝实质呈等密度及高密度者为肝细胞癌的特征性所见。肿瘤内产生钙化的约占 5% 以下，还偶见出血及脂肪成分。合并肝硬化者可出现相应表现。

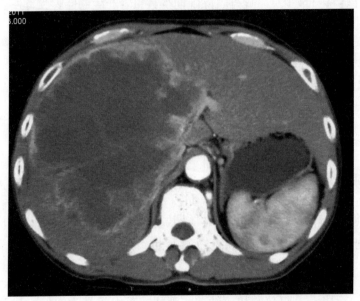

图 5-2　肝癌

（1）结节型：①分为单结节或多结节，多呈类圆形；②界限清楚，部分可见完整或不完整的更低密度环状带即假包膜；③肿瘤内常形成间壁而密度不均，另因肿瘤缺血、坏死其内可见更低密度区；④有时肿瘤所在的肝段呈低密度，是由于肿瘤浸润并压迫门静脉血流减少，而致瘤周肝实质营养障碍。

（2）巨块型：①单个或多个，占据一叶或一叶的大部分；②常因向周围浸润而边缘不规则；③肿瘤内多有缺血、坏死而有不规则更低密度区；④周围常有子灶（< 5 cm 为结节），有学者称为巨块结节型。

（3）弥漫型：平扫难以显示弥漫的小结节，可见肝脏呈弥漫性增大、肝硬化及门静脉内瘤栓形成。

2. 增强扫描

肝癌主要由肝动脉供血，但几乎都存在着不同程度和不同情形的门静脉供血。早期肿瘤血供多来自门静脉，随着肿瘤发展，动脉供血逐渐成为主要血供，而门静脉供血逐渐走向瘤周。CT增强表现如下。

（1）动脉期：肿瘤显著强化，小肝癌常为均一强化；大肝癌由于内部形成间壁、有不同的血管结构、缺血坏死等而呈不均匀强化。但有时小肝癌动脉期不强化（国内有学者统计占13.2%），主要与其坏死有关，透明细胞变可能是另一原因。

（2）门静脉期：肿瘤呈低密度改变，此时，病变范围比平扫时略缩小，边界较为清晰。是因为肝癌90%～99%由肝动脉供血，而周围肝实质约80%由门静脉供血，两者增强效应时相不同所致。

（3）平衡期：肿瘤仍呈低密度，如与血管瘤鉴别可延迟至7～15 min扫描（即所谓延迟扫描）仍呈低密度。

3. CT增强的时间—密度曲线

肝癌CT增强的时间密度曲线可分为5型：①速升速降型；②速升缓降型；③无明显变化型；④速降缓升型；⑤初期速降而后稳定极缓上升型。但速升速降型是其特征性强化表现。

因肝癌主要由肝动脉供血，在动脉期CT值迅速上升达到峰值并超过肝实质。因平扫病灶密度多低于肝脏，故在其密度升高的极早期会与肝实质密度相近的第一次等密度交叉，但因极短暂，故一般不会显示。病灶峰值停留的时间很短，然后迅速下降，随着肝实质的CT值上升，两者的密度接近出现第二次等密度交叉。此后病灶密度缓慢下降而正常肝实质密度继续上升，病灶又成为低密度。但正常肝实质的增强上升速度较肝癌缓慢，达到的峰值低，峰值停留时间长，下降速度不及肝癌。

总之，凡血供丰富的HCC，与正常肝实质对照均出现从高密度、等密度到低密度的三步曲，整个过程短暂，时间—密度曲线呈速升速降型，这是肝癌的特征性表现。可能由于缺血、门静脉参与血供较著等，因而出现其他4种强化曲线。

4. 肝细胞癌的包膜及其边缘强化方式

（1）纤维包膜的形成：由于肿瘤呈膨胀性生长，对邻近的非癌变肝组织产生压迫，引起纤维结缔组织增生；同时由于肿瘤细胞及其间质细胞产生促进血管生长的细胞因子，使纤维结缔组织内形成数量不等的血管。此外，癌灶压迫周围正常肝组织，进一步有利于包膜的形成。

（2）HCC的边缘强化方式如下。①动脉期未显示明确包膜，门脉期和平衡期明确显示包膜呈高密度影，提示肿瘤呈膨胀性生长，且包膜血管较少；或确无包膜，但癌周受压肝组织仍由门静脉供血而呈线环状强化。②动脉期包膜呈低密度，门静脉期和平衡期显示明确的包膜（略低或高密度）或包膜不清，提示肿瘤呈膨胀性生长，包膜内血管少。③三期扫描均见明确包膜且呈环状或不完整环状的高密度强化，提示包膜血管丰富。④动脉、门脉期未见包膜显示，平衡期显示包膜呈高密度，包膜内血管少。⑤三期扫描均未显示明确包膜，表现为癌灶与非癌变肝组织分界不清，提示肿瘤呈侵袭性生长，且生长迅速，无纤维结缔组织包膜。

国内有学者认为，HCC 分化低者以不完整环状强化为主；分化高者以完整环状强化为主。

5. 动脉—门静脉分流及与肝硬化、血管瘤机制的区别

国内有学者将动脉—门静脉分流（APVS）的动脉期表现分为 3 型。①Ⅰ型：门静脉三级（亚段）及以上分支提早显影。②Ⅱ型：肿瘤或病变周围肝实质提早强化。③Ⅲ型：肝脏边缘结节形、楔形提早强化，且邻近无占位性病变。此外，还有文献报道少见的弥漫型，表现为全肝早期强化，门静脉早显。

（1）肝癌：肝癌病灶内出现动静脉分流征象为肝癌的特征之一，其 APVS 的发生机制有以下 3 种。①跨血管的 APVS：即肿瘤组织对门静脉分支的直接侵犯破坏，使肿瘤处的肝动脉血通过破坏的门静脉壁直接灌入门静脉分支，形成肿瘤性 APVS，CT 表现为Ⅰ型和Ⅱ型。②跨肝窦的 APVS：肿瘤组织压迫、侵犯周围的肝静脉分支，造成该区域肝静脉回流受阻，致使肝窦压力升高，当此压力超过门静脉压力时，所属门静脉就成为引流静脉，直接接受肝动脉血液，形成跨肝窦的 APVS。又由于受累区功能性门静脉血流减少，而致肝动脉的血流代偿性增加。还有学者认为，在压迫肝静脉的情况下肿瘤周围的肝实质还会"盗取"肿瘤组织的肝动脉血供。该类在 CT 上呈Ⅱ型表现。③跨血管丛的 APVS：肿瘤的压迫和（或）门静脉较大分支的瘤栓都可造成门静脉血流受阻，此时位于肝脏中央部分较大胆管的周围血管丛作为顺肝方向的侧支循环开放、增生，代偿受阻的门静脉血流。这种 APVS 在 CT 也表现为Ⅱ型。但肝癌所致的Ⅱ型病变在门静脉期和平衡期均不呈低密度，有助于与肿瘤子灶鉴别。

（2）肝硬化：其 APVS 的 CT 表现以Ⅲ型多见。其形成主要与肝硬化时继发肝内血管网结构的扭曲、肝窦微细结构的变化及门静脉高压等变化有关。可能的原因如下。①跨肝窦的 APVS：因肝窦的结构会出现毛细血管化、胶原化，其通透性也有变化，肝内血管网结构的扭曲可使小的肝静脉出现梗阻，从而形成跨肝窦的 APVS。②跨血管丛的 APVS：门静脉高压所致，与上述肝癌 APVS 的形成机制相似。③跨血管的 APVS：尚未见报道，但国外有学者电镜发现肝硬化的大鼠可出现。

（3）血管瘤：有文献报道，肝海绵状血管瘤有近 23.5% ~ 29.7% 出现 APVS。于动脉期表现为瘤周楔形强化区（Ⅱ型），常伴门静脉支早显。随着时间的延长有的可变为低密度，最后呈等密度。伴脂肪肝时于平扫图上即可见到与异常灌注类似的高密度影。从狭义上说这种瘤周楔形强化区是指瘤旁肝组织内那些与瘤体内血窦相通的、扩大的肝窦腔隙或异常薄壁血管腔被对比剂充盈所致，从广义上可认为这种楔形强化是血管瘤并发 APVS 的一种特征性表现。

总之，APVS 以肝癌最为多见，且 CT 表现为Ⅰ型、Ⅱ型；也可见于单纯肝硬化者，而其 CT 表现以Ⅲ型多见；血管瘤所致 APVS 应予重视。此外，肝转移瘤、肝脏手术、穿刺后也可发生，偶为正常人。APVS 应注意与肝第 3 血供所致的假性病变鉴别。

6. 肝脏灌注异常

导致肝脏灌注异常的病因：多种多样，包括门静脉阻塞（癌栓、血栓）、肝静脉阻塞（巴德—基亚里综合征、心力衰竭、纵隔纤维化等）、局限性肝脏病变、感染（肝脓肿、胆囊炎、胆管炎）、肝内门—体分流术后所致的血流动力学改变、肝脏肿瘤、肝硬化、急性胰腺炎，以及第 3 血供。

门静脉癌栓所致肝灌注异常的增强 CT 表现：动脉期的不规则形或三角形高密度区，和（或）门脉期不规则形或三角形低密度区。

门静脉癌栓所致的肝实质灌注异常，其部位与受累门静脉分布一致。但当合并动脉—门静脉短路时则例外。其形成机制如下。①门脉癌栓形成后血流受阻，致相应区域肝实质门静脉血供减少，即门静脉血流灌注减少。为维持肝实质血流量的相对恒定，则供应该区域的肝动脉血流量将代偿性增多，即动脉血流量高灌注。有学者认为，从前已述及肝动脉—门静脉分流（APVS）的跨血管丛型可知，这种灌注异常还可与 APVS 有关。②门静脉期低灌注（伴或不伴动脉期高灌注），可能原因有两方面：一是由于门静脉癌栓未导致管腔完全阻塞，仍有血流通过肝实质；二是由于脾静脉与肝内门静脉分支之间存在着较广泛的侧支循环，这些侧支循环开放（即门静脉海绵样变），使门静脉属支的血液绕过癌栓阻塞的部位进入肝脏。

7. 门静脉海绵样变

门静脉海绵样变（CTPV）是指门静脉栓塞或后天性、先天性狭窄后引起门静脉旁、肝内及胆囊窝小静脉或毛细血管呈网状扩张，以及栓塞的门静脉再通。正常情况下门静脉周围仅见肝固有动脉伴行，极少数可见门静脉周围有 2 ~ 3 个小血管断面显示，可能是胃右动脉或胆囊动脉显影，或存在解剖变异。胆囊壁及周缘无肉眼可见的小血管断面。故国内有学者提出 CT 图像以门静脉周围血管横断面多于 3 个作为胆总管周围侧支循环开放的标准。

门静脉癌栓所致的位于肝门、肝十二指肠韧带的形似海绵的静脉网，由门静脉之间的侧支循环（门—门短路）和门静脉分流至体循环（门—体分流）的侧支循环形成。它包括如下内容。①门静脉胆支：包括胆囊静脉和胆管周围静脉丛。②门静脉胃支：包括胃左静脉（即胃冠状静脉）、胃右静脉，以及它们的属支，如食管静脉、胃短静脉、幽门前静脉和幽门十二指肠静脉。③胰十二指肠后上静脉。④脐旁静脉：其扩张提示门—体分流的存在。

国内文献报道，门静脉胆支和胃支是构成门静脉海绵样变的最主要血管；胆支开放仅见于门静脉海绵样变（但有学者认为也可见于肝硬化）；胰十二指肠后上静脉也较常显示；门静脉胃支的开放与肝硬化并门静脉高压，以及门静脉海绵样变均有关系。

8. 门静脉、肝静脉、下腔静脉癌栓和门静脉动脉化征

肝细胞癌向门静脉、肝静脉、下腔静脉浸润生长时，可形成肿瘤癌栓。

（1）门静脉内癌栓。①平扫癌栓的密度与门静脉血液密度无差异，但受累血管因癌栓生长有扩大，造成分支直径大于主干或主干与分支粗细不成比例。②增强后表现为血管内充盈缺损征象，相应血管扩张。③增强后动脉早期癌栓强化及其内显示细小的肿瘤血管，称为门静脉动脉化征，其发生率可高达 86%，是与血栓鉴别的主要征象。血栓一般主要位于肝外门静脉，累及或不累及肝内主干及分支。④位于末梢的门静脉癌栓诊断困难，CTAP 有利于显示，并可见此范围呈扇形低密度区。

（2）肝静脉和下腔静脉受侵和癌栓。①受侵犯的血管不规则狭窄，或见局部压迹，也有完全被肿瘤包绕的。②腔内充盈缺损，个别病例向上可延伸至右心房内。③局部管腔扩大。④奇静脉、半奇静脉扩张。⑤应注意：增强扫描早期下腔静脉可部分显影或密度不均，须同一部位重复扫描鉴别；下腔静脉受肿块压迫也可不显影。

9. 肝细胞癌胆管内浸润

据统计，肝细胞癌伴有肝内胆管扩张的发生率为 14.4%，小肿瘤很少发生，是肝癌肿块的直接压迫、侵犯或肝门区转移淋巴结压迫所致。肿瘤向胆管内直接浸润生长，可形成胆管内癌栓，比较少见，其发生率在 13% 左右，多同时合并门静脉及肝静脉内癌栓。

CT 表现：肝内胆管轻、中度扩张，以肝门（包括左、右肝管）附近多见。CT 可显示肝总管或大分支内癌栓，确诊须胆道造影。对于末梢部位者，一般形成胆管内癌栓的肝细

胞癌多属乏血型，周围又有扩张的胆管，故应与肝内胆管细胞癌鉴别。直接显示出胆管内癌栓及伴随门静脉癌栓征象对诊断和鉴别极为重要。

10. 肝细胞癌肝内转移的方式

其肝内转移方式有两种。①门静脉性：癌细胞经肿瘤周围的门静脉系，着重于末梢侧或中枢侧的肝实质内形成转移灶。若合并肝门侧的动脉—门静脉短路，可转移至肝较远部位。②肝动脉性：多由其他脏器的肝细胞癌转移灶，再循环入肝动脉血，引起肝动脉性肝内转移，此种方式只见于晚期患者。

CT表现：肝内均一大小转移灶，易发生在肝、被膜部位，结节型和巨块型均可伴有肝内转移，也称为子结节。平扫及增强扫描病变特点与原发灶基本相同。

11. 肝细胞癌破裂出血

其CT表现为：平扫示肿瘤内斑片状、片状高密度灶；腹腔内广泛出血；形成肝包膜下血肿，呈沿肝脏表面的月牙形、梭形血肿征象。

12. 肝细胞癌肝外浸润及转移

（1）肝细胞癌向周围邻近脏器直接浸润极少：一是病灶巨大或近横膈者可产生横膈的直接浸润，并进而浸润胸腔。但除晚期患者外，极为少见；二是肝左叶与胃前壁相邻，但肝癌直接浸润胃的发生率极低；三是肝镰状韧带及胆囊可有直接受侵，也极少见。

（2）肝细胞癌早期远隔转移少见，晚期可发生血行转移、淋巴转移及腹膜种植转移。

（四）鉴别诊断

1. 血管瘤

血管瘤表现典型，两者多鉴别不难，但小血管瘤的变化较多。注意快速推注造影剂于动脉早期快速扫描，以及充分的延迟扫描有助于诊断。血管瘤有以下CT特点：①平扫呈类圆形低密度，密度多均匀、边缘清晰；②增强扫描于动脉早期出现边缘结节状、点状、斑点状等显著强化，其密度可与同层腹主动脉相近，有特征性；且密度高于周围肝实质的持续时间即强化峰值持续时间长，超过2 min；③增强区域进行性向病灶中央扩散；④延迟扫描病灶呈等密度充填；⑤如病灶中央有纤维瘢痕，除瘢痕不强化外，增强扫描仍符合上述特点；⑥少数病灶强化不显著，但延迟期仍呈等密度充填；⑦个别病例始终无强化，延迟扫描也无充填则诊断和鉴别诊断困难。

2. 肝转移瘤

转移瘤有以下 CT 特点：①转移瘤病灶多发、散在、大小相仿；②少血供者明显的边缘强化和"牛眼征"；而少数富血供者呈弥漫性强化；③较小病灶出现囊样变伴边缘强化；④无门静脉癌栓和病灶周围的包膜（或晕圈）显示；⑤邻近脏器发现原发灶、复发灶或转移灶。

单个或数目不多的转移灶与 HCC 鉴别有一定困难。①大小不一，特别是大病灶周围的结节（卫星灶）形式出现以 HCC 可能大。②增强扫描病灶呈速升速降改变的以 HCC 可能大；而转移瘤门静脉期可呈渐进性厚壁强化，但强化程度低于肝组织。③病灶周围有包膜及门静脉癌栓形成明显支持 HCC。④两者大的瘤灶均可出现囊样坏死，而小瘤内囊样变一般不见于 HCC。

3. 肝内胆管细胞癌

肝内胆管细胞癌 CT 表现无特异性，下列特点有助于与肝癌鉴别。①呈边缘欠清的低密度灶，病灶常较大，部分病灶有点状钙化。②肿瘤多乏血，增强早期及门静脉期可见肿瘤边缘轻度不连续环状强化。③国内有学者报道近 60% 的病例可出现瘤体延迟强化。④局部肝内胆管扩张较多；极少数有门静脉侵犯或癌栓形成。⑤极少数有肝硬化表现，AFP 为阴性。

总之，如病灶较大，且其内有点状钙化或大片状的无强化的液性密度区出现时，应考虑胆管细胞癌。肿瘤边缘不连续环状强化及低密度肿瘤内含无定形的稍高密度影是其双期增强扫描的典型表现。

4. 肝硬化结节

单个或多个肝硬化结节与肝癌结节很难鉴别。

（1）肝硬化结节缺乏动脉血供：团注动态增强扫描，甚至 CTA 如病灶无强化，则以再生结节、局灶性脂肪变或坏死结节可能大；结节明显强化则可确立肝癌的诊断；如仅轻度强化，或血管造影见轻度染色，则很难作出诊断。总之，肝动脉血供的有无及程度与结节的良、恶性相关。

（2）大结节性肝硬化：肝脏表面高低不平，肝内有许多再生结节，颇像多结节性或弥漫性肝癌，下列征象有助于鉴别。①在平扫图上，肝硬化再生结节较正常肝组织密度略高。②增强扫描结节强化不明显，或不及正常肝组织，故成为低密度；或两者密度趋向一致，肝脏密度由平扫时的不均匀变为均匀。后一种情况更多见，更具有诊断意义。③门静脉内见不到癌栓，而弥漫性肝癌的门静脉癌栓发生率近于 100%。

（五）肝硬化再生结节至肝细胞癌的演变

在肝硬化基础上肝细胞癌的发生是一个多阶段过程，在这一过程中再生结节可能是第一步。其演变过程有两种观点：①再生结节（RN）→腺瘤样增生（AH）或称为普通型 AH →不典型腺瘤样增生（AAH）→早期肝细胞癌（EHCC）→小肝细胞癌（SHCC）；②RN →发育不良结节（DN）→含局灶癌变的发育不良结节→ SHCC。

1. 病理特征

（1）再生结节（N）：在肝硬化的基础上发生局灶性增生而形成的肝实质小岛，直径多在 0.3 ~ 1.0 cm。内含肝细胞、库普弗细胞及小胆管等正常肝组织，周围被硬化肝脏的粗糙纤维间隔所包绕。

（2）发育不良结节（DN）：最初称为腺瘤样增生，还有再生大结节、腺瘤性增生及肝细胞假瘤等名称。1994 年，国际胃肠道会议正式命名为发育不良结节。结节常 > 1.0 cm，多 < 2.0 cm，可达 3.0 cm 左右。无真正包膜。镜下根据细胞异形性程度又分为低度 DN 和高度 DN，分别相当于腺瘤样增生的普通型 AH 和 AHH。后者细胞异形性较明显，被认为是癌前病变。当 DN 内部出现癌灶时就称为早期肝细胞癌。

（3）小肝细胞癌（SHCC）：其定义无统一标准，国内规定直径≤ 3 cm 或两个相邻结节直径之和≤ 3 cm。包膜、脂肪变性及镶嵌模式等都是 SHCC 较为特征的病理改变。

2. CT 表现和区别

（1）平扫：SHCC 呈界限清楚的低密度；RN 和 DN 有聚铁特性，偶呈高密度。

（2）动态增强扫描：由 RN 至 SHCC 随着结节恶性程度的增高，肝动脉供血比例逐渐增加，而门静脉供血比例逐渐减少并走向结节周围。96% 的 DN 主要由门静脉供血，而 94% 的 HCC 主要由肝动脉供血。① HCC 于动脉期明显增强，而门静脉期又呈低密度；CTA 呈高密度，CTAP 呈低密度。② RN、DN 的血供大部分为门静脉，其增强规律与正常组织多相似；CTA、CTAP 也与肝实质同步。③一些分化较好的 SHCC 与含癌灶的 DN（即早期肝癌）、异形性明显的 DN（相当于非典型样腺瘤样增生），其血供无明显差别。因此，三者有一定重叠性，CT 表现无特异性，鉴别较困难，须结合 MR、US 等综合分析。

但对上述由再生结节至小肝细胞癌的演变过程，有时病理也难以鉴别。

（六）肝癌术后复发及鉴别诊断

1. 肝癌术后复发的病理机制

（1）肝内转移和播散。

（2）多中心起源。

（3）术中小的病灶未被发现，而后继续生长。术后 AFP 浓度未下降到正常，或短期内又复上升；3 个月之内又发现新病灶，或原来可疑病灶又增大，通常把它归为术后残存。如术后 AFP 降到正常，3 个月后又复升高，同时找到新病灶通常归为复发灶。复发的时间从 3 个月至 5 年不等，也有 10 年以上的。

2. 鉴别诊断

复发灶以结节型、单个居多，与原发灶 CT 表现基本相同，但须与术后残腔和纤维瘢痕鉴别。①残腔：多呈水样密度，轮廓光滑，无强化。②纤维瘢痕：靠近手术部，平扫呈低密度，无张力和占位效应，边缘较清楚，无明显强化。

六、胆系结石、炎症

（一）胆系结石

胆石症为胆道系统的最常见疾病，可发生在胆囊、肝内外胆管。

1. 概述

其形成原因尚不完全明确，主要有以下几方面：①胆道感染；②胆道蛔虫；③代谢障碍；④神经功能紊乱和胆汁滞留。

胆系结石的化学成分主要为胆色素、胆固醇、钙质及其他少量的无机盐类。按化学成分可分为以下 3 种。①胆固醇结石：以胆固醇为主，其含量占 80% 左右，并含少量钙、蛋白及胆色素。②胆色素结石：此类结石在我国较多，呈砂粒状或桑葚状，可有少量钙盐和有机物质为核心。③混合类结石：由胆色素、胆固醇和钙盐分层混合而成。

2. 临床表现

与结石的位置、大小、胆道有无梗阻及并发症有关。多表现为右上腹不适及消化不良等症状；急性发作时，可有胆绞痛、呕吐、黄疸等；合并急性炎症时，出现高热等症状。

3. CT 表现

（1）常见表现如下。①胆囊结石。一是胆固醇结石，表现为单发或多发低密度及等密度结石，平扫多难以诊断，常须口服造影检查；二是胆色素结石，表现为单发或多发的高密度灶，大小、形态各异，泥沙样结石沉积在胆囊下部呈高密度，与上部胆汁形成液平面；三是混合性结石，表现为结石边缘呈环状高密度，中心为低密度或等密度。②肝外胆管结石。一是胆管内圆形或环形致密影，近端胆管扩张；二是结石位于胆管中心呈致密影，周围被低密度胆汁环绕，形成靶征；结石嵌顿于胆总管下端而紧靠一侧壁，则形成新月征或半月征；三是胆总管扩张逐渐变细，且突然中断，未见结石和肿块，应考虑等密度结石可能。③肝内胆管结石。可局限于一叶或左、右叶均有，单发或多发，大小不等、形态各异。以管状、不规则状常见，也可在胆管内形成铸型，并可见远侧胆管扩张。以高密度结石常见。

但在诊断时应注意：一是胆管结石排出后，胆总管因弹性减退或消失，不能恢复原状，可造成胆管梗阻的假象；肝内胆管周围受肝脏的保护，一般可恢复原状；二是结石引起的梗阻常为不完全性或间歇性，其扩张可较轻或在临界范围内。

（2）结石成分的预测：胆结石 CT 值与胆固醇含量成负相关，与钙盐含量成正相关。国外有学者对胆囊结石的体外研究认为：以 CT 值 140 HU（范围 135 ~ 145 HU）作为结石化学类型的预测阈值，其准确率达 84%，即 CT 值＜ 140 HU 为胆固醇结石，＞ 140 HU 为混合性结石和胆色素结石。还有学者行鹅去氧胆酸溶石试验，结果结石 CT 值＜ 50 HU 或 60 HU 组大部分溶解，而＞ 50 HU 或 60 HU 组无一例溶解。

（3）CT 分类：国外有学者根据结石的 CT 表现，一般将结石分为以下几类。①高密度结石：CT 值＞ 90 HU 者。②稍高密度结石：CT 值 26 ~ 67 HU。③环状高密度结石。④等密度结石：与盐水或胆汁相似。⑤分层状结石。⑥低密度结石。低密度、等密度、稍高密度结石以胆固醇性结石为主，其他则以非胆固醇性结石为主。

（4）钙胆汁：胆汁中含有很高浓度的碳酸钙称为钙胆汁或石灰样胆汁。钙胆汁与胆结石有密切的关系。CT 或 X 线表现为胆囊呈造影样高密度，在胆囊管区或胆囊内可见结石。有时可见胆汁分层。

（二）急性胆囊炎

1. 概述

本病多由结石嵌顿于胆囊颈部、胆囊管或细菌感染所致，病理可分为 4 类。①急性单纯性胆囊炎：胆囊黏膜充血、水肿、炎性细胞浸润。②急性化脓性胆囊炎：炎症波及胆囊壁全层，胆囊壁水肿、增厚，浆膜面纤维素渗出，胆囊内充满脓液。③急性坏疽性胆囊炎：胆囊壁缺血坏死及出血，胆囊内充满脓液，并可穿孔。④气肿性胆囊炎：由产气杆菌（多为梭状芽孢杆菌、产气荚膜杆菌，其次为大肠杆菌等）感染所致，胆囊内及其周围可见气体产生；30% 发生于糖尿病患者，50% 不存在结石。

2. 临床表现

主要为急性右上腹痛，向肩胛区放射。多伴有高热、寒战、恶心、呕吐、轻度黄疸。既往有胆绞痛发作史。墨菲征阳性。

3. CT 表现

胆囊增大为最常见的征象。胆囊壁弥漫性增厚为胆囊炎的重要依据，但不具特异性。增强扫描胆囊壁明显强化，且持续时间长。胆囊周围可见一周低密度环即"晕圈"征，为胆囊周围水肿所致。该征是胆囊炎，特别是急性胆囊炎的特征性征象。出血、坏死性胆囊炎时，胆囊内胆汁 CT 值升高。胆囊内或周围脓肿形成时，可见气体征象。有时可见胆囊扩张积液征象。

气肿性胆囊炎可见胆囊壁内有气泡或线状气体，胆囊腔、胆道内及胆囊周围也可有低密度气泡影。

此外，黄色肉芽肿性胆囊炎囊壁可高度不规则增厚，偶有钙化，容易穿孔并在肝内形成脓肿和肉芽肿，不易与胆囊癌鉴别。但是，黄色肉芽肿性胆囊炎增厚的囊壁内有大小不一、数目不等的圆形或类圆形低密度灶（主要由胆固醇、脂质及巨噬细胞构成），增强扫描无强化，是其特异性表现。

（三）慢性胆囊炎

1. 概述

本病为常见的胆囊疾病，可因细菌感染、化学刺激、肝胰壶腹的炎症和肥厚等引起胆汁淤滞，以及代谢异常等所致。病理上胆囊黏膜萎缩、破坏；胆囊壁纤维化增厚，并可钙化；胆囊浓缩及收缩功能受损；胆囊可萎缩变小，也可积水增大。

2. 临床表现

主要为右上腹痛及反复发作性急性胆囊炎。其他有上腹不适、消化不良、饱胀等一般性症状。

3. CT 表现

胆囊壁增厚为主要表现之一，增厚多较规则。一般认为，胆囊扩张良好时，壁厚度 ≥ 3 mm 有诊断意义。胆囊壁钙化为特征性表现，如囊壁完全钙化称为"瓷胆囊"。胆囊可缩小或扩大，常合并胆囊结石。

（四）急性化脓性胆管炎

1. 概述

本病因胆管梗阻及感染引起，多胆囊壁增厚、密度增高，周围无水肿见于胆管结石、胆道蛔虫，其次有胆管狭窄、肿瘤及胰腺病变等。梗阻多位于胆总管下端。病理表现为胆总管明显扩张，其内充满脓性胆汁，管壁炎性增厚，肝内可见多发脓肿。左肝管易使胆汁引流不畅、结石不易排出，而容易或加重感染，且感染可致肝实质萎缩。此外，所谓的复发性化脓性胆管炎是感染性胆管炎的反复发作，最终导致胆管狭窄、胆管梗阻和胆管结石。

2. 临床表现

起病急骤，右上腹剧痛、高热、寒战，多数有黄疸，甚至昏迷及死亡。复发性化脓性胆管炎患者可出现反复发作的腹痛、脓毒症和黄疸。

3. CT 表现

肝内外胆管均明显扩张，其内充满脓汁，CT 值高于胆汁。肝内胆管扩张常呈不对称性或局限分布，以左叶为著，扩张的胆管呈聚集状，是因左肝管易使胆汁引流不畅、结石不易排出所致。同时，扩张的胆管常局限在一、二级分支，而周围胆管因炎性纤维增生丧失扩张能力，表现为"中央箭头征"。胆管壁弥漫性增厚，其增厚可呈弥漫偏心性，增强扫描多于急性发作期呈明显强化。胆管内有时可见积气表现，常伴有胆管内结石。肝内可有多发性小脓肿。由于反复炎性阻塞、破坏，可有肝体积缩小或局限性萎缩，以左肝多见。

复发性化脓性胆管炎的基础疾病是肝内外胆管不规则扩张、胆系结石、胆囊炎、胆汁性肝硬化，典型的影像学表现是肝内胆管多房性囊性扩张并周边渐进性强化为特征（MR平扫、增强和 MRCP 对本病的诊断具有重要意义）。

（五）慢性胆管炎

本病常由急性胆管炎发展而来。

1. 概述

胆总管下端纤维瘢痕组织增生及狭窄，胆总管明显扩张，管壁增厚。

2. 临床表现

中上腹不适、腹胀。急性发作时与急性化脓性胆管炎相同，可有高热、寒战、黄疸三联征。

3. CT 表现

（1）肝内、外胆管明显扩张，内有多发结石，是其常见和主要的 CT 表现；结石密度从等密度到高密度不等。结石的形态多种多样。肝内大的胆管扩张，而分支不扩张或扩张不明显。

（2）肝外胆管壁呈广泛性、不规则增厚，壁厚可达 2 ~ 3 mm。

（六）原发性硬化性胆管炎

本病又称为狭窄性胆管炎，其病因不明，是一种罕见的慢性胆管阻塞性疾病。

1. 概述

以肝内、外胆管的慢性进行性炎症及纤维化，最终导致胆管的短段狭窄与扩张交替为特征的病变。80% 的病变累及包括胆囊在内的整个胆系，20% 仅局限于肝外胆道。受累的胆管壁增厚、管腔狭窄，外径变化不大，内径明显缩小或闭塞。后期可发生胆汁性肝硬化或门静脉高压，9% ~ 15% 合并胆管癌。

2. 临床表现

好发于 40 岁左右，男女之比约为 2：1。以慢性进行性黄疸为主要表现，一般无上腹绞痛史。合并肝硬化、门静脉高压等并发症可有相应表现。87% 伴发溃疡性结肠炎，13% 伴发克罗恩病。

3. CT 表现

其主要 CT 征象为跳跃性扩张、串珠征和剪枝征。①病变局限于肝外胆管者，呈典型的低位梗阻表现，狭窄处远端的胆总管仍可见。狭窄处胆管壁增厚，管腔狭小，密度增高；增强扫描管壁强化明显。可有或无胆囊壁增厚。如某段扩张的肝外胆管不与其他扩张的胆管相连称为"跳跃性扩张"，其形成基础是肝内胆管狭窄合并远段胆管扩张。②病变广泛者呈不连续的散在分布的串珠状或不规则状，反映了其多发性狭窄。段性分布的肝内胆管扩张也是其表现之一。在 1 个层面上见到 3 处以上狭窄与扩张交替出现，称为"串珠征"。但此征也可见于恶性病变。③剪枝征：即某 1 层面上见到长度 ≥ 4 cm 的肝内胆管或左右肝管，而无次级分支称为"剪枝征"。本病 25% 的可见此征，但 13% ~ 15% 的恶性病变也可见此征。④晚期可见肝硬化、门静脉高压表现，还可见大量的肝内胆管钙化影。

通常本病引起的肝内胆管扩张程度较轻，有明显扩张者要考虑肿瘤性病变。

4. 鉴别诊断

应注意结合病史与结石、胆系感染和手术等原因所致的继发性硬化性胆管炎鉴别。

（七）胆道出血

胆道出血是肝胆疾病的严重并发症。

1. 病因

其病因很多，主要有肝内感染、肝内胆管结石、手术时的探查和肝损伤等。

2. 临床表现

临床有不明原因的消化道出血。DSA 有助于进一步确诊，并指导介入治疗。

3. CT 表现

血液通过开放的胆总管进入胆囊，当出血量占胆囊容量的 70% 和出现血凝块时，表现为胆囊不均匀性密度增高。出血量更大时，胆囊内密度均匀性增加，CT 值高达 50 ~ 60 HU。胆系出血常并发胆道梗阻，引起扩张、积血，表现为胆管扩张，其内见管状或圆形高密度灶。

本病须注意与钙胆汁（其密度高于出血 15 ~ 20 HU）、胆管结石鉴别。结合临床对本病的诊断和鉴别有重要作用。

第六章

MRI 临床诊断

第一节　纵隔疾病的 MRI 诊断

一、胸腺增生

胸腺增生是指增大的胸腺超过正常年龄组的标准，一般指其体积超过正常值的 50%。本病多见于婴幼儿，少见于成人。病理上胸腺增生分两种：①巨大胸腺增生即真性胸腺增生；②胸腺滤泡增生即淋巴性胸腺增生。前者累及皮质和髓质，表现为弥漫和对称性腺体增大；后者常见于重症肌无力，也称为自身免疫性"胸腺炎"，较真性胸腺增生多见，此时胸腺的大小和质量正常，但髓质扩张，皮质受损。

1. 诊断要点

（1）临床常无症状，有时在其他疾病检查时被发现。

（2）当胸腺增生压迫血管和气管时，患者可有胸痛、心悸、气促、呼吸困难等症状。

（3）胸腺滤泡增生常伴有自体免疫性疾病和内分泌疾病，继发于系统性红斑狼疮、硬皮病、类风湿关节炎、甲状腺功能亢进、肢端肥大症和红细胞发育不全（红细胞再生障碍性贫血）等，临床表现为原发病的症状。

（4）CT 表现：真性胸腺增生表现为胸腺弥漫性增大，两侧缘对称，呈光滑不分叶的外形，但形态、CT 值仍维持正常。少数胸腺增生也可呈散在的胸腺肿块，则与胸腺瘤不能区别。

2. MRI 表现

（1）胸腺体积增大，可以向两侧增大，也可以偏一侧增大；真性胸腺增生则表现为胸腺对称性弥漫性增大，边缘光滑且无分叶。

（2）增生的胸腺一般 T_1WI 呈稍低信号、T_2WI 呈稍高信号，信号尚均匀，特别是抑脂 T_2WI 更有利于胸腺轮廓的显示；但对于少数滤泡增生型的胸腺增生，并无明显体积增大和信号异常，应结合临床上常有重症肌无力来诊断。

（3）增强后增生腺体一般具有较明显的均匀性强化。

3. 鉴别诊断

第一，淋巴瘤和胸腺瘤致胸腺增大常有胸腺形态不规则，信号与正常胸腺有差异，常可显示瘤体的包膜，淋巴瘤还常有纵隔淋巴结肿大；第二，在鉴别困难时可行激素治疗试验，胸腺增生在用药 1 周后大多能缩小。

二、胸腺瘤

胸腺瘤居原发纵隔肿瘤的第三位，占纵隔肿瘤的 15%～20%。可发生于任何年龄组。以 40～50 岁最常见，无性别差异。胸腺瘤起源于未退化的胸腺组织，多位于前纵隔，少数可发生于后纵隔或纵隔外（图 6-1），如颈部、胸膜和肺内。根据组织学和生物学行为分为两类：第一类是包膜完整、周围结构无浸润的良性胸腺瘤；第二类是大体及镜下包膜浸润，可侵犯胸膜、心包和纵隔其他结构的侵袭性胸腺瘤。

1. 诊断要点

（1）早期常无症状，有时在其他疾病检查时被发现。

（2）晚期压迫或侵犯纵隔内重要器官而出现相应症状。一是上腔静脉受压征象，颜面部水肿和上腔静脉扩张等；二是气管及食管受压症状，气促、干咳、吞咽困难；三是神经症状，声音嘶哑、膈肌麻痹及一侧肢体无汗等。

（3）并发症：胸腺瘤 30% 合并重症肌无力。少数可合并再生障碍性贫血、低丙种球蛋白血症及系统性红斑狼疮等。

（4）X 线胸片：一是胸腺瘤多位于前纵隔中部，贴近心底部，向一侧突出；二是形态多变，通常呈圆形、椭圆形或略呈分叶状；三是少数特殊形态的胸腺瘤可近似三角形，类似于肺不张和胸膜增厚。

（5）CT 表现：平扫前纵隔大血管前方实质性或囊性肿块；肿瘤包膜完整者，其边缘光滑；一般实质密度均匀，如瘤体发生出血、坏死、囊变、钙化，则密度不均。增强时常呈不均匀强化。

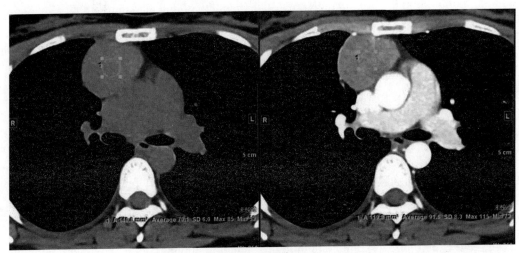

图 6-1　胸腺瘤

2. MRI 表现

（1）平扫见流空低信号大血管前方前纵隔区实性或囊实混合性肿块，一般呈类圆形，也可分叶或呈不规则形。

（2）包膜完整、肿块较小者边缘光滑，信号均匀，T_1WI 呈中低信号、T_2WI 呈较高信号。瘤体内发生出血、坏死和囊性变时，则信号混杂。形态规则的良性胸腺瘤的大小多数在 3.0 ～ 6.0 cm，而侵袭性胸腺瘤的大小多数在 6.0 ～ 10.0 cm。多方位、多参数成像可显示侵袭性胸腺瘤的侵袭征象，包括心包、胸膜、胸壁、肺及大血管受侵等。如肿块与邻近结构间的边界不规则高度提示肿瘤侵犯。

（3）肿瘤放疗后，T_2WI 上复发的瘤组织呈高信号，而纤维化组织呈低信号，具有疗效的评定价值。

（4）全身弥散加权成像（WB-DWI）可见病灶区呈低信号，不仅能显示侵袭性胸腺瘤的原发病变，还能发现纵隔肺门淋巴结、心包、胸膜、全身远隔脏器与骨骼的转移灶，更有助于诊断分期。

（5）对比增强后肿瘤实质多有轻至中度强化。

3. 鉴别诊断

一是胸腺肥大，常无症状，MRI 多方位成像呈梭形，肿块边缘较平直，多见于婴幼儿，X 线胸片上多呈风帆状；二是胸腺增生，一般年龄较小，可单侧或双侧，虽然胸腺呈弥漫性增大，但外形仍保持正常的三角形；三是畸胎瘤，位置较胸腺瘤低，瘤内常有高信号的脂肪影和低信号的钙化及骨骼影。

三、皮样囊肿和畸胎瘤

皮样囊肿和畸胎瘤占纵隔肿瘤的 10%，其中 1/3 为恶性。好发于 20 ~ 40 岁。此类肿瘤分为囊性和实性两种。囊性者称为皮样囊肿或囊性畸胎瘤，仅含有表皮及其附件成分，大部分为良性；实性者即畸胎瘤，含有全部三个胚叶成分。肿瘤起源于原始生殖细胞，绝大多数位于前纵隔，只有少数位于后纵隔。

1. 诊断要点

（1）早期无明显症状，肿瘤增长到一定程度时，有压迫周围脏器的表现。

（2）当肿瘤长大、感染或恶变，以及穿破周围组织器官时可产生相应的表现：一是胸痛、胸闷和咳嗽；二是穿破心包，引起心包炎、心包积液；三是穿破支气管和肺组织，则可咳出皮脂样物质。

（3）X 线胸片：一是肿瘤多位于前纵隔中部，心脏与升主动脉的交界处，少数位于弓上和前纵隔下部；二是肿块呈分叶状，轮廓清楚光滑，密度不均匀，在肿瘤内有时能见到骨骼和牙齿状影及钙化灶。

（4）CT 表现：因可显示肿块内特征性脂肪、钙化与骨质密度，故可定性诊断。

2. MRI 表现

（1）畸胎瘤：发生于前纵隔，相当于大血管根部。只有少数畸胎瘤（5%）发生于后纵隔。

（2）实质性畸胎瘤：①肿块呈类圆形或不规则形的混杂信号；②肿瘤内含有脂肪、水样、软组织、骨骼和牙齿等异常混杂信号，特别是出现与皮下脂肪信号一致的 T_1WI 呈高信号、T_2WI 呈中等信号、抑脂像脂肪组织呈低信号时，对诊断具有重要价值；较小钙化多不能显示，当出现较大的骨骼和牙齿结构时可表现为中间骨髓质脂肪样信号、周边低信号，也具有诊断特征性；③恶性畸胎瘤：一是肿瘤边缘不清，形态不规则或呈分叶状；二是瘤内信号均匀或不均匀，不均匀者表示有坏死或出血存在；三是肿瘤短期内显著增大。

（3）囊性畸胎瘤：①平扫表现为边缘光滑的厚壁囊性肿块；②囊内可出现脂—液平面；③增强后囊壁明显强化，而囊内容物不强化。

3. 鉴别诊断

主要与胸腺瘤鉴别，胸腺瘤与心脏大血管接触面大多为灌铸形或平坦形，以纵向生长为主，对纵隔推压作用较轻；畸胎瘤则呈横向生长，压迫大血管。囊性畸胎瘤和囊性胸腺瘤因所含成分不同，MRI 明确显示畸胎瘤中的脂肪信号，可进行有效鉴别。

四、胸内甲状腺肿

胸内甲状腺肿为良性肿块，恶性少见，占纵隔切除肿块的 5% ~ 10%。包括胸骨后甲状腺及迷走甲状腺。病理上常表现为多结节性甲状腺肿、囊肿或腺瘤。胸骨后甲状腺原为颈甲状腺瘤，向后下坠入胸骨后间隙，一般多见于前上纵隔，也可见于中、后纵隔；迷走甲状腺较少见，与颈部甲状腺没有关系，多无固定位置，完全位于胸内。

1. 诊断要点

（1）临床可无症状：较大时可出现邻近结构的压迫症状，气管受压时可有刺激性咳嗽、呼吸困难等。

（2）胸内闷胀感或胸背部疼痛：少数病例具有甲状腺功能亢进症状。

（3）X 线检查：①透视下可见肿块随吞咽动作上下移动；②X 线胸片示上纵隔影增宽，呈圆形或呈分叶状致密阴影，向胸内一侧或双侧突出，突出影与颈部相连。气管受压变形、移位，严重时食管受压。

（4）CT 表现：显示胸内发自一侧或双侧甲状腺下极或峡部的肿块，平扫肿块 CT 值明显增高，密度多不均匀，可伴单个和多个低密度区，钙化也多常见，钙化显示效果明显优于 MRI。

（5）放射性核素检查：放射性碘检查有助于确定胸内甲状腺肿瘤的诊断。

2. MRI 表现

（1）位置：胸内甲状腺肿常由一侧或双侧甲状腺下极或峡部发出，多位于上纵隔，与颈部甲状腺相连。冠状位或矢状位可直接显示肿块与甲状腺的关系。

（2）形态：大多表现为单侧不规则肿块，边缘光整。双侧发病者呈对称或不对称马鞍形及哑铃状。以冠状位显示清晰。

（3）信号：肿块信号与正常甲状腺相似，T_1WI 上甲状腺肿与肌肉信号相似，当合并出血或胶样囊肿时呈高信号；T_2WI 上甲状腺肿呈较高信号，囊变处呈明显高信号。胸骨后甲状腺可以合并有钙化。较小钙化不易识别，较大钙化在 T_1WI 和 T_2WI 上均表现为低信号。

（4）肿块较大时：可压迫纵隔大血管及气管，使其有受压推移表现。

3. 鉴别诊断

主要与好发于前中上纵隔的肿瘤如胸腺瘤、畸胎瘤、淋巴瘤鉴别。胸内甲状腺肿起始部位较三者偏上。胸腺瘤和淋巴瘤钙化少见，畸胎瘤内可见脂肪信号。另外，观察与颈部甲状腺的关系对诊断胸内甲状腺肿有重要帮助。

第二节 胸部疾病的 MRI 诊断

一、肺部肿瘤

（一）中央型肺癌

中央型肺癌指肺段及以上支气管起源的肺癌。临床表现包括刺激性咳嗽、喘鸣音、呼吸困难、咯血、胸痛及继发感染症状。

1. 诊断要点

（1）直接征象：支气管内肿块、管壁增厚、管腔缩窄或截断、肺门区肿块。

（2）间接征象：局部肺过度充气、阻塞性肺炎及肺不张，后者与肺门肿块形成"金S征"，支气管内黏液潴留。

（3）局部侵犯及远处转移：包括胸内淋巴结、肺、心血管、胸膜、胸壁与骨骼。

2. 特别提醒

增强扫描可区别肺门肿块与远侧阻塞性病变，仿真内镜显示支气管阻塞情况。

（二）周围型肺癌

周围型肺癌指起源于段以下支气管或肺泡上皮的肺癌，包括多种组织学类型。早期常无症状，晚期出现咳嗽、痰中带血、胸痛、呼吸困难，以及转移和侵犯邻近结构的表现。

1. 诊断要点

（1）多为边界清楚的分叶状类圆形或块状影，边界不规则及毛刺状突出，内见空泡征与含气支气管征，周围见胸膜凹陷征、供养血管征、支气管插入或截断。

（2）中、重度强化及淋巴结等转移征象。

2. 特别提醒

CT 灌注对鉴别诊断具有重要价值。

（三）肺腺癌

肺腺癌属于非小细胞肺癌，是目前发病率增长最快的肺癌，已占50%，起自于支气管黏膜上皮或大呼吸道黏液腺。生长缓慢，但易早期血行转移。常见于女性及非吸烟患者。临床表现无特异性，包括咳嗽、痰中带血或咯血、低热、胸痛及声嘶、颈面区水肿等。

1. 诊断要点

（1）以周围型结节或肿块最常见（75%），边缘毛糙，常见分叶与毛刺、胸膜凹陷征，内部可见空泡征及含气支气管征，但少见空洞。不典型者可为大肿块、弥漫性肺炎样、多发淋巴结转移似淋巴瘤等。

（2）少数表现为中央型肺癌的征象。

2. 特别提醒

易转移至脑及肾上腺。

（四）肺鳞状细胞癌

肺鳞状细胞癌仅次于腺癌，约占肺癌的33%，与吸烟密切相关。多起自于较大支气管（段及段以上）黏膜，早期转移较少，预后优于腺癌。

1. 诊断要点

（1）中央型占66%，表现为支气管内及肺门肿块+阻塞性肺不张与肺炎，常见"金S征"，少见表现包括支气管扩张及黏液嵌塞等。

（2）周围型约占33%，其特点是肿块较大，边缘分叶，易见坏死及空洞，空洞特点为偏心性、内外壁均不光整，并可直接侵犯周围结构，如胸壁。

2. 特别提醒

肺鳞状细胞癌与腺癌可并存。

（五）小细胞肺癌（SCLC）

小细胞肺癌（SCLC）占肺癌的15%～20%，具有高度侵袭性，就诊时常已出现转移。起源于支气管黏膜基底层的嗜银细胞，属于神经内分泌肿瘤，免疫组化染色神经元特异性烯醇化酶（NSE）阳性具有特异性。临床表现中，内分泌异常及副肿瘤综合征具有提示诊断的作用。

1. 诊断要点

（1）中央型占95%，呈肺门区实性肿块伴肺门、纵隔淋巴结转移，融合后形成"冰冻纵隔"，原发灶小，而纵隔转移灶大。

（2）仅 5% 为周围型，以病灶小、而转移较早为特点，边缘可见毛刺及分叶。

2. 特别提醒

早期转移及内分泌异常提示本病诊断。

（六）弥漫性细支气管肺泡癌（BAC）

弥漫性细支气管肺泡癌（BAC）仅占肺癌的 5%。2011 年国际肺癌新分类已取消 BAC 这个词，代之以原位腺癌、鳞屑样生长的浸润性腺癌及浸润性黏液腺癌。弥漫性 BAC 占所有 BAC 的 40%，瘤细胞沿支气管及肺泡壁生长，分为非黏液性与黏液性两类。部分病例的大量黏液性痰为其临床特点。

1. 诊断要点

（1）两肺多灶性或弥漫性实变或磨玻璃病变（GGO），密度较低，内见含气支气管征。

（2）也可呈弥漫性多发结节，边界清楚或模糊，有时见空洞化，壁较厚且不均匀。

2. 特别提醒

实变或 GGO 内枯枝状支气管及增强显示其内强化血管走行为其特征。

（七）肺类癌

肺类癌约占肺肿瘤的 2%，为具有神经内分泌分化的低恶度肿瘤。瘤细胞排列呈巢状与带状，内见神经内分泌颗粒。发病年龄平均为 45 岁，女性略多见，以库欣综合征及类癌综合征为特征。实验室检查 5-HT、ACTH 等增高。

1. 诊断要点

（1）大部分（85%）为中央型，表现为肺门肿块伴远侧阻塞肺改变等。

（2）周围型者呈类圆形或长条形肿块，可伴钙化及毛刺、胸膜凹陷等。

（3）增强扫描常为明显强化。

2. 特别提醒

可出现淋巴结及血行转移。

（八）肺肉瘤

肺肉瘤少见，起源于间叶组织，仅占肺肿瘤 5% 以下，包括纤维肉瘤、平滑肌肉瘤、横纹肌肉瘤、间皮肉瘤、脂肪肉瘤、血管肉瘤、骨肉瘤、滑膜肉瘤等，其中纤维肉瘤和平滑肌肉瘤占 50% 以上。好发年龄为 40 ~ 60 岁，男性较多见。临床表现无特异性。

1. 诊断要点

（1）以周围型肿块多见，常 > 5 cm，可有浅分叶，但一般无毛刺，密度均匀，少数见坏死及脂肪、钙化密度。

（2）常呈较明显强化。

（3）随访显示病变增大较快。

2. 特别提醒

可出现淋巴结与血行转移、支气管受压缩窄，少数中央型肿块者形似肺癌。

（九）肺转移瘤

肺转移瘤为肺外或肺内恶性肿瘤经血行、淋巴途径、支气管等侵入肺，形成与原发肿瘤组织学一致的瘤灶，常见原发瘤包括肺癌、乳腺癌、胃肠道癌及泌尿生殖系统恶性肿瘤等。多数患者临床表现不明显，少数出现咳嗽、痰中带血或咯血、呼吸困难等。

1. 诊断要点

（1）单发或多发结节或肿块、粟粒状病变，随机分布，边界清楚，无毛刺与分叶，大小从微结节至巨大肿块。

（2）瘤灶肺门侧见血管引入。

2. 特别提醒

鳞状细胞癌、移行细胞癌、胃肠道腺癌、肉瘤等转移灶易出现空洞；转移瘤也可侵犯大呼吸道。

（十）癌性淋巴管炎

癌性淋巴管炎（PLC）为恶性肿瘤经淋巴道转移所致的肺淋巴管及邻近间质内癌细胞浸润、间质炎症、纤维化、水肿，常见于肺癌、乳腺癌、胃癌、胰腺癌及前列腺癌。好发于中老年患者，表现无特异性，可有咳嗽、呼吸困难、胸闷等。

1. 诊断要点

（1）支气管血管束增粗、轮廓不规则，小叶间隔及小叶内间隔增厚，多边形或多拱状，典型者呈串珠状。有时线状影与结节并存，近 50% 合并磨玻璃病变影。

（2）其他：胸腔积液与淋巴结肿大。

2.特别提醒

小叶间隔不均匀增厚＋结节为其特点。

（十一）肺硬化性血管瘤

肺硬化性血管瘤（PSH）为来自肺原始上皮细胞的良性肿瘤，由上皮细胞、血管样组织及纤维组织构成。

40～60岁多见，女性明显较多。常为偶然发现，少数出现咳嗽、痰中带血或咯血、轻微胸痛等，体检无阳性体征。

1.诊断要点

（1）多表现为下叶及胸膜下的单发、边界清楚及光整的类圆形结节，可见边缘浅分叶，一般不超过3 cm，均匀软组织密度，50%钙化，少数内部坏死。

（2）明显强化，但常欠均匀。

2.特别提醒

病变明显强化为本病特点。

（十二）错构瘤

错构瘤约占肺肿瘤的8%及肺良性肿瘤的75%，以及孤立性肺结节（SPN）的5%～8%，可能来自支气管周围间叶组织，少数位于支气管腔内。病理学见软骨、结缔组织、成熟脂肪、骨及平滑肌，外周见内衬上皮的裂隙。好发于30～70岁，常为偶然发现，位于支气管内；出现发热、咳嗽、血痰等症状。

1.诊断要点

（1）肺周边部边界清楚的孤立结节或肿块，一般＜4 cm，边界清楚、光整，有时可见浅分叶。

（2）钙化率为30%，典型者为簇状、斑点状或融合性钙化，即"爆米花"状。

（3）脂肪密度为本病另一特征。

（4）支气管内者可见阻塞肺炎及肺不张。

（5）无强化或轻度强化、间隔样强化。

2.特别提醒

特点为边界光整、内见钙化及脂肪。

（十三）肺炎性假瘤

肺炎性假瘤（PIP）是肺实质炎性增生性瘤样病变，主要病理改变为肺泡内炎性机化，浆细胞、淋巴细胞、中性粒细胞和嗜酸性粒细胞浸润，并可见梭形间充质细胞及明显纤维化、血管增生。常见于中青年，女性较多见，表现为咳嗽、咳痰或胸痛等，约 40% 无明显症状。

1.诊断要点

（1）常位于胸膜下，呈圆形、椭圆形或团块状，2～5 cm，边界清楚，粗长毛刺、尖角状突起及血管集束征等，可见桃尖样突出及部分边缘平直状如刀切。

（2）密度不均，可明显强化。

（3）动态观察病变缓慢增大。

2.特别提醒

（1）长毛刺征及桃尖样突出有助于本病诊断。

（2）须与其他孤立肺结节鉴别。

二、心脏与大血管

医学影像学检查对心脏与大血管疾病的诊治有重要价值，其检查方法有普通 X 线、多层螺旋 CT、MRI、超声、核医学、心血管造影等，除普通 X 线外，上述检查不仅能进行形态学评价，还能进行功能分析，反映心脏大血管的功能状态。目前，多层螺旋 CT 和超声成像已成为心脏与大血管检查的重要手段。

（一）概述

1.正常影像表现

（1）X 线检查：X 线常规摄影位置包括胸部后前位、右前斜位、左前斜位（简称"心脏三位片"），必要时加摄左侧位、右前斜位及左侧位摄影时常规吞服钡剂。心脏三位片能显示各房室及大血管在 X 线平片中的投影，同时可以观察肺循环的变化。

心脏大血管测量：心胸比率是测量心脏有无增大最简单的方法，为心影最大横径（心影左右缘最远点到胸廓中线垂直距离之和）与胸廓最大横径（通过右膈顶两侧胸廓肋骨间连线距离）之比为（T_1+T_2）/T，正常成人心胸比率 ≤ 0.5。

心脏大血管形态：在后前位上，正常心脏根据人的体型等因素，可分为横位心、斜位心和垂位心。

（2）CT 检查：心脏大血管在 CT 与 MRI 的横断扫描图像上表现基本一致。心脏大血管腔内情况必须通过 CT 增强或 CTA 了解。①横断面：自上而下的层面，主动脉弓上、主动脉弓、主动脉弓下、肺动脉、主动脉根部上、主动脉根部下、左心室流出道、左心室体部。②后处理图像：通过容积再现（VR）能显示心脏及大血管的立体形态，显示左、右冠状动脉的走行较为直观清晰，结合虚拟内镜的腔内漫游技术、血管拉直技术能更详细了解冠状动脉腔内腔外及管壁情况。

（3）MRI 检查：心脏大血管 MRI 较快的扫描速度使其在心脏大血管的实时动态成像方面具有较大优势，能清楚显示心脏的解剖形态、瓣膜情况、房室大小、心肌厚度等，能评价血流量、血流速度和方向，还能评估心脏功能、血流灌注及心肌活性。与 CT、心血管造影相比，MRI 检查无射线损伤，无须含碘对比剂，但对装有心脏起搏器、人工关节等金属植入物的患者，MRI 检查受限；另外，冠状动脉的成像技术仍须进一步开发。

（4）心血管造影：心血管造影是将对比剂经导管快速注入心脏、血管腔内，观察其内部解剖结构、运动情况及血流状态的影像学检查方法。主要有常规造影和选择性造影，前者包括心脏房室、主动脉和主肺动脉造影，后者主要有冠状动脉造影等。目前，主要使用的成像设备是 DSA。由于该检查为有创性，多用于复杂病例确诊及介入治疗，一般不在筛查病例中使用。

此外，超声成像在心脏大血管中也有较大优势。

2. 基本病变

主要包括心脏形态、大小异常和肺循环改变。

（1）心脏形态、大小异常。①二尖瓣型：心影呈梨形，肺动脉段凸出、左心缘圆隆、主动脉球缩小或无改变，主要由右心室增大及肺动脉增宽所致，常见于二尖瓣病变、房间隔缺损、肺动脉高压、肺源性心脏病等。②主动脉型：心影呈靴形，左心缘下段向左扩展、隆凸，心尖向左下移位，心腰凹陷，主动脉结增宽、迂曲，主要由左心室增大所致，常见于主动脉瓣病变、高血压心脏病、主动脉缩窄等。③普大型：心脏向两侧均匀或不均匀增大，肺动脉段平直，主动脉结可无改变，常见于心包积液、心肌炎、全心衰竭。

（2）肺循环的异常：肺循环与心脏相通，因此心脏疾病必然导致肺循环的异常改变，常见的有肺充血、肺少血、肺动脉高压、肺静脉高压等。

1）肺充血：即肺循环的血流量增加，主要表现为肺动脉扩张，肺纹理增粗、边界较清，肺动脉段膨隆，肺门增大，多见于左向右分流的先天性心脏病，如房室间隔缺损及动脉导管未闭。

2）肺少血：指肺循环的血流量减少，主要表现为肺纹理稀少、变细，肺门影明显缩小，右下肺动脉变细，肺野透亮度增高。多见于先天性右心系统阻塞性疾病，如肺动脉瓣狭窄、法洛四联征等。

3）肺动脉高压：指肺动脉收缩压增高，常大于 30 mmHg（1 mmHg = 0.133 kPa），平均压约为 20 mmHg，主要表现为肺动脉段膨隆，右下肺动脉管径增粗，常 > 15 mm，肺门区动脉大分支明显扩张，外周分支变细，即"肺门截断"现象或残根样表现，可伴有右心室增大。见于肺动脉血流量增加，心排血量增加，肺小动脉阻力增高及胸肺疾病（如肺纤维化、慢性支气管炎）等引起。

4）肺静脉高压：指肺毛细血管—肺静脉压超过 10 mmHg，如超过 25 mmHg 时血浆外渗则会引起肺水肿。主要由左心房阻力增加（如二尖瓣狭窄）、左心室阻力增加（如主动脉瓣狭窄）、肺静脉阻力增加（如肺静脉狭窄）等引起。

肺淤血：由于肺静脉回流障碍，致肺毛细血管扩张、淋巴回流受阻，主要表现有肺门影增大、模糊，肺野中外带、双上肺纹理明显增多，边缘模糊，呈网状改变。见于二尖瓣膜病和左心室衰竭等疾病。

间质性肺水肿：由肺毛细血管内的血浆较大量渗透到肺间质引起的肺水肿。主要表现为肺门轮廓模糊不清，肺纹理模糊，肺野密度增高，肺野内可看到细小网状影及小叶间隔线。

肺泡性肺水肿：表现为两侧肺野内见大片高密度影，边缘模糊，内中带较多，典型者呈两侧对称分布，表现为蝶翼状，常见于急性左心衰竭和尿毒症。

（二）房间隔缺损

1. 病理和临床

房间隔缺损（ASD）占全部先天性心脏病的 20% ~ 26%，居首位。根据其缺损部位和形态可以分为四型：继发孔型（最常见）、原发孔型、卵圆孔未闭和房间隔缺损。房间隔缺损可合并其他畸形，伴先天性或后天性二尖瓣狭窄者称为卢滕巴赫综合征。

房间隔缺损的临床表现与缺损大小、位置、分流多少有关，缺损小者可无症状或症状较轻，缺损大则症状出现早而重。主要表现为身高体重低于正常，运动后出现心悸、气短、心悸、呼吸急促等。

2. 诊断要点

（1）"黑血"图像上，房间隔中断、不连续，断端边缘增厚呈火柴头状。

（2）右心房、右心室增大，主肺动脉扩张。

（3）心脏电影 MRI 可见心房水平的左向右分流，表现为收缩期心房内高信号血池中近房间隔缺损处低信号血流带，而舒张期则缺损处为高信号影连接左右心房。

3. 鉴别诊断

依据典型 MRI 表现，诊断多无难度。

4. 特别提示

MRI 能准确显示房间隔缺损的部位、大小，并评价其分流情况，可作为超声的重要补充，对于房间隔缺损合并其他复杂畸形及房间隔缺损术后评估上，MRI 优于心动超声。

值得注意的是，正常房间隔卵圆孔处菲薄，呈信号很低或无信号区，易导致假阳性，通过不同方位切面观察，房间隔中断边缘增厚呈火柴头状，以及采用电影 MRI 观察心房间有无分流，可加以鉴别。

（三）室间隔缺损

1. 病理和临床

室间隔缺损（VSD）发病率仅次于房间隔缺损，根据缺损的解剖部位，可以分为漏斗部缺损、膜部缺损和肌部缺损。按照缺损大小又可分为：小缺损（缺损＜0.5 cm）；中等缺损（缺损在 0.5 ~ 1.0 cm）；大缺损（缺损＞1.0 cm）。

小缺损临床症状较轻或无，分流量达中量时，即开始出现症状，表现为心悸、气急、疲乏、呼吸困难，易并发肺炎、支气管扩张等。

如伴有肺动脉高压，可出现咯血、发绀。心脏听诊于胸骨左缘第 3 ~ 4 肋间可闻及 Ⅲ ~ Ⅴ 级收缩期杂音。

2. 诊断要点

（1）"黑血"技术扫描，表现为缺损部位室间隔不连续、中断。

（2）可见左、右心室腔增大、心室壁肥厚，主肺动脉增粗。

（3）心脏电影 MRI 扫描直接显示左、右心室间的血液喷射分流带，其信号表现较复杂，一般在缺损边缘表现为低信号影，缺损中央区仍可呈高信号影，有时无论是收缩期还是舒张期电影 MRI，缺损处均为白色高信号影或湍流低信号影。

3. 鉴别诊断

依据典型 MRI 表现，多能作出诊断。

4. 特别提示

"黑血"技术成像常易漏诊小的室间隔缺损，电影 MRI 对异常血流的显示能力强，能发现膜部、肌部小缺损，对直径仅 0.2 cm 的缺损也能很好显示，可避免漏诊。

（四）原发性肥厚型心肌病

1. 病理和临床

肥厚型心肌病主要表现为心肌壁增厚，而无心腔扩大，最常见为室间隔不对称性肥厚。肥厚可发生于左心室游离壁及室间隔，也可以是左心室壁普遍肥厚。

心肌肥厚的诊断标准为：心室舒张末期肥厚部分与正常部位室壁厚度（常取左室下壁后基底壁）的比值 ≥ 1.5。

临床可有心悸、胸闷、气急、晕厥，甚至猝死等表现。心脏听诊胸骨左缘可闻及收缩期杂音。心电图可出现异常 Q 波。

2. 诊断要点

（1）横轴位和短轴位"黑血"成像表现为心室壁不对称肥厚及心腔缩小，肥厚的心肌在 T_1WI 及 T_2WI 上均呈中等信号强度。

（2）心脏电影 MRI 扫描可见左心室舒张功能受限，肥厚室间隔或心壁收缩期增厚率下降，多 < 30%。

（3）心脏变形，收缩末期左心室腔缩小、变形较舒张期明显。

（4）左心房增大，二尖瓣关闭不全，电影扫描可见二尖瓣反流的信号带。

3. 鉴别诊断

须与各种原因导致的继发性心肌病、心肌炎、克山病、感染性心内膜炎、心包炎、冠心病、高血压性心脏病等鉴别。

4. 特别提示

MRI 能准确显示肥厚型心肌病患者左心室及室间隔的不对称肥厚，多能作出明确诊断。

（五）心肌梗死

1. 病理和临床

心肌梗死（MI）是冠心病的一种临床类型，心肌严重急性缺血 1 小时以上，即可发生心肌梗死。临床表现为胸骨后持久、剧烈疼痛，可伴有恶心、呕吐、呼吸困难、心律失常、心力衰竭、休克，甚至猝死等，心电图出现典型 ST 段抬高，出现异常 Q 波、T 波倒置等表现。

心肌梗死按照临床病理和心电图表现可分为急性、亚急性和慢性三期。陈旧性心肌梗死时，坏死心肌由纤维组织修复替代，形成纤维瘢痕而愈合。

2. 诊断要点

（1）急性心肌梗死：一是梗死区心肌 T_1WI 呈等信号或稍低信号，T_2WI 呈高信号，Gd-DTPA 增强后梗死区可见明显延迟强化，以增强后 10 ～ 30 分钟最明显，持续 15 ～ 20 分钟；二是梗死区室壁局限性变薄，梗死区室壁厚度小于同一层面的正常室壁平均厚度的 60% 以上；三是心脏电影 MRI 显示梗死区室壁出现节段性运动减弱、消失或呈矛盾运动，心室收缩期室壁增厚减弱或消失；四是梗死区可出现附壁血栓，在 T_1WI 呈较高信号；五是心肌灌注显像显示梗死区心肌首过灌注降低。

（2）陈旧性心肌梗死：一是梗死室壁节段性变薄，尤以心室收缩期更明显，变薄的心肌呈低信号，以 T_2WI 更明显；二是梗死心肌增强后不强化，少数病例呈明显边缘性强化；三是心脏电影 MRI 扫描显示梗死区心肌运动减弱，或呈反向运动；局部心室壁收缩期增厚率下降，＜ 30%，甚至完全消失；四是心腔内有附壁血栓，亚急性血栓呈短 T_1、长 T_2 信号；慢性血栓，T_1WI 及 T_2WI 均呈等低信号；五是左心室增大，心脏电影 MRI 测量射血分数下降，＜ 55%；六是并发左心室室壁瘤可见局部心室壁凸出，呈反向运动，室壁收缩期不增厚，局部易形成血栓。

3. 鉴别诊断

须与心肌缺血及其他原因所致的心肌损害鉴别。

4. 特别提示

MRI 检查可用于明确心肌梗死的部位与范围，更重要的是对病变区心肌活性进行评价，区分梗死区内的梗死心肌、顿抑心肌，发现梗死区外的冬眠心肌，指导临床制订合理的治疗方案，避免不必要的干预治疗。

（六）主动脉瘤

1. 病理和临床

主动脉瘤是由动脉壁受破坏或结构异常所致的动脉囊样扩张性病变，以胸腹主动脉最常见。

2. 病因

病因有先天性动脉中层缺如（如马方综合征）、损伤、动脉粥样硬化、退行性变及感染等，以中老年人动脉粥样硬化为最多见。

病理上分为真性动脉瘤和假性动脉瘤，真性动脉瘤的瘤壁虽然发生病理性变化，但依然具有主动脉的全层结构，假性动脉瘤则没有动脉全层结构，仅有纤维组织和血栓包绕，从形态上又可将动脉瘤分为三种：梭形、囊形和混合形。

3. 临床表现

动脉瘤的主要症状是疼痛，有时仅为隐痛，出现剧痛往往是动脉瘤破裂危象之一。

其次是压迫周围组织器官如上腔静脉、气管、喉返神经、交感神经等引起相应的症状，升主动脉影响主动脉瓣时可引起瓣膜关闭不全，严重时可致心力衰竭。

4. 诊断要点

（1）胸主动脉局限性或弥漫性扩张，直径 ≥ 5 cm，呈梭形、囊状或混合形。

（2）病变段瘤壁与正常主动脉壁延续，且具有正常动脉壁的三层结构，但厚度减小。

（3）瘤腔内血液流动在常规 SE 序列上呈现无信号区，也可血流较正常动脉腔低而呈现等信号或稍低信号。

（4）瘤内壁多有血栓，形态呈新月形、波浪形或不规则形。

5. 鉴别诊断

须与假性动脉瘤和主动脉夹层鉴别，假性动脉瘤瘤体位于主动脉旁，囊腔小，Cine-MRI 可显示假性动脉瘤与主动脉间破口及破口处血流喷射征。主动脉夹层则以其特有的撕裂内移的内膜片和真假腔得以明确诊断。

6. 特别提示

对怀疑动脉瘤的患者在行 MRI 扫描时，除常规横轴位外，必须加扫矢状和冠状位以了解大血管的全貌，排除因主动脉扩张、纤曲、扭结而引起的夹层的假象，可为术前评价提供重要参数，如动脉瘤最大直径、病变准确范围、分支血管受累情况、动脉瘤瘤周血肿情况等。

（七）主动脉夹层

1. 病理

主动脉夹层多由于高血压、动脉硬化、损伤等原因使动脉内膜撕裂，血流通过撕裂口将内膜分离，导致假腔形成。

2. 分型

根据撕裂口位置可将主动脉夹层分为两种。① StanfordA 型，包括 Debakey Ⅰ型和Ⅱ型。Debakey Ⅰ型：破裂口位于升主动脉近端主动脉瓣上方 2 ~ 3 cm，止于无名动脉。Debakey Ⅱ型：伸展到主动脉弓及降主动脉。② StanfordB 型。Debakey Ⅲ型：破裂口位于降主动脉近端正好在左锁骨下动脉开口远侧，相当于动脉导管韧带部位，可延伸至腹主动脉。

3. 临床表现

临床上急性发病者表现为突发胸背部刀割样或撕裂样剧痛，普通镇痛药无效，严重时休克但血压不降或反升高，半数于急诊期死于主动脉壁外破裂。慢性者可有反复类似疼痛史或仅有隐痛。1/3~1/2 患者无典型疼痛史，呈隐匿发病。

4. 诊断要点

（1）主动脉分为真假双腔，真腔较小，假腔宽大，真腔因血流较快呈无信号区，假腔血流较慢呈等信号或等高信号。

（2）内膜片为诊断主动脉夹层的直接征象，表现为主动脉腔内的线样或弧线样中等信号结构。

（3）破口表现为内膜片不连续，矢状和冠状位上显示清晰。

（4）假腔内血栓好发于胸降主动脉和胸腹主动脉交界处，呈 T_1WI 等信号或等高信号，T_2WI 高信号。

（5）主动脉分支受累表现为分支开口于假腔或分支腔内见内膜片。

5. 鉴别诊断

依据主动脉双腔征及内膜片内移诊断主动脉夹层并不难，有时假腔内因血流缓慢产生的信号与附壁血栓类似，或假腔若被血栓填塞，内膜片不易被观察到，应与动脉硬化症的广泛附壁血栓鉴别。

6. 特别提示

主动脉夹层是最常见的侵及主动脉的致死急诊疾病，其发生率是破裂性主动脉瘤的两倍，近半数的病例可隐匿发病，故对于有胸背痛病史的中老年患者，应将主动脉夹层作为重要的待排查疾病，以免漏诊而导致严重后果。此外，采用各种不同扫描体位和不同扫描序列，特别是快速动态扫描序列可以较多地显示主动脉夹层的破裂口、分支受累情况，这对手术治疗有十分重要的意义。

三、乳腺疾病

（一）乳腺纤维腺瘤

1. 病理和临床

乳腺纤维腺瘤是乳腺最常见的良性肿瘤，在所有乳腺疾病中居第三位。本病主要由乳腺纤维组织和末梢导管小叶上皮增生混合构成。镜下分为三型：管内型、管周型和混合型。

本病好发于 15 ~ 30 岁的青年女性，多数无明显症状，为无意中发现，少数可有轻度疼痛或乳头溢液。

2. 诊断要点

（1）肿块多数位于乳腺外上象限，呈圆形或卵圆形，大小不一，轮廓清晰。

（2）肿块信号强度与瘤内成分有关，多表现为 T_1WI 低信号或等信号、T_2WI 低信号或高信号，钙化区无信号。

（3）增强后，可早期强化或后期强化，也可不强化。

3. 鉴别诊断

乳腺纤维腺瘤须与囊肿、致密型积乳囊肿、大导管乳头状瘤及早期乳腺癌鉴别。

4. 特别提示

MRI 动态增强病灶强化的信号—时间曲线类型是其与乳腺癌鉴别的主要依据之一。

（二）乳腺癌

1. 病理和临床

乳腺癌是女性最常见恶性肿瘤之一，起源于乳腺的导管和腺泡上皮。全国乳腺病理分类研究协作组在组织学上将乳腺癌分为 4 类。

（1）非浸润性癌：包括导管内癌、小叶原位癌。

（2）早期浸润性癌：包括早期浸润小叶癌、早期浸润导管癌。

（3）浸润性非特殊性癌：包括浸润性小叶癌、浸润性导管癌、单纯癌、硬癌、髓样癌、腺癌。

（4）浸润性特殊性癌：包括乳头状癌、小管癌、腺样囊性癌、黏液腺癌、大汗腺样癌、鳞状细胞癌、乳头佩吉特病。

本病好发于 40～60 岁闭经前后妇女，临床主要症状及体征为乳房肿块，为无痛性，少数有轻微疼痛，肿块质地硬，早期可有一定的活动度。晚期固定，可出现表面皮肤增厚（如橘皮样变）、乳头内陷、腋下及锁骨下淋巴结肿大等症状。

少数患者乳头溢液可为唯一表现。乳头糜烂、结痂等湿疹样改变是佩吉特病的典型表现。

2. 诊断要点

（1）大多发生于乳房的外上象限，其次为内上、上方及中央区，下部少见。

（2）癌块边缘不规则，呈星芒状或蟹足样突起。当病变周围包绕脂肪组织，则轮廓清楚，若为腺体组织包绕，则轮廓不清。

（3）T_1WI 呈低信号、T_2WI 以混杂信号为主，其信号强度取决于肿瘤内部的组织成分。黏液腺癌含有大量细胞外上皮性黏液，其 T_2WI 信号强度明显增高；硬癌因间质含量即致密纤维组织明显多于细胞成分，其 T_2WI 信号强度减低或极低。

（4）炎性乳腺癌 T_2WI 可表现为局部大片状、边界不清的高信号影。

（5）增强后，肿块呈明显强化，且有"快速强化、快速消退"的特点。

3. 鉴别诊断

以肿块为主要表现的乳腺癌须与乳腺纤维腺瘤、囊肿及肉芽肿性病变鉴别；以浸润为主要表现的乳腺癌须与乳腺增生病、慢性炎症鉴别。

4. 特别提示

乳腺 X 线钼靶摄影仍是检测和普查乳腺癌的首选影像学检查手段。MRI 能较好地鉴别手术或放疗后的瘢痕组织和癌肿，能显示致密型乳腺中的肿瘤，对乳腺癌作出准确的分期诊断。

但是，MRI 对乳腺癌钙化的诊断，特别是细微钙化或少量钙化的显示明显不及钼靶 X 线摄影。

第三节　腹部疾病的 MRI 诊断

一、肝脏弥漫性病变

（一）肝硬化和肝硬化结节

肝硬化是一种以肝细胞变性、坏死、再生、纤维组织增生、肝结构和血管循环体系改变为特征的常见慢性肝病。发病高峰年龄为 35 ~ 48 岁，男女之比为 8：1 ~ 3.6：1。主要病因为病毒性肝炎、酗酒、血吸虫病、营养缺乏和慢性胆道梗阻等。临床上以肝功能损害和门静脉高压为主要表现，晚期常有消化道出血、肝性脑病、继发感染和癌变等。

1. 诊断要点

（1）病史：既往有乙型肝炎、酗酒等病史，血吸虫性肝硬化者有疫水接触史，胆源性肝硬化者有长期胆管阻塞性胆管炎病史，在我国病毒性肝炎是导致肝硬化最常见的原因。

（2）症状和体征：代偿期症状较轻，多无特异性。出现较早且突出的症状有乏力和食欲减退。失代偿期主要为肝功能减退和门静脉高压。①消化道症状：主要有纳差、厌食、腹胀、恶心和呕吐等，与门静脉高压引起的胃肠道淤血、水肿及腹水等有关。②出血倾向：如鼻出血、牙龈出血、皮肤紫癜、消化道出血等，主要是因肝脏合成凝血因子减少所致。③内分泌功能紊乱：主要是雌激素增多，临床表现有肝掌、蜘蛛痣和皮肤色素沉着等。男性还可表现为性欲减退、毛发脱落及乳房发育，女性有月经失调和不孕。④脾脏肿大和脾脏功能亢进：是由于门静脉高压引起的淤血性脾肿大。⑤侧支循环形成：食管—胃底静脉曲张、腹壁静脉怒张和痔静脉扩张痔核形成。⑥腹水：为肝硬化最突出的临床表现，静脉回流受阻引起，失代偿期患者 75% 以上有腹水。⑦其他：消瘦、乏力、肝病面容，可有不规则低热、夜盲、水肿和黄疸。触诊肝脏质地较硬，晚期肝表面可触及结节。

（3）并发症。①上消化道出血：多为呕血，因食管—胃底静脉曲张破裂所致。②肝性脑病：肝功能损害致氨代谢障碍，血氨升高，氨基酸失衡，侧支循环建立，导致氨中毒所产生的精神及神经系统症状。③感染：多数为肠道菌群引起，大肠杆菌是主要致病原，常见自发性细菌性腹膜炎、尿道感染、呼吸道感染、胆道感染、胃肠道感染、败血症等。

④肝肾综合征：仅因肝脏病变所引起的急性肾衰竭。⑤肝癌：30% ~ 50% 的肝硬化患者并发肝癌。⑥水电解质紊乱。

（4）实验室检查。①血常规：白细胞（WBC）、红细胞（RBC）、血小板（PLT）计数、血红蛋白（Hb）、红细胞比容（HCT）下降，平均红细胞体积（MCV）、红细胞体积分布宽度（RDW）、血小板体积分布宽度（PDW）升高。②肝功能检查：总胆红素（TBIL）升高，> 17.1 μmol/L；丙氨酸转氨酶（ALT）> 40 U/L（37 ℃）；血清白蛋白（ALB）< 35 g/L，球蛋白（GLB）> 30 g/L，A/G 比值倒置；凝血酶原时间（PT）延长，注射维生素 K 后不能纠正；血清Ⅲ型前胶原肽（PⅢP）> 3.37 μg/L（RIA 法），透明质酸（HA）> 77 μmol/L。③腹水检查：一般为漏出液，如并发自发性腹膜炎，则腹水比重介于渗出液与漏出液之间，WBC 增多，常在 500×10^6/L 以上。

（5）超声检查：①肝内致密光点增强，分布不均；②肝包膜回声增强、增粗，边缘凹凸不平；③脾脏肿大，腹腔探及无回声区提示腹水。

（6）上消化道造影（GI）：①食管静脉曲张表现为食管下段黏膜增粗，呈虫蚀样、串珠状或蚯蚓状充盈缺损；②胃底静脉曲张表现为胃底结节状或菊花状充盈缺损。

（7）内镜检查：可观察静脉曲张的部位和程度，判断出血部位和原因，并可进行止血治疗。

（8）肝穿刺活检：有假小叶形成可确诊肝硬化。

（9）CT 表现：①早期肝脏体积正常或稍增大，中晚期肝脏体积缩小，各叶比例失调，肝右叶缩小，尾状叶和左叶外侧段相对增大；②肝脏表面凹凸不平，肝裂增宽；③早期肝硬化肝实质密度均匀，中晚期肝脏密度不均匀，为高低密度相间的稍高密度结节样增生和不同程度的低密度脂肪浸润改变；④增强扫描时再生结节多为等密度，少数延迟可呈高密度或低密度；⑤血吸虫性肝硬化多伴有线条状钙化，胆源性肝硬化可见胆管结石、肝内外胆管感染征象；⑥继发改变如门静脉增宽、脾脏肿大、腹水等表现。

2. MRI 表现

（1）MRI 平扫。①形态改变：一是肝硬化早期或伴有脂肪肝时肝脏体积可以增大；二是大多数情况下肝脏因纤维瘢痕收缩而变小，肝脏外形不规则，呈波浪状或驼峰样改变，有时可类似于肿瘤；三是肝叶比例失常，常见的是尾状叶和左叶外侧段代偿性增大而右叶萎缩，通常右前叶的萎缩比右后叶更加明显，导致肝脏前缘变平坦；四是肝裂增宽，其内可见到间位结肠和胆囊。②信号改变：一是肝硬化时肝脏信号强度可以均匀或不均匀，肝硬化伴有肝炎或脂肪沉积时肝内信号不均匀，在 T_1WI 上表现为斑片状的高信号区，另外，肝硬化时可伴有铁的沉积，导致肝脏信号的下降；二是 MRI 对肝硬化的重要价值在于能显示再生结节，而 CT 和 US 一般难以显示。再生结节在 T_1WI 上呈等信号或稍高信号，在 T_2WI 上呈低信号或稍低信号，结节内部信号均匀，无包膜。

（2）增强扫描：①肝硬化再生结节与正常肝实质强化相似，少数延迟可呈高信号或低信号；②在 T_2WI 上可见到的不规则线状异常信号为纤维组织带，在动态增强早期可有轻度强化，而延迟强化比较明显；③再生结节可压迫肝内血管，表现为管径变细、管腔变窄；压迫胆管时可以引起胆道梗阻。

（3）肝外表现：①脾脏肿大，信号均匀，脾脏下缘超过肝脏下缘；②门静脉高压，门静脉增宽，并可见侧支血管影，食管—胃底静脉曲张，T_2WI 上呈迂曲的条状、团状流空信号，增强后明显强化，CE-MRA 可清楚显示侧支血管的走行和引流途径；③腹水，少量时表现为肝、脾周围弧形长 T_1、长 T_2 信号，多量时表现为腹腔脏器周围长 T_1、长 T_2 信号，肠管聚集于腹部中央。

（二）脂肪肝

脂肪肝又称为肝脏脂肪浸润，为肝脏的代谢功能异常，是由于过量的脂肪尤其是三酰甘油在肝细胞内过度沉积，从而引起肝脏脂肪变性。好发于中年人，常见病因有肥胖、糖尿病、肝硬化、酗酒、慢性肝病、肝代谢性疾病、高脂血症、营养不良、化疗和激素治疗等。根据肝脏脂肪浸润的范围分为弥漫性和局限性。

1. 诊断要点

（1）症状和体征：轻度或局限性脂肪肝多无临床症状。重度脂肪肝且伴有肝功能损害者，常有体态肥胖、肝脏肿大、肝区胀痛不适，或出现与病因有关的相应症状。

（2）实验室检查：①血清三酰甘油（TG）升高，> 1.71 mmol/L；②血清总胆固醇（TC）升高，> 5.68 mmol/L；③ β - 脂蛋白（VLDL）升高，> 7.0 g/L。

（3）超声检查：肝脏肿大，轮廓不清。肝内回声增强，血管结构回声不清。

（4）CT 表现如下。① CT 平扫：肝实质密度普遍降低，CT 值多在 –25 ~ 35 HU。肝脏密度低于脾脏，肝脾 CT 值比值 ≤ 0.85 时脂肪肝诊断成立。肝内血管显影呈"枯枝状"，其密度高于肝实质密度。弥漫性脂肪肝中未被脂肪浸润的肝组织，被衬托为相对高密度区，称为肝岛。肝叶或肝段局部脂肪浸润称为局限性脂肪肝。②增强扫描：肝脏脂肪浸润区均匀强化，但仍低于强化后的正常肝脏和脾脏密度，无占位效应。肝内血管走行分布正常，可有受压变细。

2. MRI 表现

（1）MRI 平扫：SE 序列对脂肪肝的敏感性较低，理论上脂肪肝的肝脏实质在 T_1WI 和 T_2WI 上的信号增加，但实际工作中仅有少数病例可见到肝脏信号强度增加。化学位移成像对脂肪肝的检出敏感性较高，在高场强 MRI 多采用梯度回波成像，脂肪肝在反相位上的信号强度与同相位相比有明显下降。

（2）增强扫描：弥漫性脂肪肝肝实质强化均匀一致。局灶性脂肪浸润其强化不及周围正常肝实质，边界可较平扫时清楚，呈片状或楔形低信号区，多位于肝裂周围、肝脏边缘部分。无占位效应，有时病灶内可见血管影通过。

（三）门静脉海绵样变性

门静脉海绵样变性（CTPV）是指由腹腔脏器炎症、癌肿转移、局部压迫和慢性肝病等原因，引起门静脉主干和（或）肝内门静脉分支部分性或完全性阻塞后，导致门静脉血流受阻，引起门静脉压力增高，在其周围形成大量的侧支旁路静脉血管或阻塞后的再通。这些血管增粗扭曲，与淋巴管、胆管、血管伴行，越过阻塞段进入肝内与门静脉分支吻合。CTPV 发生于门静脉阻塞后的 1 ~ 12 个月，是门静脉阻塞后病理改变的最终结局。临床并不少见，发病年龄为 35 ~ 67 岁，平均 51.6 岁，性别差异与原发病相关。

1. 诊断要点

（1）症状和体征：除基础疾病的临床表现之外，常见症状和体征如下。①门静脉高压：反复大量呕血，常伴有黑便，失血量大时出现失血性休克。②脾脏肿大和脾功能亢进：血细胞减少，脾脏体积正常或轻微肿大。③腹水形成。④胆汁淤积性黄疸。⑤胰腺功能不全：发生率为 85%，表现为食欲不振、腹痛、腹胀、恶心、消瘦和腹泻等症状；儿童可见营养不良和生长发育迟缓。

（2）实验室检查：①红细胞（RBC）减少，白细胞（WBC）和血小板（BPC）也显著减少；②血清白蛋白（ALB）减少，A/G 比值倒置；③总胆红素（TBIL）、碱性磷酸酶（ALP）增高，尿胆红素阳性；④胆总管阻塞严重时，出现持续性黄疸；⑤血清淀粉酶（AMY）增高。

（3）内镜检查：胃镜检查可发现食管—胃底静脉曲张的程度和范围；经内镜逆行胰胆管造影（ERCP）可观察胆管受压情况和狭窄程度。

（4）超声检查：①B 型超声可见肝脾肿大、门静脉和脾静脉增宽、腹水等门静脉高压征象；②超声多普勒可见门静脉血流持续性运动减退；③彩色多普勒超声（CDUS）诊断

CTPV 敏感性更高，阳性率高于血管造影，可探测门静脉栓塞处的血流类型，有利于病因诊断。

（5）CT 表现：CTPV 除了原发病的 CT 表现外，CT 增强扫描门静脉期可显示其特征性表现；门静脉主干和（或）主要分支闭塞；门静脉走行区迂曲的或网状的侧支静脉自肝门部向肝内门静脉周围延伸，相互之间分界不清；有时可见肝实质灌注异常、门静脉高压侧支循环建立、脾脏肿大等非特征性表现。

2. MRI 表现

（1）直接征象：①平扫示肝门部及门静脉走行区正常门静脉流空信号消失，在门静脉、胆囊周围可见由侧支静脉形成的圆点状、短条状异常流空信号影；②增强扫描门静脉期门静脉主干不显示或显示不良，上述异常流空信号明显强化，表现为扩张迂曲的网状血管，呈海绵样结构；③ CE-MRA 可以更直观准确地显示 CTPV，了解门静脉栓塞程度、侧支静脉情况等。

（2）间接征象：①增强扫描动脉期肝实质出现异常灌注，即肝脏边缘局部区域出现强化；②肝动脉管径增粗、扭曲，还可见门静脉提前显影，提示有肝动脉—门静脉分流；③肝外胆管低位梗阻，胆管壁增厚、强化。

诊断 CTPV 目前尚没有公认的诊断标准，普遍认为临床上有侧支循环建立、脾肿大、腹水等门静脉高压表现，影像学上有门静脉阻塞、侧支旁路静脉形成表现，可临床诊断为 CTPV。

（四）肝豆状核变性

肝豆状核变性（HLD）也称威尔逊病，是一种常染色体隐性遗传铜代谢障碍性疾病。由先天性酶缺陷导致铜代谢异常，引起神经系统豆状核变性和肝脏坏死后肝硬化、角膜色素环（即 K-F 环）形成等全身性疾病，多于 10 ~ 40 岁出现症状。

1. 诊断要点

（1）起病缓慢，首发症状：在 10 岁以前以肝损害多见，10 岁以后以神经系统损害多见，部分患者有家族史。

（2）肝脏损害：表现为非特异性慢性肝损害症状，如食欲不振，肝区疼痛，肝肿大，脾功能亢进，病情加重则有黄疸、腹水、肝性脑病等。

（3）神经系统损害：主要表现为锥体外系症状，可出现多种多样的不自主运动，如肢体震颤、舞蹈样动作及共济失调，构音不清等。

（4）精神症状：主要表现为情感障碍和动作、行为异常，如表情冷漠或兴奋躁动，动作幼稚或攻击行为，少数可有幻觉妄想。

（5）角膜检查：可见 K-F 环。K-F 环为角膜边缘部铜沉着形成的绿褐色环，一般在裂隙灯下能见到。

（6）铜生化测定：血清铜降低，铜蓝蛋白显著降低（正常值 20 ~ 40 mg/dL），24 小时尿铜量显著增加。

（7）CT 表现主要是非特异性肝硬化表现。

2. MRI 表现

慢性肝炎或肝硬化表现，肝内可见结节影，T_1WI 呈高信号或稍高信号，T_2WI 呈低信号，这可能与在肝硬化出现之前，铜在肝脏内聚集的顺磁作用有关。T_2WI 上低信号结节周围有时可见高信号的炎性分隔。

（五）血红蛋白沉着症

血红蛋白沉着症又称为血色素病，是一种铁代谢紊乱性疾病，铁沉积于肝脏和其他器官（包括脾脏、胰腺、心脏、肾脏、胃肠道和内分泌腺）的实质细胞内，可造成该器官损伤。多在 40 ~ 60 岁发病。按病因分为原发性和继发性，原发性血红蛋白沉着症是一种常染色体隐性遗传病，经肠道过多吸收铁质；继发性血红蛋白沉着症主要是由于反复多次输血导致铁质在肝脏、脾脏及骨髓的网状内皮细胞内过度沉着。

1. 诊断要点

（1）90% 有肝脏增大，皮肤色素沉着，50% 有关节病，30% 有糖尿病，14% 并发肝癌。

（2）超声检查：表现为弥漫性或局限性回声增强。

（3）实验室检查：血清铁蛋白（SF）增高达 200 μg/dL 以上，平均约 250 μg/dL。血清转铁蛋白（TRF）的铁饱和度高达 70% ~ 100%。骨髓涂片或切片见含铁血黄素明显增多。

（4）肝脏活检和普鲁士蓝染色是明确器官内过多铁沉积最简单、准确的方法，并能明确肝脏纤维化程度和排除其他疾病。

（5）CT 表现：一是肝血红蛋白沉着症的 CT 扫描具有特征性表现，平扫可见全肝密度增高，CT 值为 86 ~ 132 HU，CT 值的高低大致反映肝内的铁含量，病情越严重，肝脏密度增高越明显；二是肝硬化、门静脉高压或并发肝癌也是本病的重要特征；三是血红蛋白沉着症在分别采用 80 kVp 与 120 kVp 扫描时肝脏的 CT 值有明显差异，这点有助于本病与糖原累积症的鉴别，后者采用两种扫描条件时肝脏 CT 值变化不大。

2. MRI 表现

（1）肝血红蛋白沉着症时，肝细胞内三价贮存铁失去顺磁特性，T_1WI、T_2WI 信号均明显降低，形成全肝低信号的"黑肝"表现。

（2）肝内的铁含量与 T_2 或 T_2^* 的弛豫时间之间密切相关。当肝内含铁量 > 2 mg/g 时，T_2 值显著缩短。

（3）对于原发性血红蛋白沉着症，MRI 扫描表现为肝脏信号降低，而脾脏信号正常。继发性血红蛋白沉着症则肝、脾都呈低信号。血红蛋白沉着症经治疗后，肝脏含铁量可逐步恢复至正常，其信号也逐步增高恢复正常。

（六）肝窦阻塞综合征

肝窦阻塞综合征（HSOS）是由肝窦内皮细胞损害致肝窦流出道阻塞引起的肝内窦性门脉高压。既往被称为肝小静脉闭塞症（HVOD），后来的研究表明本病的发展可以没有小静脉的参与，并且发生最早、最根本的病理改变是肝窦阻塞，因此更名为 HSOS。最常见的致病原因有两种：一是抗肿瘤化疗药物和免疫抑制剂；二是食用含吡咯双烷类生物碱的植物或被其污染的谷物。国内报道的患者多数有服用土三七史。肝窦阻塞后，肝细胞由于淤血、缺氧而发生变性、坏死，造成肝功能损害；中央静脉等小静脉的内皮细胞也可受累而导致管壁水肿、纤维化等，从而产生一系列的临床表现。

1. 诊断要点

（1）病史：有应用化疗药物、土三七等病史。

（2）症状和体征：①乏力、食欲不振和厌油、尿黄和眼黄；②上腹疼痛、黄疸、肝脾肿大，不明原因的体重增加；③腹水：顽固性腹水，腹水为漏出液，腹壁浅静脉无曲张；④肝硬化：病程较长者可出现肝脏质地变硬、下肢水肿、脾肿大等。

（3）实验室检查：可见 ALT 和 TBIL 升高，也可能有血清 ALB 降低，ALT、GGT、AST、ALP 升高和 PT 延长，血小板减少等。早期肝功能损害较轻，晚期可发生肝衰竭。

（4）超声检查：表现为肝肿大、腹水，肝区回声增粗、增密、分布不均，肝内血管网络不清，三支肝静脉内径变小，血流速度正常或减慢。下腔静脉内径变小，血流速度加快，出现湍流，均无阻塞。

（5）CT 表现：①平扫除了肝硬化表现外，肝实质内见斑片状不均匀的略低密度影，形态不规则呈"地图样"或"浮雕状"；②增强门静脉期表现为特征性的地图状、斑片状强化，强化区密度较均匀且明显高于低灌注区密度；③病变沿肝内静脉血管放射状分布，肝内门静脉及肝静脉血管显示纤细扭曲伴有明显的"晕征"，肝脏周边、尾状叶及左叶外侧段受累较轻；④肝段下腔静脉无扩张；⑤平衡期强化程度略有下降，密度趋向均匀，与正常肝组织分界不清。

2. MRI 表现

（1）MRI 平扫：肝脏肿大，T_1WI 肝脏信号不均匀，肝静脉周围可见云絮状高信号，T_2WI 上呈片状高信号。

（2）增强扫描：肝脏不均匀强化，肝静脉和下腔静脉周围肝实质渐进性强化，强化范围逐渐扩大，呈"爪"形。外围肝实质呈不均匀性强化，肝静脉无强化或呈线样的轻度强化。

（3）腹水：可有门静脉高压表现。

二、胆道炎症

（一）急性胆囊炎

急性胆囊炎是胆囊发生的急性化学性和（或）细菌性炎症，为临床常见的急腹症，多发于 50 岁以下女性。95% 的患者合并有胆囊结石，通常由胆结石嵌顿引起胆囊管阻塞，胆汁淤滞，胆囊内压力增高，压迫胆囊壁血管和淋巴管，胆囊血供障碍导致炎症发生。常见致病菌为大肠杆菌、副大肠杆菌和葡萄球菌。病理上分为：单纯性急性胆囊炎、化脓性急性胆囊炎和坏疽性急性胆囊炎。

1. 诊断要点

（1）症状如下。①胆绞痛：突发右上腹持续性绞痛，常在饱餐、进食油腻食物后或夜间发作。疼痛常放射至右肩部、肩胛部和背部。如病变发展，疼痛可转为持续性并阵发性加剧。②发热：常有轻度发热，通常无畏寒。如有寒战、高热提示病情加重或有并发症，如胆囊积脓、急性胆管炎或穿孔。③黄疸：10% ~ 25% 的患者可出现轻度黄疸。④其他：常伴有恶心、呕吐、厌食。

（2）体征：①右上腹不同程度、不同范围的压痛、反跳痛及肌紧张；②墨菲征阳性，有的患者可扪及肿大而有触痛的胆囊；③胆囊病变发展缓慢，大网膜可粘连包裹胆囊，形成边界不清、固定的压痛性包块；④如病变发展快，胆囊发生坏死、穿孔，可出现弥漫性腹膜炎的表现。

（3）实验室检查：①血白细胞（WBC）升高至（12～15）×10⁹/L；②血清丙氨酸转氨酶（ALT）升高（＞40 U/L、37 ℃）；③ALP增高[连续检测法（AMP）＞120 U/L]；④1/2的患者血清胆红素轻微增高（＞17.1 μmol/L）；⑤1/3的患者血清淀粉酶升高（PNP法＞90 U/L）。

（4）超声检查：①胆囊增大，胆囊壁增厚（壁厚＞3 mm），甚至有"双边征"；②胆囊积脓可见弥漫性斑点、云雾样低回声；③超声墨菲征阳性，在检查中将探头压迫胆囊区腹部，患者疼痛增加或突然屏气停止呼吸，称为超声墨菲征阳性；④胆囊窝无回声带提示积液或胆囊穿孔；⑤合并结石可见强回声光团伴声影。

（5）X线检查：腹部平片可显示胆囊阳性结石，间接提示急性胆囊炎的可能。

（6）CT表现：①胆囊增大，胆囊壁弥漫性增厚，增厚的胆囊壁常呈分层状强化；②胆囊密度增高，胆汁密度增高可接近肝脏实质密度；③多并发胆囊结石、胆囊周围积液，甚至坏疽穿孔。

2. MRI 表现

（1）胆囊壁增厚：胆囊壁弥漫性增厚（壁厚＞3 mm）是诊断胆囊炎的重要依据，增厚的胆囊壁因水肿而出现 T_1WI 低信号，T_2WI 高信号，且边缘模糊。增强扫描增厚的胆囊壁明显强化，以黏膜首先强化为特征，且强化均匀。

（2）胆囊肿大：胆囊体积明显增大（直径＞5 cm），其内常见低信号结石影。

（3）胆囊周围积液：增厚的胆囊壁周围环绕长 T_1、长 T_2，液体信号。

（4）并发胆震积脓：胆囊周围脂肪间隙消失，胆囊内形成有液平的脓肿。

（二）慢性胆囊炎

慢性胆囊炎多为急性胆囊炎反复发作的结果，也可没有明显的急性过程，常与胆结石并存且互为因果。本病女性多见，发病年龄在30～50岁，男女之比为1：1.5。由于炎症、结石等反复刺激，胆囊有不同程度的炎性细胞浸润，纤维组织增生，胆囊壁增厚，与周围组织粘连等慢性炎症表现，严重者可致胆囊萎缩或积水。

1. 诊断要点

（1）症状：①常不典型，多数患者有胆绞痛史和急性胆囊炎发作史；②右上腹及剑突下隐痛不适；③常有厌油、餐后饱胀、嗳气等消化不良症状，多在进食油腻食物后症状加重。

（2）体征：右上腹局限性压痛，墨菲征阳性。

（3）实验室检查：收集十二指肠引流液进行胆汁检查，可发现胆汁内有脓细胞、胆固醇结晶、胆红素钙沉淀、寄生虫卵等，胆汁培养可发现致病菌。

（4）超声检查：①胆囊壁增厚，胆囊缩小，回声增强，轮廓声影模糊；②腔内探及团块状、长条状低回声，提示有浓厚的胆汁潴留；③合并结石时可见囊壁、结石、声影"三合征"；④胆囊功能减弱或消失。

（5）X 线检查：胆囊阳性结石在右上腹部平片表现为环形或石榴籽样密度增高影。X 线检查主要作用在于发现是否同时存在阳性结石和少数胆囊壁钙化。

（6）CT 表现：胆囊壁增厚；胆囊体积缩小或增大；胆囊壁钙化；胆囊结石等。

2. MRI 表现

（1）胆囊体积变小，部分胆囊由于胆囊积水引起体积增大。

（2）胆囊壁均匀增厚，胆囊壁、胆囊窝 T_2WI 上信号增高，增强后胆囊壁呈轻到中度均匀强化。内壁光整。

（3）胆囊内结石：T_2WI 表现为胆囊腔内低信号影。

（三）黄色肉芽肿性胆囊炎

黄色肉芽肿性胆囊炎（XGC）又称为纤维性黄色肉芽肿性胆囊炎、胆汁肉芽肿性胆囊炎，是胆囊炎中一种少见的特殊类型，以胆囊慢性炎症为基础，伴有黄色肉芽肿形成、重度增生性纤维化及泡沫状组织细胞为特征的炎性病变。发病率仅占胆囊炎症性疾病的 0.7% ~ 13.2%，以中老年人多见，无明显性别差异。术前容易误诊为胆囊癌。

1. 诊断要点

（1）症状和体征：①临床上无特异性表现，患者常有慢性胆囊炎及胆囊结石史；②右上腹反复发作性疼痛，墨菲征阳性。急性发作时伴有恶心、呕吐、体重下降等；③常导致胆囊与周围脏器之间形成内瘘，也可出现米里齐综合征，也常见到胆囊壁坏死、穿孔等。

（2）实验室检查：同急性胆囊炎。偶有血红蛋白下降，WBC 增加不明显，红细胞沉降率增快；血淀粉酶和 ALP 增高少见。

（3）超声检查：胆囊壁增厚，壁厚 4 ~ 10 mm 占 90%，内壁光滑或有充盈缺损，轮廓不规则，少数探及壁间低回声结节及胆囊内结石。

（4）CT 表现：胆囊壁增厚，壁内有低密度结节，胆囊周围炎性浸润呈不均匀稍低密度。增强扫描增厚的胆囊壁显示强化，结节多无强化，多伴有胆囊或胆管结石。

2. MRI 表现

（1）胆囊体积增大，胆囊壁增厚，以弥漫性增厚为主，胆囊底部更为突出。

（2）增厚胆囊壁内见大小不一、数目不等的圆形或椭圆形异常信号，T_1WI 呈等信号或低信号、T_2WI 呈等信号或高信号。增厚的胆囊壁内异常信号结节是其特异性 MRI 表现。

（3）绝大多数病例胆囊腔内见低信号结石。

（4）MRI 动态增强扫描：胆囊壁肉芽组织动脉期仅轻度强化，门静脉期及延迟期强化逐渐明显，强化过程呈现炎性特点，典型者表现为"夹心饼干征"，即增厚的胆囊壁内外环状强化。

（5）增强后胆囊轮廓逐渐清晰，肝胆界面较清晰。

（6）黏膜线：由于胆囊壁内多发肉芽肿的存在，将薄层肌层连同黏膜层推向胆囊腔，MRI 表现为强化的线状信号，黏膜线一般完整或部分完整。

（四）急性梗阻性化脓性胆管炎

急性梗阻性化脓性胆管炎（AOSC）或急性重症胆管炎（ACST）是常见的胆管外科急症，病情凶险，常导致多器官功能障碍。主要发病年龄为 22 ~ 72 岁，平均 47 岁。在我国，引起 AOSC 的最常见原因是胆管结石、胆道蛔虫和胆管狭窄。AOSC 的基本病理改变是胆管完全性梗阻和胆管化脓性感染。

1. 诊断要点

（1）症状：①既往多有胆道疾病发作史和胆道手术史；②发病急骤，病情进展快，查科三联征（上腹部胀痛或绞痛、寒战、高热、黄疸），还可出现休克、中枢神经系统受抑制表现，即雷诺五联征。

（2）体征：①不同程度的右上腹或剑突下压痛，可出现腹膜刺激征，有时可扪及肿大的胆囊；②体温高于 39 ℃，少数低于 36 ℃，脉搏大于 120 次 / 分。

（3）实验室检查：①白细胞计数（WBC）多高于 20×10^9/L，中性粒细胞升高，胞浆内可出现中毒颗粒；②血小板计数（PLT）降低，最低可为（10 ~ 20）$\times 10^9$/L，表示预后严重；③凝血酶原时间延长，肝功能有不同程度受损。

（4）临床诊断标准：临床出现感染性休克或下列指标中的两项可确定 AOSC 的诊断。①精神症状；②脉搏＞ 120 次 / 分；③ WBC ＞ 10×10^9/L；④体温高于 39 ℃或低于 36 ℃；⑤胆汁为脓性，胆管内压力明显升高；⑥细菌学培养阳性。

（5）分级：按 AOSC 病情分 4 级。1 级为单纯性；2 级伴有感染性休克；3 级伴有胆源性肝脓肿；4 级伴有多器官功能衰竭。

（6）CT 表现：肝内胆管扩张，脓性胆汁淤积，胆管壁水肿，增强扫描肝内外胆管壁强化，并发胆源性肝脓肿、胆管内积气、胆管结石。

2. MRI 表现

对肝内外胆管扩张、结石和胆囊病变显示非常满意。

（1）炎性狭窄：表现为胆管壁增厚，增强后见胆管壁持续强化，MRCP 胆管呈锥形逐渐狭窄。

（2）胆管结石所致的 AOSC：表现为胆管内类圆形短 T_2 信号影，MRCP 显示胆管呈"杯口状"狭窄或阻塞。

（3）蛔虫性狭窄：胆管内线样异常信号影，因蛔虫存活或死亡，其信号表现不同。

（4）壶腹部恶瘤：MRI 显示胆总管、胰管全程扩张，肝内胆管扩张呈"软藤征"。

（五）硬化性胆管炎

硬化性胆管炎是一种淤胆性疾病。胆管弥漫性炎症、广泛纤维化增厚和胆管狭窄是本病的病理特征。胆管病变可为均一性、节段性或不规则性。病变可侵犯整个胆道系统，以肝外胆管病变明显，胆囊一般不受侵犯。并逐渐发展致胆汁性肝硬化、门静脉高压症、肝衰竭而死亡。

本病病因不明。目前认为与自身免疫性疾病、慢性肠源性感染、病毒感染、中毒等因素有关。合并肠道炎性疾病者常见，50% ~ 70% 的患者合并溃疡性结肠炎。另外，还可合并腹膜后纤维化、类风湿关节炎等疾病。本病约 2/3 的患者发生在 45 岁以下，男女之比为 3：2。

1. 诊断要点

（1）症状和体征：①起病缓慢，黄疸初期呈间歇性加重，后期呈慢性持续性梗阻，伴瘙痒及间歇性右上腹疼痛、恶心、吐、乏力、体重减轻等；②偶有畏寒、发热等胆管炎症状；③常出现肝硬化、门静脉高压症的表现；④右上腹压痛。

（2）X 线检查：以经皮穿刺肝胆道造影（PTC）显示为好，但是 PTC 检查操作难度大。造影表现为：肝内胆管分支减少；肝内、外胆管节段性狭窄和扩张，呈"串珠"样。

（3）CT 表现：胆管粗细不均，狭窄与扩张并存，胆管壁增厚。

2. MRI 表现

（1）MRCP 特征性表现为渐进性胆管周围纤维化造成的肝内外胆管多发性狭窄，狭窄段胆管之间可见胆管扩张，形成特征性的胆管"串珠样"表现，肝内胆管分支减少。

（2）常侵犯全部肝外胆管，狭窄段长短不一。

（3）胆管壁增厚，增强后胆管壁强化，但厚度不超过 5 mm。

（4）合并肝硬化时，肝内可见再生结节。

三、胰腺炎

（一）急性胰腺炎

急性胰腺炎（AP）是一种常见的急腹症，其不仅是胰腺本身的炎症，而且是心、肺、肾、肝多脏器受损的全身性疾病。本病占住院人数的 0.32% ~ 2.04%，近年有上升趋势，好发于 20 ~ 50 岁，女性多于男性，男女之比约为 1 ：1.7。常见病因有胆道疾病、过量饮酒和暴饮暴食，其他还有高脂血症或高钙血症、胰腺缺血及继发于其他感染性疾病等。病理分型为水肿型（约占 80%）和出血坏死型。AP 的严重程度影像学分级采用 CT 严重指数（CTSI）或磁共振严重指数（MRSI），分为轻症（0 ~ 2 分）AP、中症（3 ~ 6 分）AP 和重症（7 ~ 10 分）AP。

1. 诊断要点

（1）症状如下。①腹部症状。腹痛：突然发生中上腹剧烈疼痛，部分患者疼痛向腰背部放射。疼痛程度与炎症程度成正比。腹胀：与腹痛常同时出现，腹胀较重，轻度腹胀常为较早期的症状。恶心、呕吐：初期可有较频繁的恶心、呕吐，吐后腹痛不减为本病特点之一。②全身症状。发热：部分患者有发热，约 38 ℃。如有寒战、高热则表示有胆道感染或胰腺坏死并发感染。黄疸：约 1/4 的病例有黄疸，多因胰头水肿压迫胆总管或胆总管结石梗阻所致。休克：见于急性坏死性胰腺炎早期，腹痛伴休克是急性坏死性胰腺炎的特点之一。

（2）体征：①急性水肿型胰腺炎患者上腹正中偏左压痛，无肿块、无腹膜炎或轻度腹膜炎体征；②急性坏死性（重症）胰腺炎患者有腹膜炎体征。

（3）实验室检查。①淀粉酶测定：血、尿淀粉酶检查是诊断本病的主要手段之一。一是血淀粉酶（正常值 40 ~ 180 U/L，α - 淀粉酶水解法）在发病 1 ~ 2 小时后开始上升，24 小时达高峰，可持续 4 ~ 5 天，血淀粉酶升高＞ 500 U/L ；二是尿淀粉酶（正常值 80 ~ 500 U/L，α - 淀粉酶水解法）在发病 12 ~ 24 小时后开始上升，可持续 1 ~ 2 周或更长时间；三是淀粉酶升高后突然下降，而临床症状和体征不减轻，应考虑有胰腺坏死。淀粉酶持续升高或降低后又升高，多提示有并发症。②其他：一是血钙降低，血钙明显降低预示病情严重；二是白细胞和血糖升高，以及血气分析异常。

（4）X 线检查：①胸片可见胸腔积液，或有左下肺不张或左膈抬高；②腹部平片可见十二指肠充气，表示近段空肠麻痹；"结肠中断征"表现为横结肠麻痹扩张，而结肠脾曲及远段结肠内无气体影。

（5）超声检查：能发现胰腺弥漫性肿大和胰周积液，胰腺间质水肿表现为全胰均匀低回声；有出血坏死时可出现粗大强回声。

（6）CT 表现如下。①胰腺肿大：常为弥漫性肿大，也可表现为胰头或胰尾局限性肿大。②胰腺密度改变：胰腺实质密度多不均匀，出血在平扫时表现为局灶性高密度；胰腺实质坏死表现为低密度灶，增强后无强化。③胰周改变：胰腺轮廓模糊，胰周可有积液或蜂窝织炎样改变。④肾筋膜增厚：是诊断急性胰腺炎的重要标志，即使在胰腺本身改变不明显时。肾前筋膜增厚往往左侧较右侧明显。⑤并发症：常见的有胰性腹水和胸腔积液，胰腺或腹膜后脓肿，后期可有假性囊肿形成。

2. MRI 表现

（1）直接征象如下。①胰腺肿大：60% 的 AP 有胰腺弥漫性肿大（胰头＞ 3 cm，胰体＞ 2.5 cm，胰尾＞ 2 cm）或胰腺局限性明显肿大；胰管扩张＞ 3 mm。②胰腺小叶间隔增厚：在脂肪抑制序列 T_2WI 上表现为胰腺内沿小叶间隔分布的线条状高信号。③胰腺被膜增厚：在脂肪抑制序列 T_2WI 上表现为胰腺边缘信号增高。④胰腺坏死和出血：重症胰腺炎常并发胰腺局灶性或弥漫性坏死，MRI 表现为 T_1WI 胰腺内低信号或稍低信号，T_2WI 呈高信号；有学者用"盐和胡椒"和"黑胰征"形容胰腺的局限性和弥漫性坏死。伴有出血时在 T_1WI、T_2WI 像上均表现为局灶性高信号。

（2）胰腺周围改变。①蜂窝织炎：MRI 平扫以稍长 T_1、长 T_2 信号为主，间有分隔样等 T_1、等 T_2 信号；增强为形态不规则的炎性肿块，内有多条粗细不一的分隔样强化，形似蜂窝。②积液：半数以上的 AP 有胰周积液，表现为条片状影，T_1WI 呈稍低或低信号，T_2WI 呈稍高信号或高信号；网膜囊积液，胰周积液的 AP 病例 35% 以上累及网膜囊，在 T_2WI 呈斑片状高信号。③腹膜后脂肪间隙受累：按照 MRI 严重指数分级，轻症、中症、重症 AP 中肾周间隙受累率分别为 47.01%、91.52%、91.67% ；轻症 AP 病例中左侧肾周间隙受累的概率高于右侧，在中症和重症 AP 中两侧受累的概率没有明显差异。MRI 表现为 T_1WI 呈条状或网格状稍低信号或等信号，T_2WI 呈高信号；积液增加时呈斑片状或条弧形。24% 的 AP 合并血管周围积液。④胰周血管受累：动脉受侵表现为 T_1WI 和 T_2WI 血管腔内出现稍高信号，局部动脉壁毛糙。MRI 增强动脉期可见受累动脉强化程度降低，边缘模糊；静脉受累表现为受累段静脉管腔内出现稍高信号，MRI 增强静脉期见静脉腔内局限性或完全性充盈缺损。

（3）并发症。①脓肿：以胰内多见，呈形态规则或欠规则的液体信号，有明显的壁；可靠征象为病灶内散在小气泡，此征象的发生率为 30% ~ 50%。②假性囊肿：约 9% 的 AP 病例后期形成假性囊肿，多位于胰外，胰内也可发生，单发或多发，单纯的假性囊肿为 T_1WI 低信号、T_2WI 高信号，即典型的水样信号；扩散加权成像（DWI）一般为等信号、低信号。假性囊肿内伴有出血或蛋白质含量异常时称为混杂性假性囊肿，T_1WI 和 T_2WI 均为不均匀混杂信号。③其他：胰性腹水和胸腔积液。

3. 鉴别诊断

轻症 AP 胰腺仅表现为轻度弥漫性或局限性增大时，须与胰腺癌鉴别；重症胰腺炎后期假性囊肿形成后须和胰腺囊性肿瘤鉴别，结合临床病史不难作出准确诊断。

（二）慢性胰腺炎

慢性胰腺炎（CP）是由多种原因引起的反复发作的、渐进的、广泛的胰腺实质坏死，胰腺体积缩小变硬，表面结节不平，胰管狭窄伴节段性扩张，可有钙化与假性囊肿形成。临床主要表现为反复发作的上腹部疼痛，伴不同程度的胰内、外分泌功能减退或丧失。腹痛、脂肪泻、糖尿病和消瘦称为慢性胰腺炎四联征。

1. 诊断要点

（1）症状如下。①腹痛：反复发作性上腹部疼痛不适，向腰背部放射呈束带状；急性发作时疼痛加剧，常伴有厌油、腹泻、恶心、呕吐，吐后腹痛不缓解。②脂肪泻：为胰腺外分泌减少所致。③糖尿病：1/3 的患者为胰岛素依赖型，这是胰腺内分泌不足的表现。④体重减轻：由蛋白质与脂肪等消化吸收不良所致，体重减轻的程度和速度与慢性胰腺炎发作频率和持续时间有关。⑤其他：少数患者可有黄疸、鼻出血和牙龈出血等。

（2）体征：①消瘦、贫血貌；②部分患者在中上腹有深压痛，左腰背部有叩击痛。

（3）实验室检查：①血、尿淀粉酶在急性发作时可升高；②大便常规可在镜下见到脂肪球，也可用定量分析法测定大便中脂肪球的含量。

（4）X 线检查。①腹部平片：部分患者腹部平片可显示胰腺结石或胰腺钙化影。②经内镜逆行胰胆管造影（ERCP）：表现为主胰管边缘不光整，多处狭窄伴有狭窄后囊状扩张，整个胰管呈串珠状，有时可见胰管结石或假性囊肿形成。

（5）超声检查：可直接显示胰腺体积增大或萎缩，形态不规则或呈分叶状轮廓，胰实质回声增强或回声不均，胰管扩张和胰管内结石。

（6）CT 表现：①胰腺可呈局限性或弥漫性萎缩、正常大小或全胰增大，胰腺边缘多不规则；②胰管扩张，管径＞3 mm，多呈不规则串珠状或管状扩张；③1/4 的 CP 病例有胰腺钙化，多呈星形、条状或结节状；胰管钙化多为慢性胰腺炎的特征性表现，胰管内结石常与胰管扩张相伴随；④假性囊肿，常为多发，囊壁较薄，可伴有钙化；⑤胰周筋膜增厚为慢性胰腺炎的重要间接征象，2/3 的患者在胰周见到数条粗细不均、方向不一的纤维索条影，部分病例也可见到左肾前筋膜增厚；⑥2%～5% 的 CP 病例并发胰腺癌。

2. MRI 表现

（1）胰腺形态大小的改变：胰腺多呈局限性或弥漫性增大，表现为病变区前后径增大，晚期胰腺出现萎缩；胰腺边缘多不规则。部分病例胰腺体积可以正常。

（2）T_2WI 上胰腺信号降低，并可显示胰腺周围渗出和假性囊肿。

（3）动态增强扫描病变区多与正常胰腺组织同步强化，少数病例表现为无强化或轻微强化。

（4）胰头部炎性肿块表现为胰头部局限性肿大，胆胰管扩张，胰腺体尾部萎缩，胰周血管脂肪层消失。

（5）MRCP 表现：一是 2/3 的 CP 患者有胰管扩张，扩张程度在 4.2～9.6 mm，胰管形态多为粗细不均的串珠状扩张，少数为管状扩张性改变；二是 1/3 的 CP 病例胆总管狭窄，阻塞端表现为"锥形"或"鼠尾状"。

（6）近 1/3 的 CP 并发胰假性囊肿，常为多发，囊壁较薄，可伴有钙化。

（7）胰腺钙化和胰管结石：CP 病例有胰腺钙化的约占 1/4，多呈星形、条状或结节状低信号，胰管内结石表现为扩张的胰管内单发或多发的充盈缺损，T_2WI 呈低信号，此为慢性胰腺炎的特征性表现。

（8）胰周筋膜增厚为慢性胰腺炎的重要间接征象，2/3 的患者在胰周见有数条粗细不均、方向不一的纤维索条影；也可见到左肾前筋膜增厚。

（9）2%～5% 的 CP 病例合并胰腺癌，可见胰腺癌的相关征象。

3.鉴别诊断

发生在胰头部的 IPM 在临床表现和实验室检查等方面与胰头癌有诸多相似之处，鉴别诊断常常存在困难。MRI 技术为鉴别诊断提供以下征象：一是胰头癌液化坏死较 IPM 常见；二是动态增强扫描大部分 IPM 与胰腺同步强化，而胰头癌延迟强化，强化达峰值时间常在 2.5 min 之后；三是"双管征"被认为是胰头癌较可靠的征象，胰管扩张的程度胰头癌较 IPM 明显；四是在 ERCP、MRCP 图像上胰头癌表现为胰管阻塞、中断，IPM 则表现为"串珠样"扩张，狭窄阻塞段呈"锥形"或"鼠尾状"，90% 左右的病例可见"胰管穿透征"；五是肿块内见到斑块状钙化或假性囊肿则提示 IPM 的可能性大；六是胰周大血管内癌栓及转移征象仅在癌性病变中见到。

（三）自身免疫性胰腺炎

自身免疫性胰腺炎（AIP）是胰腺对自身成分作为抗原由 CD_4 阳性辅助细胞的识别产生免疫应答而造成胰腺的炎症性病变。与常见原因的慢性胰腺炎比较，AIP 有以下临床特点：①以老年男性为主，男女之比为 5∶1～2∶1；②60% 以上病例发生梗阻性黄疸，部分有糖尿病和微腹痛，但极少胰腺炎急性发作；③无饮酒或胆石症等其他慢性胰腺炎易感因素；④血清 γ-球蛋白、IgG 或 IgG4 水平升高，1/3 的病例有 CA19-9 异常；⑤血清自身抗体阳性；⑥组织学为胰腺淋巴细胞、浆细胞浸润及纤维化，免疫组化见大量 IgG4$^+$ 浆细胞、CD_4^+ 和 CD_8^+ 淋巴细胞；⑦激素治疗有效。

1.诊断要点

（1）症状与体征：临床症状无特异性，可表现为轻度的腹痛和背部疼痛，阻塞性黄疸也较常见，以干燥综合征为代表的自身免疫性疾病合并者为多。其他如膜性肾炎、糖耐量异常、硬化性胆管炎、慢性风湿性关节炎、慢性甲状腺炎，也可合并自身免疫性胰腺炎，其中糖尿病合并率最高。

（2）实验室检查：①嗜酸性粒细胞增加，活化 CD_4、CD_8 阳性；高 γ-球蛋白血症，IgG 和 IgG4 增高；自身免疫抗体（抗核抗体、抗线粒体抗体、抗 CA-Ⅱ抗体、类风湿因子、抗 α-fodrin 抗体、抗平滑肌抗体）存在；②血尿胰酶可升高、正常或偏低，40%～50% 的患者升高；60%～70% 的患者肝胆系酶和胆红素升高。

（3）超声检查：弥漫性或局灶性胰腺肿大伴回声降低，胆道梗阻征象较常见，部分病例胰腺炎症累及胆总管、肝内胆管及胆囊。超声造影弥漫性 AIP 多为均匀性增强及消退。

（4）ERCP：胰管狭窄是自身免疫性胰腺炎的特征，胰腺周围炎性细胞浸润和纤维化是管腔狭窄的原因。主胰管通常变细，管壁不整，狭窄长度占主胰管 2/3 以上为弥漫型，占 1/3 ~ 2/3 为局限型。

（5）FDG-PET 检查：自身免疫性胰腺炎在炎症最重时，病灶内 FDG 高浓聚。炎症消退或类固醇激素治疗有效后，FDG 浓聚降低，缓解时 FDG 浓聚消失。

（6）CT 表现：胰腺弥漫性肿大为特征所见，可见低密度包膜样边缘的"腊肠样"改变，动态增强扫描早期强化不明显，呈延迟强化表现。

2. MRI 表现

（1）胰腺弥漫性或局灶性增大，以胰头最为明显，弥漫性增大者呈"腊肠样"，边缘光滑，正常的羽毛状边缘消失；胰腺信号欠均匀，T_1WI 为等信号或低信号影，T_2WI 为等信号或稍高信号，DWI 为高信号；动态增强扫描呈渐进性强化。

（2）主胰管弥漫性或节段性不规则狭窄，多有胰头段胆总管狭窄，有时可出现"双管征"。

（3）胰周可见条状低信号的包膜，增强后呈延迟强化。

（4）胰腺钙化和胰周假性囊肿极少见，可作为 AIP 与慢性胰腺炎的鉴别要点。

（5）胰周血管可受累，可有腹膜后淋巴结肿大。

参考文献

[1] 刘美兰 . 妇产科与影像学诊断 [M]. 天津：天津科学技术出版社，2018.

[2] 鲁统德，张利华，周晨曦，等 . 医学影像学临床应用 [M]. 北京：科学技术文献出版社，2018.

[3] 庄奇新，李明华，殷善开，等 . 侧颅底影像学 [M]. 上海：上海科学技术出版社，2018.

[4] 张敏，郭智萍 . 平乐正骨影像学 [M]. 北京：中国中医药出版社，2018.

[5] 甘甜 . 影像学基础与临床诊断要点 [M]. 北京：科学技术文献出版社，2018.

[6] 仲捷 . 实用常见临床疾病影像学研究 [M]. 北京：科学技术文献出版社，2018.

[7] 王彩环 . 新编医学影像学 [M]. 天津：天津科学技术出版社，2018.

[8] 王延梅 . 影像学诊断与临床 [M]. 长春：吉林科学技术出版社，2018.

[9] 陈懿，刘洪胜 . 基础医学影像学 [M]. 武汉：武汉大学出版社，2018.

[10] 马彦高 . 影像学基础与诊断应用 [M]. 北京：科学技术文献出版社，2018.

[11] 陆建平 . 胰腺病理影像学 [M]. 上海：上海科学技术出版社，2019.

[12] 刘俊峰，杨贺，刘伟亮 . 超声波影像学 [M]. 长春：吉林科学技术出版社，2019.

[13] 周兆欣 . 实用影像学鉴别与诊断 [M]. 开封：河南大学出版社，2019.

[14] 杨敏 . 超声影像学临床应用 [M]. 长春：吉林科学技术出版社，2019.

[15] 克里斯汀·W. 考克斯 . 胸部影像学 [M]. 范丽，译 . 天津：天津科技翻译出版公司，2019.

[16] 孙医学，张顺花 . 医学超声影像学实验指导 [M]. 合肥：中国科学技术大学出版社，2019.

[17] 缪文捷 . 医学影像学基础与诊断实践 [M]. 长春：吉林科学技术出版社，2019.

[18] 郭丽.现代医学影像学基础与诊断实践 [M].昆明：云南科技出版社，2019.

[19] 张志强.当代影像诊断学 [M].长春：吉林科学技术出版社，2019.

[20] 蔡东梅.新编医学影像诊断学 [M].长春：吉林科学技术出版社，2019.

[21] 江洁，董道波，曾庆娟.实用临床影像诊断学 [M].汕头：汕头大学出版社，2019.

[22] 张举.实用临床影像诊断学 [M].2 版.长春：吉林科学技术出版社，2019.

[23] 谢强.临床医学影像学 [M].昆明：云南科学技术出版社，2020.

[24] 王翔，张树桐，谢元亮，等.临床影像学诊断指南 [M].郑州：河南科学技术出版社，2020.

[25] 卞磊.临床医学影像学 [M].北京：中国大百科全书出版社，2020.

[26] 张伟峰.现代影像学检查在子宫颈癌临床分期中的应用价值研究 [D].广州：南方医科大学，2020.

[27] 白墀高.腰椎间盘突出症血瘀证症状体征与影像学表现的相关性研究 [D].福州：福建中医药大学，2020.

[28] 段文超.临床病理学、影像学、基因组学和免疫学对老年胶质瘤进展和预后的意义及其潜在机制 [D].郑州：郑州大学，2020.

[29] 何栋.MRI 影像学特征在前列腺癌诊断与预测包膜侵犯中的应用研究 [D].苏州：苏州大学，2020.

[30] 张双.缺血性中风病急性期证候要素与病灶影像学关系的初步探索 [D].北京：北京中医药大学，2020.

[31] 袁新宇，曲东，闫清淳.儿科急重症影像学 [M].北京：科学技术文献出版社，2021.

[32] 巴红珍.现代视域下医学影像学的研究与应用 [M].长春：吉林大学出版社有限责任公司，2021.

[33] 王悍.泌尿外科影像学 [M].郑州：河南科学技术出版社，2021.

[34] 刘昭君.脑小血管病患者脑血流自动调节功能与影像学特征关系的研究 [D].长春：吉林大学，2021.

[35] 祁中阳.脑小血管病患者中医证型与 MRI 影像学表现和临床指标的相关性研究 [D].南京：南京中医药大学，2021.

[36] 郝先泽.老年缺血性脑小血管病危险因素、影像学特征及与认知障碍相关性研究 [D].十堰：湖北医药学院，2021.

[37] 卢建珍.影像学检查在法医临床鉴定中的应用探究 [D]. 兰州：甘肃政法大学，2021.

[38] 郑伟鑫.正常踝关节影像学角度分析 [D]. 西安：西安医学院，2021.

[39] 杨文松.急性脑出血平扫 CT 影像学和转录组学的研究 [D]. 重庆：重庆医科大学，2021.

[40] 孙力祺.基于断层影像学和超声内镜评估的胰腺囊性肿瘤危险程度的分析 [D]. 上海：中国人民解放军海军军医大学，2021.

[41] 项永波.成人髋关节发育不良患者骨盆侧倾影像学研究 [D]. 北京：北京协和医学院，2021.

[42] 王心意.室早与颈椎影像学异常相关性及心律失常合并颈椎病中医证候研究 [D]. 北京：北京中医药大学，2021.

[43] 关健雷.膝骨关节炎中医辨证分型下影像学特征变化研究 [D]. 北京：北京中医药大学，2021.